5 पिल्स

डिप्रेशन–स्ट्रेस

से मुक्ति के लिए

ख़ुशियों वाला जीवन दोबारा...

5 पिल्स
डिप्रेशन–स्ट्रेस
से मुक्ति के लिए

ख़ुशियों वाला जीवन दोबारा...

डॉ. अबरार मुल्तानी

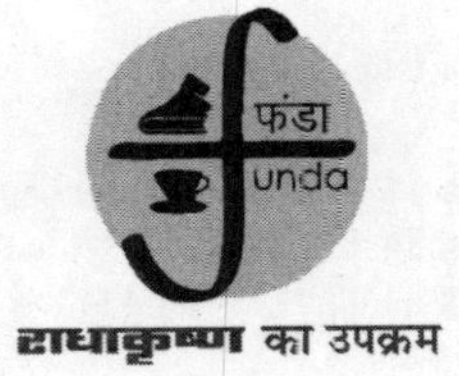

राधाकृष्ण का उपक्रम

ISBN : 978-81-8361-913-4

मूल्य : ₹ 150

पहला संस्करण : अप्रैल, 2019
दूसरा संशोधित एवं परिवर्द्धित संस्करण : अगस्त, 2019

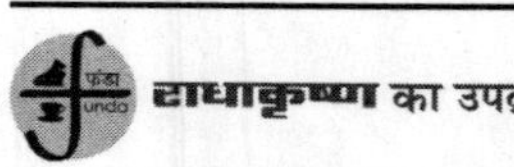

प्रकाशक
राधाकृष्ण प्रकाशन प्राइवेट लिमिटेड
जी-17, जगतपुरी, दिल्ली-110 051

शाखाएँ : अशोक राजपथ, साइंस कॉलेज के सामने, पटना-800 006
पहली मंजिल, दरबारी बिल्डिंग, महात्मा गांधी मार्ग, इलाहाबाद-211 001
36 ए, शेक्सपियर सरणी, कोलकाता-700 017

वेबसाइट : www.radhakrishnaprakashan.com
वेबसाइट : info@radhakrishnaprakashan.com

मुद्रक : बी.के. ऑफसेट
नवीन शाहदरा, दिल्ली-110 032

पुस्तक डिजाइन एवं टाइपसेटिंग : inker.com भोपाल

यह पुस्तक समर्पित है उस महानतम व्यक्ति को

जिनके मानवता पर अनंत उपकार हैं।

जिनके मुझ पर भी अनगिनत व्यक्तिगत उपकार हैं।

जिनकी सीख है कि

मानवता के भले के लिए कार्य करते रहें

अपने रब की ख़ुशी के लिए

हाँ, जिनसे मुझे प्रेम है,

पैग़म्बर मोहम्मद (स. अ. व.)

विषय सूची

प्रस्तावना

हम आनन्द की प्राप्ति के लिए हमेशा उतावले होते हैं, लेकिन हम सच्चे आनंद को नहीं खोज पाते। क्षणिक आनन्द या छद्म आनन्द की खोज हमें दुःख के भँवर में डाल देती है। मैं आपको आनन्दित देखना चाहता हूँ, वह आनन्द जो अच्छे मार्गों से प्राप्त किया गया हो।

मैं देखता हूँ कि कुछ लोगों के पास आनन्द का भरपूर सागर भरा होता है लेकिन उन्हें यह बात पता ही नहीं होती कि उनके पास खुश या आनन्दित होने का भंडार मौजूद है। कुछ लोग आनन्दित होने की राह देखते रहते हैं कि यदि हमारा कुछ मनचाहा लक्ष्य हासिल होगा तब हम आनन्दित या खुश होंगे, जब मैं ग्रेजुएशन पूरा कर लूँगा तब खुश होऊँगा, या जब मैं परीक्षा में प्रथम आऊँगा तो खुश होऊँगा, या किसी सुन्दर युवती से विवाह होने पर खुश होऊँगा...आदि, आदि। ऐसे लोग आनन्द के लिए इन्तजार ही करते रहते हैं या जीवन में दो-चार बार ही आनन्द की अनुभूति कर पाते हैं, क्योंकि महान पास्कल ने कहा था "हम कभी नहीं जी पाते हैं, बल्कि जीने की सिर्फ आशा करते हैं। हम हमेशा आनन्दित रहने की राह देखते हैं, इसलिए यह अवश्यंभावी है कि हम कभी आनन्दित नहीं होते हैं।"

हमारे मस्तिष्क में विचारों का युद्ध सत्ता प्राप्ति के चलता रहता है। हाँ, विचार भी सत्ता चाहते हैं, शासन करना चाहते हैं हमारे मन और मस्तिष्क पर। युद्ध में जब सकारात्मक विचार जीतते हैं तो हमें अच्छा लगता है, हम खुश रहते हैं और स्वस्थ

भी। लेकिन जब नकारात्मक विचार हावी हो जाते हैं तो हमें कुछ भी अच्छा नहीं लगता, हम दुखी, निराश और बीमार हो जाते हैं। हमें हमेशा हमारे सकारात्मक विचारों को शक्तिशाली बनाने का प्रयास करना चाहिए ताकि जीवन खुशहाल और स्वस्थ बने जो कि वास्तव में इसका मूल लक्ष्य है। नकारात्मक विचारों को कमजोर बनाने का प्रयास और उन्हें निकाल फेंकने को हमें अपना कर्तव्य मान लेना चाहिए यदि हम खुश रहना चाहते हैं तो।

याद रखें दुनिया में एक ही वस्तु है जो आपके बस में है और वह है आपके विचार। आपके सिवा कोई भी आपके विचारों को नहीं बदल सकता और आपके सिवा कोई भी यह निर्णय नहीं ले सकता कि आपके विचार कैसे हों।

यह पुस्तक क्यों लिखी गई?

वह बसंत के सुहाने मौसम थे। फूल खिल रहे थे। वह भोपाल का एक सुहाना दिन था, लेकिन मेरे क्लीनिक के केबिन में आई वह सुन्दर और सुशिक्षित युवती बहुत उदास थी। ऐसा लग रहा था कि मानो बसंत उसके लिए आया ही नहीं था, वह अपने मन में पतझड़ को महसूस कर रही थी और उसी में जी रही थी। समस्या पूछने पर उसने बताया कि वह बहुत परेशान है, बात-बात पर रोने लगती है (यह बोलते हुए भी उसकी आँखों से आँसू बहने लगे थे), किसी से मिलने का दिल नहीं करता, बेवजह ग़ुस्सा आता है...मर जाने को दिल चाहता है। यह समस्याओं का अंबार जब मैंने पूरा सुन लिया तो फिर अपना पहला सवाल किया कि, 'आख़िर यह सब क्यों हो रहा है आपको?' जवाब बड़ा अजीब था उसका कि, 'मुझे नहीं पता यह सब मेरे ही साथ क्यों हो रहा है।' मैंने पूछा कि आपको वाकई नहीं पता यह सब क्यों हो रहा है या फिर आप मुझसे छुपा रही हैं? उसने कहा मेरा यक़ीन करो डॉक्टर मुझे नहीं पता कि ये सब क्यों हो रहा है...। मैंने कहा कि 'अच्छा बताओ आप मुझसे क्या चाहती हैं?' उसका आश्चर्य मिश्रित जवाब था, 'दवाई और क्या!' मैंने कहा कि, 'नहीं, आप ग़लत हो आप मुझसे दवाई नहीं विचारों को बदलवाने आई हो लेकिन यह आपको पता नहीं है।'

अधिकांश डिप्रेशन में घिरे रोगी अपने विचारों को स्वतंत्र छोड़ देते हैं और ये स्वतंत्र विचार नकारात्मकता की तरफ़ झुक जाते हैं। फिर यह नकारात्मक विचार अपने समूह को बढ़ाने के लिए और ज़्यादा नकारात्मक विचारों को इकट्ठा करते जाते हैं और विचारों के महत्त्व से अनजान व्यक्ति इनमें उलझता जाता है, उलझता जाता है और अपने जीवन को नर्क बना लेता है।

पूँजीवाद से संचालित बाज़ार इसमें भी अपना लाभ देख लेता है और इन मासूमों को केवल दवाओं से ही ठीक होने का झूठा वादा करके अपने जाल में फंसा लेता है। यही वजह है कि एन्टीडिप्रेसेंट दवाई बेस्ट सेलर दवाओं की सूची में शीर्ष पर विराजमान है।

लोग इतने निराश हैं कि इस निराशा से बचने के लिए अपने एकमात्र अमूल्य जीवन को भी नष्ट कर रहे हैं। WHO के अनुसार विश्व में लगभग 8,00,000 से 10,00,000 लोग हर वर्ष आत्महत्या करते हैं, जिस कारण से यह दुनिया का दसवें नंबर का मानव मृत्यु का कारण है और 15 से 30 वर्ष के युवाओं में यह दूसरा सबसे बड़ा मृत्यु का कारण। इससे मरने वाले युवाओं की संख्या दुर्घटनाओं में मरने वालों से भी अधिक है। विश्व की कुल आत्महत्याओं में हमारे देश का योगदान लगभग 18 प्रतिशत है। अनुमानतः हर 10 से 20 मिलियन लोग आत्महत्या के प्रयास करते हैं। यह आत्महत्याएँ रोकी जा सकती हैं। यदि हम लोगों को यह बता दें कि उन्हें अपने विचारों को कैसे नियंत्रित करना है। जीवन को आनन्द से जीना सिखाने के लिए ही यह किताब लिखी गई है। मुझे इसकी आवश्यकता महसूस हुई क्योंकि मैं सभी को अपने पास बुलाकर परामर्श नहीं दे सकता और न यह मेरे एक जीवन और चौबीस घंटों में संभव है। इसलिए मुझे यह पुस्तक सबसे अच्छा उपाय लगी जिससे मैं अपनी बात अनगिनत लोगों तक पहुँचा सकता हूँ, अनंत काल तक और अनगिनत प्रशिक्षक बना सकता हूँ जो मानवता का मार्गदर्शन कर सकें...मेरे साथ भी और मेरे बाद भी।

मैं चाहता हूँ कि हर शहर और गाँवों की दीवारों पर यह शब्द स्वर्णाक्षरों में लिखवा कर टाँग देना चाहिए, 'हर मुश्किल के बाद आसानी है, हर अँधेरी रात के बाद सवेरा है और हर दुःख के बाद आनन्द है...हाँ, यह नियम आपके लिए भी सत्य है, दुनिया के बाक़ी लोगों की तरह।'

अब आइये, डिप्रेशन और स्ट्रेस का इलाज शुरू करें...

इस पुस्तक से अधिकतम लाभ कैसे प्राप्त करें

- सकारात्मक रहने के हर विचार को आत्मसात् करने की प्रबल इच्छा विकसित करें।
- एक अध्याय को पढ़ने के बाद उसे पुनः अवश्य पढ़ें।
- हर महत्त्वपूर्ण विचार को रेखांकित करें।
- हर महत्त्वपूर्ण विचार को पेन से स्टार दें। एक, दो, तीन, चार अथवा पाँच।
- इस किताब को हर महीने पढ़ें जब तक कि आप डिप्रेशन और स्ट्रेस से मुक्ति न पा लें।

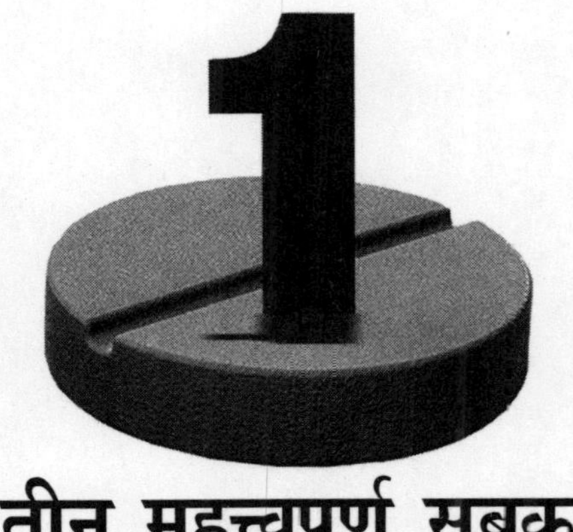

तीन महत्त्वपूर्ण सबक़

डिप्रेशन को हराएँ, लेकिन तरीक़े से

बुद्ध अक्सर अपने शिष्यों को शिक्षा प्रदान किया करते थे। एक दिन प्रातः काल बहुत से भिक्षु उनका प्रवचन सुनने के लिए बैठे थे। बुद्ध समय पर सभा में पहुँचे, पर आज शिष्य उन्हें देखकर चकित थे क्योंकि आज पहली बार वे अपने हाथ में कुछ लेकर आए थे। करीब आने पर शिष्यों ने देखा कि उनके हाथ में एक रस्सी थी। बुद्ध ने आसन ग्रहण किया और बिना किसी से कुछ कहे वे रस्सी में गाँठें लगाने लगे।

वहाँ उपस्थित सभी लोग यह देख सोच रहे थे कि अब बुद्ध आगे क्या करेंगे, तभी बुद्ध ने सभी से एक प्रश्न किया, 'मैंने इस रस्सी में तीन गाँठें लगा दी हैं, अब मैं आपसे ये जानना चाहता हूँ कि क्या यह वही रस्सी है, जो गाँठें लगाने से पूर्व थी?'

एक शिष्य ने उत्तर में कहा, 'इसका उत्तर देना थोड़ा कठिन है, ये वास्तव में हमारे देखने के तरीके पर निर्भर है। एक दृष्टिकोण से देखें तो रस्सी वही है, इसमें कोई बदलाव नहीं आया है। दूसरी तरह से देखें तो अब इसमें तीन गाँठें लगी हुई हैं जो पहले नहीं थीं, अतः इसे बदला हुआ कह सकते हैं। पर ये बात भी ध्यान देने वाली है कि बाहर से देखने में भले ही ये बदली हुई प्रतीत हो पर अंदर से तो ये वही है जो पहले थी, इसका बुनियादी स्वरूप अपरिवर्तित है।'

'सत्य है!' बुद्ध ने कहा—'अब मैं इन गाँठों को खोल देता हूँ।' यह कहकर बुद्ध रस्सी के दोनों सिरों को एक-दूसरे से दूर खींचने लगे। उन्होंने पूछा—'तुम्हें क्या लगता है, इस प्रकार इन्हें खींचने से क्या मैं इन गाँठों को खोल सकता हूँ?'

'नहीं-नहीं, ऐसा करने से तो गाँठें और भी कस जाएँगी और इन्हें खोलना और मुश्किल हो जाएगा', एक शिष्य ने शीघ्रता से

उत्तर दिया।

बुद्ध ने कहा—'ठीक है, अब एक आख़िरी प्रश्न, बताओ इन गाँठों को खोलने के लिए हमें क्या करना होगा?'

शिष्य बोला—'इसके लिए हमें इन गाँठों को गौर से देखना होगा, ताकि हम जान सकें कि इन्हें कैसे लगाया गया था और फिर हम इन्हें खोलने का प्रयास कर सकते हैं।'

'मैं यही तो सुनना चाहता था। मूल प्रश्न यही है कि जिस समस्या में तुम फंसे हो, वास्तव में उसका कारण क्या है, बिना कारण जाने निवारण असम्भव है। मैं देखता हूँ कि अधिकतर लोग बिना कारण जाने ही निवारण करना चाहते हैं, कोई मुझसे ये नहीं पूछता कि मुझे क्रोध क्यों आता है, लोग पूछते हैं कि मैं अपने क्रोध का अंत कैसे करूँ? कोई यह प्रश्न नहीं करता कि मेरे अंदर अहंकार का बीज कहाँ से आया, लोग पूछते हैं कि मैं अपना अहंकार कैसे ख़त्म करूँ?'

'प्रिय शिष्यों, जिस प्रकार रस्सी में गाँठें लग जाने पर भी उसका बुनियादी स्वरूप नहीं बदलता, उसी प्रकार मनुष्य में भी कुछ विकार आ जाने से उसके अंदर से अच्छाई के बीज ख़त्म नहीं होते। जैसे हम रस्सी की गाँठें खोल सकते हैं, वैसे ही हम मनुष्य की समस्याएँ भी हल कर सकते हैं। इस बात को समझो कि जीवन है तो समस्याएँ भी होंगी ही और समस्याएँ हैं तो समाधान भी अवश्य होगा। आवश्यकता है कि हम किसी भी समस्या के कारण को अच्छी तरह से जानें, निवारण स्वतः ही प्राप्त हो जाएगा।' बुद्ध ने अपनी बात पूरी की।

उपरोक्त नीति कथा से शिक्षा लेकर आप अपने डिप्रेशन की गाँठ खोलना शुरू कीजिए। बेवजह रस्सी को खींचेंगे तो गाँठें और ज़्यादा कसती चली जाएँगी।

डिप्रेशन, अवसाद, मायूसी ये सब हम मनुष्यों के लिए आज बिल्कुल आम हो चुके हैं, जबकि यक़ीन मानिये पिंजरे में क़ैद शेर या तोता, खूँटे से बंधी गाय या बकरी और बेड़ियों में जकड़ा

हाथी, इनके मन में कभी मायूसी नहीं होती, इनके मन में उम्मीद और आशा हमेशा होती है कि एक न एक दिन हम इनसे आज़ाद ज़रूर हो जाएँगे, हो सकता है कि इस आज़ादी में कुछ घंटे, दिन, महीने या साल लग जाएँ, लेकिन उनकी उम्मीद कभी नहीं टूटती। इसके ठीक विपरीत इंसान किसी भी बेड़ी या पिंजरे के बिना ख़ुद को जकड़ा हुआ और निराश मानने लगता है, बस इसे ही अवसाद या डिप्रेशन कहते हैं।

निराशा के समंदर में गोते लगाते लोग अक्सर यह भूल जाते हैं कि ईश्वर ने उन्हें एक अद्वितीय मस्तिष्क दिया है जो उन्हें कुछ भी प्राप्त करवा सकता है। हाँ, कुछ भी, जो भी आप पाना चाहो। अपनी क्षमताओं को शून्य मानकर स्वयं पर आई हुई मुसीबतों या केवल मुसीबतों के बारे में सोच-सोचकर उनके सामने घुटने टेक देने को ही अवसाद कहते हैं और आजकल हम मनुष्यों में यह घुटने टेकने की प्रवृत्ति बढ़ती ही जा रही है।

> 'डिप्रेशन के शिकार लोग सोचते हैं कि वे ख़ुद को जानते हैं, लेकिन शायद वे सिर्फ़ डिप्रेशन को जानते है।'
>
> —**मार्क एटस्टीन** (अमेरिकी मनोविश्लेषक)

WHO के अनुसार डिप्रेशन :

> 'डिप्रेशन एक सामान्य मानसिक विकार है, जिसमें मनोदशा तो उदास रहती ही है रुचि या ख़ुशी भी गायब हो जाती है, अपराध या कम आत्मसम्मान की भावनाएँ सताती हैं। रोज़मर्रा की ज़िम्मेदारियाँ सँभालने की इंसानी योग्यताएँ दूषित हो जाती हैं। सबसे बुरी स्थिति में डिप्रेशन आत्महत्या की ओर ले जा सकता है।'

WHO की दी हुई डिप्रेशन की परिभाषा से हमें पता चल जाता है कि मार्क एटस्टीन कितने सही हैं। वे सच ही तो कहते हैं कि डिप्रेशन से पीड़ित लोग ख़ुद को नहीं केवल डिप्रेशन को

ही समझते हैं। स्वयं की क्षमताओं और महान योग्यताओं को वे कमतर या शून्य आंकते हैं। मैं मार्क एटस्टीन के वाक्य में 'तीन शब्द' और जोड़ना चाहूँगा 'और ईश्वर को'–'डिप्रेशन के शिकार लोग सोचते हैं कि वे ख़ुद को और ईश्वर को जानते हैं, लेकिन शायद वे डिप्रेशन को जानते हैं।'

आम लोग ही नहीं कई मशहूर लोगों को भी अवसाद ने पीड़ित किया है जैसे अब्राहम लिंकन युवावस्था में मैलेनकोलिया से ग्रस्त रहे हैं, ओपरा विनफ्री भी 25 से 28 साल की आयु के बीच डिप्रेशन से गुज़री हैं। हैरी पॉटर की लेखिका जे.के. रोलिंग, भारत के प्रसिद्ध अभिनेता दिलीप कुमार और अभिनेत्री दीपिका पादुकोण भी डिप्रेशन से दो चार हो चुके हैं। लेकिन ये लोग डिप्रेशन से ज़िन्दगी भर नहीं जूझे, कुछ ही समय में इन्होंने जीवन को फिर से जीना शुरू कर दिया था क्योंकि महान कनफ्यूशियस ने कहा था, 'हमारी सबसे बड़ी महिमा कभी न गिरने में नहीं है, बल्कि गिरने के बाद फिर उठने में है।' अब्राहम लिंकन, जे.के. रोलिंग, दिलीप कुमार, ओपरा विनफ्री और दीपिका पादुकोण से हमें सीखने की आवश्यकता है कि, 'डिप्रेशन को हराओ, ख़ुद को नहीं'।

लंदन स्कूल ऑफ हाइजीन एंड ट्रॉपिकल मेडिसिन के प्रोफ़ेसर विक्रम पटेल का कहना है कि, '2010 में युवा पुरुषों में आत्महत्या से होने वाली मृत्यु सड़क दुर्घटना से होने वाली मृत्यु से दुगनी थी।' मतलब हमारे युवा स्वयं को ज़्यादा मार रहे हैं जबकि दूसरों की ग़लतियाँ उनकी मृत्यु के लिए कम ही ज़िम्मेदार हैं।

नेशनल इंस्टीट्यूट ऑफ मेंटल हैल्थ का कहना है कि, 'पिछले दो दशकों के शोध ने दर्शाया है कि हाई ब्लड कोलेस्ट्राल और ब्लड प्रेशर के साथ ही डिप्रेशन भी हृदय रोग का एक महत्त्वपूर्ण जोखिम घटक है अर्थात् डिप्रेशन हमारे दिल को भी तिल-तिल जलाता है।'

डिप्रेशन, तनाव, डर/फोबिया आजकल इतने क्यों आम हो रहे हैं?

1. परिवारों का छोटा होना (जिससे आप ख़ुद को अकेला महसूस करते हैं)
2. धर्म/मज़हब/अध्यात्म से दूरी (जिससे आप केवल भौतिक जीवन को ही असल मानते हो)
3. बेवजह की सूचनाओं का अम्बार (जिससे आपका मस्तिष्क विचलित होता रहता है)
4. केवल पैसा कमाना ही जीवन का एक मात्र उद्देश्य (इससे आप हमेशा लालसा या लालच की गिरफ़्त में रहते हैं)।

हम कैसे जाने की हमें डिप्रेशन है?

डिप्रेशन के रोगी में निम्न में से कुछ या सभी लक्षण अल्प या तीव्र प्रबलता के साथ उपस्थित हो सकते हैं :

- विचारों और नज़रिये में निराशावाद
- लगातार रोना या रोने का दिल करना
- अनिद्रा या नींद में कमी
- आत्महत्या के विचार
- हर किसी से लड़ना
- डर लगना
- बेहद संवेदनशीलता, छोटी-छोटी बातों का बुरा मानना
- हर व्यक्ति को अपना शत्रु मानना
- हमेशा थकान महसूस करना
- अनुचित अपराध बोध
- ध्यान केंद्रित करने की क्षमता का घटना
- असुरक्षित महसूस करना
- निर्णय लेने की क्षमता में कमी

- भूख का बढ़ना या कम होना
- वज़न का बढ़ना या कम होना

जब हमें इनमें से सभी या कुछ लक्षण प्रकट होने लगें (याद रखें कि यह लक्षण कई दिनों तक रहते हैं) तो हम डिप्रेशन की चपेट में हैं।

डिप्रेशन से मुक्ति पाने की राह

डिप्रेशन एक ऐसा रोग है जिसमें यदि सही दिशा में सही क़दम उठाए जाएँ तो इससे मुक्ति आसानी से और शीघ्रता से पाई जा सकती है। मैंने शुरुआत में आपको जो गौतम बुद्ध की 'तीन गाँठ' वाली नीतिकथा बताई है उसके अनुसार समस्या का सही और सटीक हल ढूँढ़िए।

प्रिय पाठको, ऐसा इस पृथ्वी पर विरला ही कोई व्यक्ति रहा हो जिसे कि डिप्रेशन या निराशा ने न घेरा हो। हाँ, इंसान निराशाओं के भंवर में फंसता ही है। डिप्रेशन या निराशा से मुक्ति पाना हर मनुष्य का कर्तव्य है, उसका धर्म है। क्षणिक निराशा हमारा गुण (अवगुण) है और घोर निराशा एक रोग। अपनी क्षमताओं को पहचानें, उसका प्रयोग करें, ईश्वर पर भरोसा करें, अच्छी पुस्तकें पढ़ें, प्रकृति की तरफ़ क़दम बढ़ाएँ, पौष्टिक भोजन करें और मित्रों से घिरे रहें। इस प्रकार आप इस निराशा को कुचल देंगे, और आप कुचल सकते हैं, सभी मनुष्यों की तरह और याद रखें, 'हर मुश्किल के साथ आसानी है'–यह एक शाश्वत् नियम है।

तनाव का सदुपयोग करें

तनाव मनुष्य का एक ज़रूरी गुण है। आप शायद चौंक गए होंगे या समझ रहे होंगे कि यहाँ कोई मिसप्रिंट हुआ है। नहीं प्रिय पाठको, आपने सही पढ़ा है कि तनाव या चिंता हम मनुष्यों का एक आवश्यक गुण है। मैं तो यह भी कहता हूँ कि तनाव के बिना मानव जाति कब की विलुप्त हो चुकी होती। तनाव तब अवगुण या घातक हो जाता है जब आपको इससे निपटना न आए या आप इससे हार मानने लगें। तनाव जब हमारे मन, मस्तिष्क और आत्मा पर हावी होने लगता है तब यह समस्या उत्पन्न करता है, जानलेवा समस्याएँ। अच्छा आप मुझे यह बताइये कि कौन साँप से ज़्यादा डरेगा—वह व्यक्ति जिसे सिर्फ़ साँप के विष के जानलेवा गुण बताए गए हैं या वह व्यक्ति जिसे साँप से बचना, विषैले और विषहीन साँप में फ़र्क़ करना और उसके विष की प्राथमिक चिकित्सा सिखाई गई हो? निश्चित ही वह व्यक्ति ज़्यादा डरेगा जिसे डराया तो बहुत गया लेकिन उससे निपटना नहीं सिखाया गया। तनाव के बारे में भी यही होता है कि हमें सब डराते तो बहुत हैं लेकिन लड़ना या उससे निपटना नहीं सिखाते। आग से कोई व्यक्ति जल सकता है और कोई उससे खाना पका लेगा, जिसे आग को नियंत्रित करना आता है। तो समस्या आग नहीं है समस्या है उसे नियंत्रण नहीं कर पाने की हमारी असमर्थता। चाकू से एक व्यक्ति अपना हाथ काट सकता है लेकिन सावधानी से वही व्यक्ति चाकू से कई सारे सृजनात्मक कार्य भी कर सकता है। यहाँ भी समस्या चाकू नहीं है समस्या तो उसके उपयोग में की गई लापरवाही है।

मानव विकास यात्रा में तनाव ने ही इंसानों को विकास या परिवर्तन करना सिखाया है। तनाव और भय ने ही उसे गुफा में

रहना सिखाया, भोजन की फिक्र ने उसे शिकार करना सिखाया और फिर कृषि और पशुपालन करने के लिए प्रेरित किया। बीमारियों से डर और उससे उत्पन्न तनाव ने उसे जड़ी-बूटियों से लेकर सर्जरी तक करना सिखाया। यह तनाव ही है जो हमसे हमारा बेहतर करवाता है...। तनाव के बिना तो हमारा जीवन एक ही ढर्रे पर चलता रहता और हम इंसान 'सर्वाइवल ऑफ़ द फिटेस्ट' के सिद्धांत के अनुसार नष्ट या विलुप्त हो गए होते। हमने कई बार लोगों को कहते सुना होगा कि, 'मैं प्रेशर में ही अपना बेस्ट दे पाता हूँ।' याद कीजिए अपने परीक्षा के दिनों को जब हमारी याद करने की क्षमता आम दिनों से कई गुना अधिक बढ़ जाती थी, क्यों? क्योंकि हमारा तनाव हमसे हमारा सर्वश्रेष्ठ करवा रहा था। तो तनाव यहाँ पर हमारे लिए लाभदायक सिद्ध हो रहा है। आप रिकॉर्ड उठा कर देख लीजिए कि खिलाड़ियों ने अपना सर्वश्रेष्ठ ओलंपिक खेलों या किसी अन्य बड़ी प्रतियोगिता में ही दिया है। जितनी बड़ी प्रतियोगिता उतना बड़ा तनाव और उतना ही बेहतरीन प्रदर्शन और याद रखिए कोयला पृथ्वी के गर्भ में दबाव के कारण ही हीरे में बदलता है।

तनाव हमारी उम्र, सेहत, आर्थिक स्थिति, शिक्षा, प्रशिक्षण, सामाजिक स्थिति, सामाजिक माहौल, परिवार के सदस्यों की संख्या आदि सैकड़ों कारकों पर निर्भर करता है। उदाहरण के लिए साँप को देखकर हमारे बच्चे तनाव से भर जाएँगे जबकि सपेरे के बच्चों को कोई तनाव नहीं होगा, कई भाइयों वाला व्यक्ति बिना भाई वाले व्यक्ति से ज़्यादा असुरक्षित महसूस करेगा। एक रिसर्च में पाया गया कि वे नर्स ज़्यादा ख़ुश थीं जो कि तनावपूर्ण आईसीयू में ड्यूटी करती थीं बनिस्बत उनके जो कम तनावपूर्ण अन्य वार्डों में ड्यूटी करती थीं। वकीलों के समूहों पर भी ऐसा ही परिणाम प्राप्त हुआ अर्थात वह वकील ज़्यादा ख़ुश रहते हैं जो ज़्यादा जटिल और तनावपूर्ण केसेस लड़ते हैं। यह भी देखा गया है कि अधिक तनावपूर्ण कार्य करने वाले प्रोफेशनल जीवन में

ज़्यादा ख़ुश और ज़्यादा सेहतमंद होते हैं जैसे—डॉक्टर, पायलट, सैनिक, नर्स, खोजी पत्रकार, वकील आदि।

हम महान भी उन्हीं लोगों को मानते हैं जो तनाव में अच्छा प्रदर्शन करते हैं, आख़िर आप ही बताइए कि हम विराट कोहली को इतना क्यों चाहने लगे हैं? हाँ, इसीलिए न कि वह दबाव में अच्छा खेलते हैं और अपनी टीम को मैच जीता देते हैं।

संकट, विपत्ति या दबाव ही इंसानों को महान बनाता है। हाँ, वह गुलामी नामक विपत्ति ही थी जिसने मोहनदास करमचंद गांधी को महान महात्मा गांधी बनाया, वह रंगभेद नामक समस्या ही थी जिसने नेल्सन मंडेला को महान बनाया, वह नस्लभेद नामक विपत्ति ही थी जिसने अब्राहम लिंकन को महान बनाया, वह जीवाणुओं से होने वाली मौतों का संकट ही था जिसने अलेक्जेंडर फ्लेमिंग को पेनिसिलिन की खोज करवाकर महान बनाया।

एक सिनेमा हॉल में अचानक से साँप आ जाए और फ़िल्म देखने वाले सभी हम जैसे आम लोग हों तो क्या होगा? जी हाँ, भगदड़ मच जाएगी और साँप के ज़हर से ज़्यादा जानें भगदड़ ले लेगी। अब आप इमेजिन करिये कि उस सिनेमा हॉल में सभी सपेरे बैठें हो और साँप आए तो क्या होगा? क्या सारा परिदृश्य बदल नहीं जाएगा? अब वे सपेरे साँप को पकड़ने के लिए दौड़ पड़ेंगे। तो समस्या साँप नहीं थी, समस्या तो साँप को नियंत्रित न कर पाने की अक्षमता की थी। यदि उन आम लोगों को भी साँप को नियंत्रित करने का प्रशिक्षण दिया जाता तो वे भगदड़ कभी न मचाते। वैसे ही समस्या तनाव नहीं है समस्या है तनाव को मैनेज न कर पाना। क्योंकि हमने उसे मैनेज करना सीखा ही नहीं। वैसे ही जैसे एक आम अप्रशिक्षित व्यक्ति गहरे समुद्र में डूब जाएगा और वहीं एक पेशेवर गोताख़ोर उस गहराई से मोती निकालकर ले आएगा। यहाँ भी समस्या समुद्र नहीं है व्यक्ति का अप्रशिक्षित होना है।

एक बीज को लेकर हम उसे यूँ ही ज़मीन पर डाल दें तो

क्या होगा? क्या वह उगेगा? शायद नहीं। हम बीज को उगाने के लिए उस पर मिट्टी डालते हैं। एक अबोध बच्चे के सामने जब आप उस मासूम से दिखने वाले बीज को दबाएँगे मिट्टी में तो वह क्या सोचेगा? वह सोचेगा कि यह तो ज़ुल्म हो रहा है बीज पर, बीज तो मर जाएगा, वह सड़ कर नष्ट हो जाएगा सदा के लिए। लेकिन सच्चाई यह है कि जिस दिन बीज को ज़मीन में दफ़नाया जाएगा, वह उसका जन्मदिन होगा। उसी दिन वह उगना शुरू हो जाएगा। ज़मीन में दफ़न होना उसका जीवन है, एक पौधे या पेड़ के बनने की यात्रा का आरंभ है, उसके वंश के बढ़ने और उसके जैसे अनगिनत बीज बनने के सफ़र का यह आगाज़ है। इसलिए दबाव नहीं तो सफलता नहीं, तरक़्क़ी नहीं।

एक रेस्तराँ में कॉकरोच उडकर आया और एक महिला पर बैठ गया। कॉकरोच देखकर वह चिल्लाने लगी, वह डर चुकी थी। उसके चेहरे पर ख़ौफ साफ़ दिखाई दे रहा था। उसकी प्रतिक्रिया ऐसी थी कि उसके ग्रुप के बाक़ी लोग भी भयभीत हो गए। उस महिला ने किसी तरह कॉकरोच को ख़ुद से दूर किया, लेकिन वो उड़कर दूसरी महिला पर बैठ गया। अब ऐसे ही दूसरी महिला भी करने लगी।

महिला को बचाने के लिए पास खड़ा वेटर आगे बढ़ा। तभी महिला ने कॉकरोच को भगाने की कोशिश की और वह सफल हुई, अब वह कॉकरोच उड़कर वेटर की शर्ट पर आकर बैठ गया। लेकिन वेटर घबराने की बजाय शांत खड़ा रहा और कॉकरोच की हरकतों को अपनी शर्ट पर देखता रहा। जब कॉकरोच पूरी तरह शांत हो गया तो वेटर ने उसे अपनी उँगलियों से पकड़ा और उसे रेस्तराँ से बाहर फेंक दिया।

कॉफ़ी पीते हुए ये मनोरंजक दृश्य गूगल के सीईओ सुन्दर पिचाई देख रहे थे तभी उनके दिमाग़ में कुछ सवाल आए, क्या वह कॉकरोच इस घटना के लिए ज़िम्मेदार था? अगर हाँ, तो वह वेटर परेशान क्यों नहीं हुआ? उसने बिना कोई शोर-शराबा किए

परफेक्शन के साथ उस स्थिति को सँभाल लिया। यहाँ समस्या कॉकरोच नहीं था, बल्कि उन लोगों की परिस्थिति को सँभालने की अक्षमता थी, जिसने उस महिला को परेशान किया।

सुन्दर ने महसूस किया, यह मेरे पिता, बॉस का या वाइफ का चिल्लाना नहीं है जो मुझे परेशान करता है, बल्कि यह मेरी अक्षमता है जो मैं लोगों द्वारा बनाई गई परिस्थितियों को सँभाल नहीं सकता। यह ट्रैफिक जाम नहीं है जो मुझे परेशान करता है बल्कि मेरी उस परेशानी भरी स्थिति को सँभाल ना पाने की अक्षमता है।

इस घटना ने पिचाई के सोचने का तरीक़ा बदल दिया, हमें अपने जीवन में कठिन समय में प्रतिक्रिया नहीं करनी चाहिए, बल्कि उसे समझकर उसका जवाब देना चाहिए। उस महिला ने प्रतिक्रिया व्यक्त की जबकि वेटर ने उस परिस्थिति को समझा और उसका समाधान निकाला। प्रतिक्रिया हम बिना सोचे-समझे दे देते हैं जबकि जवाब हम सही तरीक़े से सोच-समझ कर देते हैं। लोग ख़ुश इसलिए नहीं हैं कि उनके जीवन में सब कुछ ठीक चल रहा है, बल्कि इसलिए ख़ुश हैं कि उनका जीवन में सारी चीज़ों के प्रति सही दृष्टिकोण है।

तनाव या डिप्रेशन का कारण पता करें

हम हमेशा हड़बड़ी में रहते हैं, हम जल्दी में हैं, क्यों? पता नहीं। हम परेशान हैं, हम चिंतित हैं, हम अवसाद में हैं, हम चिढ़चिढ़े हो गए हैं, हम क्रोधित छवि बना चुके हैं, हम बहुत अधिक तनावग्रस्त हैं...क्यों? क्योंकि हम ख़ुद से कभी नहीं पूछते कि, 'आख़िर क्यों?'

मेरे पास आने वाले मानसिक समस्या से पीड़ित रोगी से मैं पहली सीटिंग या पहले परामर्श सेशन में पूछता हूँ कि आप आख़िर रोगी क्यों बने? क्यों आप चितिंत हैं या क्यों आप डिप्रेशन से घिर गये या क्यों आप अपना जीवन समाप्त करना चाहते हैं या क्यों आप उन लोगों पर क्रोधित होने लगे हैं जो आपसे प्रेम करते हैं या क्यों आप डरने लगे हैं उनसे भी जिनसे

कोई नहीं डरता...आदि। मैं हैरान हो जाता हूँ कि अधिकांश को पता ही नहीं होता कि वे क्यों परेशान हैं और कई तो ऐसे भी होते हैं जो केवल इसलिए परेशान होते हैं कि कुछ साल पहले एक परिस्थिति आई थी जिसमें वे तनावग्रस्त हुए थे और इसीलिए वे आज भी हैं तनाव से लबरेज़ जबकि वे ख़ुद जानते हैं कि अब परिस्थिति बिल्कुल बदल चुकी है।

अधिकांश रोगी कभी ख़ुद से यह सवाल नहीं पूछते कि क्यों मैं इन सब में उलझ रहा हूँ? क्या उसे इतना उलझने की आवश्यकता है? आप भी किसी चिंता से परेशान हैं तो ख़ुद से सवाल करें कि आख़िर मैं क्यों चिंतित हूँ? क्यों मुझे चिंतित होने की आवश्यकता है? क्या इसका हल नहीं है? याद रखें आपको जवाब तभी मिलता है जब आप सवाल पूछते हैं। बिना सवाल के जवाब का अस्तित्व नहीं है। प्रश्न की उपस्थिति उत्तर के अस्तित्व के लिए नितांत आवश्यक है। और याद रखें कि सवाल समाधान की पहली सीढ़ी है, सवाल के बिना समाधान नहीं हो सकता।

बहरहाल, हम तनाव की वजह को जाने-समझे कि आख़िर हम क्यों तनाव महसूस कर रहे हैं। तनाव के लक्षण आपको कब महसूस हो रहे हैं, समय, तारीख़ और स्थान तथा किसी से मुलाक़ात के बाद या पहले...इससे आपको तनाव की वजह पता करने में मदद मिलेगी। जैसे यदि तनाव सोमवार को ऑफ़िस जाने से पहले हो रहा है और उस रात आपको नींद भी नहीं आती तो आप समझ सकते हैं कि आप काम का तनाव ले रहे हैं या बॉस से डर रहे हैं। यदि महीने के अंत में तनाव महसूस कर रहे हैं तो आपका तनाव खर्च को लेकर है। यदि तनाव आपको सुबह है, बच्चों के स्कूल जाते समय, तो तनाव यह है कि आप बच्चों को भेजने में अक्सर लेट हो जाती हैं इसलिए यह आपको परेशान कर रहा है।

कार ड्राइविंग सीखते समय मिलते हैं जीवन प्रबंधन के भी पाठ

मुझे कार चलाना सीखना था जिसके लिए मैंने एक ड्राइविंग स्कूल में सम्पर्क किया और उन्होंने एक प्रशिक्षक को मेरे लिए नियुक्त किया। उन्होंने मुझे आठ दिनों में एक ड्राइवर बना दिया (काश, ऐसे परफेक्ट बनाने वाले गुरु शिक्षा के क्षेत्र में भी हों, विशेषतः चिकित्सा शिक्षा में)। उन्होंने मुझे कार चलाने के विभिन्न सूत्र बताए जो मुझे जीवन प्रबंधन में भी बहुत उपयोगी लगे और मैं चाहता हूँ कि उन्हें आपके साथ साझा करूँ–

1. कार आपके ही नियंत्रण में है, यह हमेशा याद रखें

'कार आपके ही नियंत्रण में है', जब हम यह बात अपने मस्तिष्क को समझा देते हैं तो ड्राइविंग की आधी कक्षा पूरी हो जाती है। इसके क्लच, एक्सीलरेटर, गियर, स्टीयरिंग और ब्रेक सब हमारे ही तो नियंत्रण में हैं।

इसी प्रकार हमारे विचार और कर्म भी हमारे ही नियंत्रण में हैं। हम चाहें तो अच्छे विचार लाएँ और कर्म करें या फिर बुरे और घातक या आत्मघाती विचार और कर्मों से स्वयं को हानि पहुँचा लें।

2. ट्रैफिक के नियम कभी न तोड़ें

ट्रैफिक के नियम तोड़ते ही हम डेंजर ज़ोन में चले जाते हैं। जहाँ हम ख़ुद का और दूसरों का जीवन ख़तरे में डाल देते हैं। जीवन सुख और शांति से जीने के भी मूलभूत नियम

होते हैं जिन्हें तोड़ने पर हम ख़ुद को और दूसरों को ख़तरे या मुश्किल में डाल देते हैं। प्रेम, करुणा, दया और प्रकृति के नियमों पर चलकर हम ख़ुद के लिए और दूसरों के लिए एक शानदार और हानिरहित समाज का निर्माण कर सकते हैं।

3. चौकन्ने रहें

कार चलाते समय चौकन्ने रहें। सभी तरफ़ की गतिविधियों पर नज़र रखें। कौन कैसे आ रहा है, कब रुकेगा, कब पलटेगा, पीछे कौन है, आगे कौन निकल रहा है, हर छह सेकंड में साइडग्लास देखें...आदि। यह चौकन्नापन निहायत ज़रूरी है ड्राइविंग के समय। माना कि आप सड़क पर हमेशा दूसरों के रहमोकरम पर या दूसरों की ग़लतियाँ न करने के कारण ही सुरक्षित रहते हैं। लेकिन जितनी सावधानी हम रख सकते हैं उतनी तो रखें। जीवन में भी हमें सतर्क रहना चाहिए। सब पर निगाह हो—अर्थव्यवस्था, राजनीति, पर्यावरण, स्वास्थ्य आदि पर जिसके आधार पर आप अपनी नीतियाँ बना सकते हैं। मित्रों-शत्रु और रिश्तेदारों को लेकर भी थोड़े सजग रहें।

4. ब्रेक ठीक हो तो कितनी भी गति बढ़ाई जा सकती है

हमारी कार पर सबसे ज़्यादा नियंत्रण हमें ब्रेक ही प्रदान करता है। ब्रेक ख़राब हो या काम ही नहीं कर रहे हों तो आप गाड़ी को चलाएँगे ही नहीं और वे ठीक हुए तो फिर आप 100 किमी./घंटा तक भी आसानी से जा सकते हैं। जीवन के भी सभी कार्यों में नियंत्रण अति आवश्यक है। नियंत्रण के बिना आप जीवन में कुछ भी प्राप्त नहीं कर सकते। परिस्थितियों, विचारों और निवेशों पर नियंत्रण बहुत ज़रूरी है, सफल होने के लिए।

5. दूसरों का ख़्याल रखें

कार पार्किंग करते समय या टर्न होते समय यह हमेशा ध्यान रखें कि दूसरों को कोई समस्या न हो, किसी को कोई चोट न लगे। जीवन में भी यह हमेशा याद रखें कि हमारी वजह से दूसरे परेशान न हों, उन्हें हमारे कारण दुःख न हो वर्ना हमारी सफलताएँ हमें घमंड देंगी सुकून नहीं।

6. कार काग़ज़ों पर नहीं सड़क पर सीखी जाती है

कार चलाने के लिए आप उसे चलाए बग़ैर नहीं सीख सकते। ब्रेक, एक्सीलरेटर, गियर और क्लच के सामंजस्य पर नियंत्रण आपको कार चलाने के दौरान ही होगा, पेपर पर नहीं। ज़िन्दगी में भी हम कार्यक्षेत्र में उतरे बिना कुछ नहीं सीख पाएँगे। वास्तव में किताबी ज्ञान जीवन के 90 प्रतिशत कार्यों में काम नहीं आता, वहाँ सिर्फ़ अनुभव ही काम आता है।

7. सड़क पर लगे संकेतों को देखें, इनसे ड्राइविंग सरल और सुरक्षित हो जाती है

स्पीड लिमिट के संकेत, खतरनाक मोड़ के संकेत, स्पीड ब्रेकर के संकेत, फास्ट लेन या स्लो लेन के संकेत आदि संकेतों को हमेशा ध्यान से देखें और उस पर अमल करें ताकि ड्राइविंग सरल और सुरक्षित हो जाए। हमें भी जीवन में विभिन्न संकेतों को देखना और समझना चाहिए और उसके अनुसार अपनी नीतियाँ बनानी चाहिए। जैसे बुढ़ापे के लक्षण प्रकट होने पर सेहत पर ध्यान देना चाहिए, नुकसान होने पर व्यापार की नीतियों पर ध्यान देना चाहिए।

8. गाड़ी रुक जाए और फिर चलाने में समस्या हो तो घबराहट में ग़लत क़दम न उठाएँ

कभी चौराहे पर या ट्रैफिक में कार रुक जाए और पीछे लोग बार-बार हॉर्न बजाएँ तो घबराहट में कार को अनियंत्रित न होने दें, शांति से चलाएँ, किसी की मदद लेने में हिचकें नहीं और हज़ार्ड लाइट ऑन कर दें। जीवन में भी कुछ ग़लत हो या कोई परेशानी आए तो घबराहट में कोई ग़लत या ग़ैर ज़िम्मेदाराना क़दम न उठाएँ, शांत होकर परिस्थितियों को समझें और निर्णय लें। किसी की मदद लेने में भी कोई बुराई नहीं है।

9. क्लच गाड़ी और इंजन को जोड़ता और हटाता है

मेरे पास आने वाले अधिकांश तनावग्रस्त रोगियों की एक समस्या आम होती है कि वे लोगों की बातों को बहुत दिल पर ले लेते हैं। वे उन्हीं कटाक्ष, तानों और द्वेषपूर्ण बातों को याद कर करके दुःखी होते रहते हैं, घुलते रहते हैं, तिल-तिल मरते रहते हैं।

मैं उनकी बातों को सुनकर और समस्या को समझकर उन्हें एक सलाह देता हूँ कि अपने शरीर में एक क्लच विकसित कीजिए। क्लच क्या करता है? वह बस इंजन से बॉडी का संबंध जोड़ता और हटाता है। आप क्लच पर पैर रखकर एक्सीलरेटर को कितना ही दबाओ लेकिन गाड़ी को कोई फ़र्क़ नहीं पड़ेगा, वह आगे या पीछे नहीं जाएगी, वह आगे तभी बढ़ेगी जब क्लच चाहेगा अन्यथा नहीं।

हम इंसान भी अगर यह क्लच अपने पास विकसित कर लें तो हमारे आधे दुख ख़त्म हो जाएँ या उत्पन्न ही न हो। कौन-सी बातें दिमाग़ में रखनी हैं और किन्हें कानों से ही वापस कर देना है यह हमें आना चाहिए। दूसरों की बातों पर ध्यान नहीं देना

चाहिए। नकारात्मक कमेंट, तानों और उलाहनों से हमें हमारे मस्तिष्क को सुरक्षित रखना आना ही चाहिए। जब भी आपके सामने वे लोग आएँ जो आपको परेशान करते हैं, निराश करते हैं, ताने मारते हैं, नकारात्मकता फैलाते हैं तो आप फौरन क्लच दबा दें, वैसे ही जैसे आप भीड़ को देखकर अपनी गाड़ी को नियंत्रित करने के लिए क्लच दबाते हैं और फिर एक्सीलरेटर का उस पर कोई प्रभाव नहीं पड़ता...और आप सुरक्षित उस भीड़ से निकल जाते हैं। सास बहू से परेशान है, बहू सास से, बाप बेटे से परेशान है, बेटा बाप से, पति पत्नी से परेशान है, पत्नी पति से, पड़ोसी, रिश्तेदार, क्लासमेट, टीचर्स, दुश्मन, पहचान के, बग़ैर पहचान के...न जाने कौन-कौन किस-किस का जीना हराम किये हुए हैं। उनके जीवन की शांति उजड़ी हुई है। वे रोगी बन रहे हैं। उनकी समस्या का सिर्फ़ एक ही हल है...क्लच।

...अब आप ही बताइए, क्या यह ड्राइविंग का प्रशिक्षण जीवन प्रबंधन का प्रशिक्षण सत्र नहीं था?

खुशियों का सूर्योदय

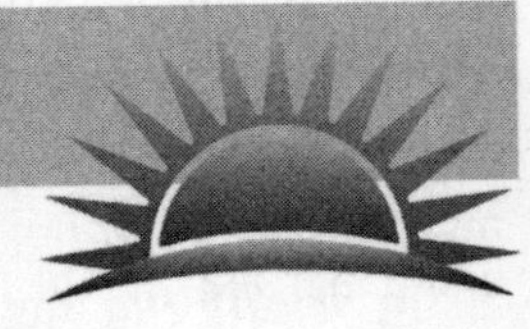

कॉफ़ी के मग

एक पुराना ग्रुप कॉलेज छोड़ने के बहुत दिनों बाद मिला। वे सभी अच्छे कैरियर के साथ ख़ूब पैसे कमा रहे थे। वे अपने फेवरेट प्रोफ़ेसर के घर जाकर मिले।

प्रोफ़ेसर उनके काम के बारे में पूछने लगे। धीरे-धीरे बात ज़िन्दगी से बढ़ती हुई स्ट्रेस और काम के प्रेशर पर आ गई।

इस मुद्दे पर सभी एकमत थे कि, भले ही वे अब आर्थिक रूप से बहुत मज़बूत हों पर उनकी ज़िन्दगी में अब वो मज़ा नहीं रह गया जो पहले हुआ करता था।

प्रोफ़ेसर बड़े ध्यान से उनकी बातें सुन रहे थे, वे अचानक ही उठे और थोड़ी देर बाद किचन से लौटे और बोले, 'डियर स्टूडेंट्स, मैं आपके लिए गरमा-गरम कॉफ़ी बना कर लाया हूँ, लेकिन प्लीज़ आप सब किचन में जाकर अपने-अपने लिए कप्स ले आइये।'

लड़के तेज़ी से अंदर गए, वहाँ कई तरह के कप रखे हुए थे, सभी अपने लिए अच्छे से अच्छा कप उठाने में लग गये, किसी ने क्रिस्टल का शानदार कप उठाया तो किसी ने पोर्सिलेन का कप चुना, तो किसी ने शीशे का कप उठाया।

जब सभी के हाथों में कॉफ़ी आ गई तो प्रोफ़ेसर बोले, 'अगर आपने ध्यान दिया हो तो, जो कप दिखने में अच्छे और महंगे थे, आपने उन्हें ही चुना और साधारण दिखने वाले कप्स की तरफ़ ध्यान नहीं दिया। जहाँ एक तरफ़ अपने लिए सबसे अच्छे की चाह रखना एक सामान्य बात है, वहीं दूसरी तरफ़ ये हमारी ज़िन्दगी में समस्या और तनाव लेकर आता है।

दोस्तों, ये तो पक्का है कि कप, कॉफ़ी की क्वालिटी में कोई

बदलाव नहीं लाता। ये तो बस एक बर्तन है जिसके माध्यम से आप कॉफ़ी पीते हैं।

असल में जो आपको चाहिए था, वो बस कॉफ़ी थी, कप नहीं, पर फिर भी आप सब सबसे अच्छे कप के पीछे ही गए और अपना कप लेने के बाद दूसरों के कप निहारने लगे।'

अब इस बात को ध्यान से सुनिये...'ये ज़िन्दगी कॉफ़ी की तरह है और हमारी नौकरी, पैसा, पोज़ीशन कप की तरह। ये बस ज़िन्दगी जीने के साधन हैं, ख़ुद ज़िन्दगी नहीं! और हमारे पास कौन-सा कप है ये न हमारी ज़िन्दगी को परिभाषित करता है और ना ही उसे बदलता है इसीलिए कॉफ़ी की चिंता करिये कप की नहीं।'

'दुनिया के सबसे ख़ुशहाल लोग वे नहीं होते, जिनके पास सब कुछ सबसे बढ़िया होता है, ख़ुशहाल वे होते हैं, जिनके पास जो होता है बस उसका अच्छे से उपयोग करते हैं, आनन्द लेते हैं और भरपूर जीवन जीते हैं!'

–अज्ञात

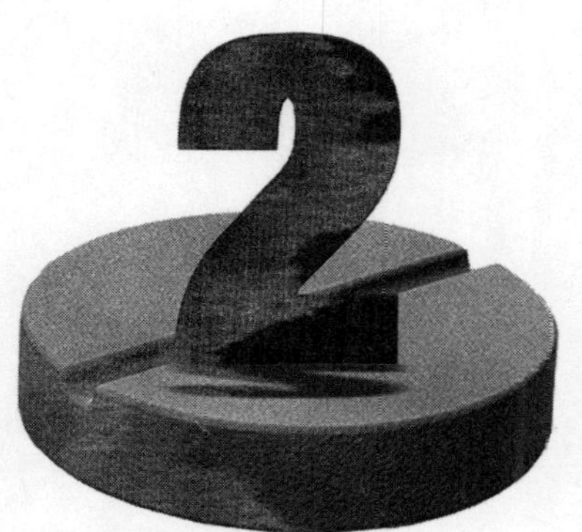

डेली रूटीन Vs डिप्रेशन एंड स्ट्रेस

गहरी साँसें Vs डिप्रेशन और स्ट्रेस

हमारे शरीर के हर अंग और हर एक कोशिका को जीवित रहने के लिए सबसे ज़रूरी चीज़ है हवा या ऑक्सीजन। हम जीवित रह ही नहीं सकते इसके बिना और इसकी कमी से हम कमज़ोर या बीमार हो जाते हैं। मैं तो कहता हूँ कि अधिकांश लोग अपनी क़ब्रों में इसलिए जल्दी पहुँच जाते हैं क्योंकि वे नाक का सही इस्तेमाल नहीं करते। यदि हमारा कोई गला घोंटे या मुँह और नाक बंद कर दे तो जैसी घुटन और बेचैनी हम महसूस करेंगे वैसी ही बेचैनी हमारे अंग भी महसूस करते हैं जब शरीर में ऑक्सीजन की कमी होती है। हमारे शरीर के सभी अंगों में सबसे प्रमुख अंग है 'मस्तिष्क'। यह सभी अंगों का राजा है और शरीर में सबसे ज़्यादा ऊर्जा, भोजन, जल और ऑक्सीजन की ज़रूरत इसे ही है। जब ऑक्सीजन की कमी होती है तो इसकी क्रियाविधि प्रभावित होती है। यह अपने कार्यों को सही ढंग से नहीं कर पाता। फिर यह अपनी समस्याओं को दर्द और ग़ुस्से से अभिव्यक्त करता है। सेरेटोनिन और डोपामाइन जैसे ख़ुशी देने वाले रसायन मस्तिष्क में कम होने लगते हैं। जब यह बार-बार होता है अर्थात् यह घुटन लगातार बनी रहती है तो फिर मानसिक तनाव गहराता जाता है। हम चिड़चिड़े, ग़ुस्सैल, डरपोक, चिंतित और अवसादग्रस्त हो जाते हैं।

अगर हम अपनी साँसों को नियंत्रित करके हमारे फेफड़ों को गहरी-गहरी साँसें लेना सिखा दें तो हमारे शरीर के हर अंग स्वस्थ और तरोताज़ा होकर काम करेंगे। याद रखें कि ऑक्सीजन से अच्छा इस दुनिया में कोई टॉनिक नहीं है जो हम शरीर को दे पाएँ। गहरी-गहरी साँसें लें और हर साँस के साथ महसूस करें कि सकारात्मक ऊर्जा आप में प्रवेश कर रही है और नकारात्मक

ऊर्जा बाहर निकल रही है।

आपकी गहरी साँस आपको नई ऊर्जा, आत्मविश्वास और स्वास्थ्य प्रदान करेगी। यह बिल्कुल मुफ्त है और हर जगह उपलब्ध है। क्या इतने सारे फायदे पढ़कर आपने अभी गहरी साँस ली? क्या कहा, हाँ। वाह, यही तो मेरा लिखने का उद्देश्य था, अब इस गहरी साँसों के सिलसिले को जीवनभर जारी रखियेगा।

नींद Vs डिप्रेशन और स्ट्रेस

यदि ईश्वर ने हम इंसानों को नींद न दी होती तो हमारी अधिकतम आयु केवल 11 से 13 दिन होती। हम नींद के बिना नहीं जी सकते। भोजन जितना ही ज़रूरी है सोना और आराम करना। यदि हम बिल्कुल न सोये तो कुछ दिनों में मर जाएँगे, कम सोएँगे तो जल्दी मर जाएँगे, ग़लत समय पर सोएँगे तो बीमार हो जाएँगे...और अतिमात्र भी हमको बीमार कर देगी क्योंकि अति सर्वत्र वर्जियते। मस्तिष्क हमारा लगभग 24 घंटे बिना थके मेहनत करके हमारे शरीर को नियंत्रित करता है। सोते समय इसके काम कुछ कम हो जाते हैं जिससे यह आराम कर लेता है और फिर तरोताज़ा होकर अपना काम शुरू कर देता है, उत्साह और आशा के साथ। यदि नींद अच्छे से नहीं हुई तो मस्तिष्क और मन प्रभावित होकर अपने काम ठीक से नहीं करेंगे और हमारे अंदर नकारात्मक विचारों का प्रवाह होने लगेगा।

रात को जल्दी सोना और सुबह सूर्योदय के समय उठ जाना सर्वश्रेष्ठ सोने का समय है। दोपहर को आधे से पौन घंटे तक की नींद भी बहुत लाभदायक है, सेहत के लिए। शाम को यदि आप सो जाएँगे तो आपका दिमाग़ और शरीर की थकान तो दूर हो जाएगी लेकिन रात को नींद नहीं आने से आपकी सेहत पर ग़लत प्रभाव पड़ेगा, आप तनाव और अवसाद में पड़ जाएँगे। अगर आपको रोज़ाना शाम को सोने की आदत हो गई है तो इसे आज से ही बंद कर दीजिए क्योंकि शाम की नींद डिप्रेशन और

तनाव को बढ़ाने के लिए एक बेहतरीन खाद है। यह त्रुटिपूर्ण निद्रा आपको बहुत नुक़सान पहुँचाएगी।

आप रात में जल्दी सो जाएँ इसके लिए मोबाइल को रात को 8 बजे बंद कर दीजिए, क्योंकि यह आज के युग का सबसे घातक नींद ख़त्म करने वाला अस्त्र है। रात में सफ़ेद रोशनी वाली रोशनी का प्रयोग भी नींद उड़ा देता है इसलिए सोने से पहले वार्म लाइट वाले लैंप में रहना ज़्यादा लाभदायक है। सुबह जल्दी उठकर उगते हुए सूर्य को देखना बहुत ही सुकून देता है और सकारात्मक ऊर्जा का संचार करता है इसलिए ऐसा रोज़ाना करें। देर सुबह तक सोना नुक़सान पहुँचाता है इसलिए इससे बचें।

रात को नींद ख़राब न हो इसके लिए टिकटिक वाली घड़ी न हो बेडरूम में, खिड़की खुली हो ताकि साफ़ और स्वच्छ हवा आए और हमें ऑक्सीजन की पर्याप्त मात्रा मिले। रात में नींद न आए तो भी सुबह और शाम को न सोए अन्यथा अगली रात आपकी नींद ख़राब होगी और ऐसा रोज़ होने से यह कभी न ख़त्म होने वाला सिलसिला बन जाएगा। समय पर सोये और समय पर उठें, स्वस्थ और सुखी रहने के लिए।

नाश्ता Vs डिप्रेशन और स्ट्रेस

हम रात में सोते हैं लगभग 7 से 8 घंटे, अर्थात् हम इतने घंटे तक भूखे रहते हैं, यह हमारे कुछ भी नहीं खाने का चौबीस घंटे का सबसे बड़ा समय या भाग होता है। अब हम सुबह उठते हैं और बहुत देर तक कुछ नहीं खाते। ऐसा करने से हमारे शरीर में ऊर्जा की कमी हो जाती है, यह ऊर्जा की कमी अंगों को विचलित करती है। यदि यह कमी रोज़ाना होने लगे तो हमारे अंग कमज़ोर हो जाएँगे और उनकी क्रियाविधि पर विपरीत असर पड़ेगा। ऐसा ही होगा हमारे मस्तिष्क के साथ भी, वह कमज़ोर होगा और अपने कार्य ठीक से नहीं करेगा। इसके कारण सिरदर्द और चिड़चिड़ापन होने लगेगा। यही वजह है कि हम चिकित्सक

माइग्रेन के मरीज़ों को सुबह का नाश्ता लेने की सख़्त हिदायत देते हैं और इससे उन्हें काफ़ी आराम मिलता है। अवसाद या डिप्रेशन के रोगियों के लिए भी नाश्ता बेहद ज़रूरी है। यदि हम सुबह-सुबह पौष्टिक भोजन मस्तिष्क को प्रदान कर देते हैं तो वह दिन भर अपना काम बहुत अच्छे से करता है, वह अच्छा सोचता है और सकारात्मक विचारों को प्रवाहित करता है। यदि उसे सुबह से ही भूखा रखा जाता है तो इसका विपरीत परिणाम मिलता है—नकारात्मकता और अवसाद। नाश्ता सुबह जल्दी करना चाहिए। इसका सबसे अच्छा समय है सुबह 7 से 9 के बीच। नाश्ता पौष्टिक हो, उसमें ड्रायफ्रूट्स, दूध, फल, अंडे, मांस, सूप, रोटी आदि को शामिल किया जा सकता है।

धूप Vs डिप्रेशन और स्ट्रेस

आपने डरावनी फ़िल्मों और सीरियल में एक बात कॉमन देखी होगी कि उनमें भूत-चुड़ैल या बुरी आत्माओं को सुबह तड़के या दोपहर की चिलचिलाती धूप में किसी को डराते नहीं देखा होगा। यदि फ़िल्मकार ऐसा कोई सीन बना भी दे तो वह डरावने की जगह बचकाना लगेगा। कभी आपने सोचा है कि ऐसा क्यों? ऐसा इसलिए है कि धूप या सूर्य की जीवनदायिनी किरणें डर को नष्ट कर देती हैं। डर और धूप का साथ हो ही नहीं सकता। धूप में बैठकर आप नकारात्मक विचारों को नहीं ला सकते। धूप जीवन है, धूप अमृत है। धूप एक अनमोल औषधि है।

मैंने अपनी प्रेक्टिस में पाया है कि डर, अवसाद, तनाव और अन्य मानसिक रोगों से पीड़ित रोगियों में एक बात कॉमन होती है कि वे सुबह जल्दी नहीं उठते और धूप में बिल्कुल नहीं बैठते (बैठने से मेरा यहाँ तात्पर्य 30 मिनट के धूप स्नान से है)। उनसे पूछो कि उगता हुआ सूरज कब देखा था तो अधिकांश याद भी नहीं कर पाएँगे कि यह अद्‌भुत प्राकृतिक घटना उन्होंने कब देखी थी। अँधेरा निराशा और डर लाता है और उजाला आशा और

साहस का संचार करता है। एक भटका हुआ मुसाफ़िर रात में डरता है, लेकिन सुबह की किरणें उसमें उत्साह और आशा ले आती हैं। हम डरते हैं क्योंकि हम रोशनी का महत्त्व नहीं समझते। हम नादान हैं जो नहीं समझ पा रहे हैं कि इस धूप के बिना शरीर और मन दोनों रोगी हो जाते हैं और इसके चमकीले साये में ये दोनों निरोगी हो जाते हैं। संसार के बड़े-बड़े विश्वविद्यालयों ने धूप और स्वास्थ्य के संबंध में अनगिनत शोध किये हैं और बताया है कि यह कितनी ज़रूरी है इस संसार के लिए, हर प्राणी के लिए।

सूरज की रोशनी से हमें विटामिन-डी मिलता है। यह विटामिन हमारे शरीर के लगभग 200 जीन्स को प्रभावित करता है ये वे जीन्स हैं जो कि हृदय, प्रतिरक्षातंत्र और मस्तिष्क को स्वस्थ रखने के लिए ज़िम्मेदार हैं। विटामिन डी की प्रतिदिन हमें 1000 IU की आवश्यकता है जो कि लगभग विश्व की आधी से ज़्यादा आबादी नहीं ले रही है और परिणाम आपके सामने है कि वर्तमान काल मानव इतिहास का सबसे अवसादग्रस्त काल है। यह सबसे ज़्यादा डर और तनाव के मरीज़ों का काल है जबकि संसाधनों की कोई कमी नहीं, विलासिता और भोजन की कोई कमी नहीं है। प्रकृति से दूरी हमें रोगी अवश्य बनाएगी और धूप से दूरी बहुत घातक है।

आप धूप में बैठना शुरू करें इससे आपके मानसिक रोग ऐसे ही नष्ट हो जाएँगे जैसे कि धूप को देखकर कीचड़ सूखकर नष्ट हो जाता है। डिप्रेशन से युद्ध में अगर आपके साथ धूप है तो जीत यकीनन आपकी ही होगी।

यात्रा Vs डिप्रेशन और स्ट्रेस

हम रोज़ाना एक घर में रहते हैं, एक ऑफ़िस जाते हैं, एक ही टेबल पर बैठकर लगभग एक जैसे ही स्वाद का भोजन करते हैं, एक ही टीवी पर वही प्रोग्राम की सीरीज़ देखते हैं...सब कुछ वही घिसापिटा और बोरिंग। क्या किया जाए? क्या कोई परिवर्तन किया जाना चाहिए या फिर ऐसे ही ज़िन्दगी गुज़ार दी जाए?

नहीं, रुकिए, सोचिये और इस तनावपूर्ण और बोरिंग लाइफ को थोड़ा-सा विराम दीजिये, थोड़ा-सा परिवर्तन लाइए। परिवर्तन कैसे आएगा? जी हाँ, परिवर्तन आएगा यात्राओं से। यात्रा छोटी या बड़ी हो सकती है, दूर या पास की हो सकती है, महँगी या सस्ती हो सकती है, अकेले या समूह या परिवार के साथ हो सकती है।

स्थान बदलने से हमारे विचार बदल जाते हैं, हमारी पसंद बदल जाती है, हमारी प्राथमिकताएँ बदल जाती हैं। अब देखिए आपको एक तेज़ म्यूज़िक वाला गाना घर पर सुनाया जाए और उसी को चलती कार में। घर पर हो सकता है आप उस गाने को बंद कर दें लेकिन उसी गाने पर कार में आप झूमने लगेंगे दोस्तों के साथ। यहाँ पर ऐसा क्यों हुआ? यहाँ पर वही हुआ जो मैंने ऊपर कहा था कि आप बदल गए, जगह बदलने के साथ।

हफ़्ते, दस दिन की यात्रा वाकई आपको एकदम नया कर देती है। आप यात्रा से एकदम तरोताज़ा लौटते हैं और फिर जीवन नए सिरे से शुरू कर देते हैं, उत्साह और नई आशा के साथ। इतने दिन की यात्रा के इंतज़ार और प्लानिंग में कई लोग कहीं जा ही नहीं पाते हैं, तो उन्हें चाहिए कि वे छोटी एक या दो दिन की यात्रा पर चले जाया करें।

यदि अभी आप तनाव महसूस कर रहे हैं तो थोड़ी दूर घूमकर या पैदल चलकर या दोस्त या रिश्तेदारों से मिलकर आ जाइये आपका तनाव कम या ख़त्म हो जाएगा। मैंने बताया था कि यात्रा छोटी भी हो सकती है अर्थात् यह आपके मित्र के घर तक भी हो सकती है या आपके शहर के किसी बगीचे तक भी हो सकती है। आप यदि अभी बेडरूम में बैठकर चिंतित हैं तो हॉल में आ जाएँ जगह बदलने से आपके विचार बदल जाएँगे। यदि आप ऑफिस के अपने चेम्बर में तनाव महसूस कर रहे हैं तो उठकर किसी और साथी के पास चले जाएँ या फिर थोड़ा बाहर जाकर खड़े हो जाएँ। यह सभी यात्राएँ ही हैं दोस्तों। यात्रा का मतलब होता है विस्थापन।

यदि आप भी सकारात्मक ऊर्जा और ख़ुशहाली से भरी हुई ज़िन्दगी जीना चाहते हैं तो यात्रा कीजिए, वह चाहे छोटी हो या बड़ी और याद रखिए गति जीवन है और जड़ता मृत्यु।

पालतू जानवर Vs डिप्रेशन और स्ट्रेस

मैं अपने अवसाद एवं तनाव से पीड़ित रोगियों को प्रकृति के निकट जाने के लिए मनाता हूँ। मैं उन्हें कहता हूँ कि, आप प्रकृति पेड़-पौधे, ताल-तालाब, नदी-समुद्र, घास, पेड़-पौधे और मासूम जानवरों के निकट जाएँ। काफ़ी समझाने के बाद वे मेरी बात मान लेते हैं। लेकिन मुझे इस बारे में मेरी मेडिकल की पढ़ाई के दौरान नहीं पढ़ाया गया, यहाँ तक कि एक भी क्लास में इसका ज़िक्र नहीं किया गया था। मैं इस बारे में शायद बचपन में ही सीख चुका था कि पालतू जानवर हमारे मन को प्रबल शांति से भर देते हैं। मैं गाँव में रहता था और हमारा परिवार कृषि से जुड़ा हुआ था इसलिए हमारे यहाँ गाय, बकरा और कुत्ता पालतू जानवर थे। एक बार मेरे पिता ने मुझे किसी शरारत के लिए डाँटा, उससे मैं दुःखी होकर घर से बाहर एक पेड़ के नीचे बैठा था, मेरा पालतू कुत्ता मुझे उदास देखकर मेरे पास आया और मेरे सामने बैठ गया। मुझे उदास और आँसू बहाता देख उसकी भी आँखें भर आईं, फिर उसने मेरी गोद में अपना सर रख दिया और अपने पंजे से मुझे सहलाने लगा। यक़ीन मानिये उसके इस व्यवहार से मैं अपना सारा दुःख भूल गया था और अपने इस मासूम मित्र को अपने दुःख का साथी मानकर मुझे परम् सुख की अनुभूति हुई थी।

दुर्भाग्य से हम पालतू जानवरों का स्वास्थ्य पर पड़ने वाले प्रभाव को बहुत कम जान पाये हैं, लेकिन इस पर हुए दो महत्त्वपूर्ण शोध मैं आपको यहाँ बताना चाहूँगा :

'अमेरिकन जनरल ऑफ मेडिकल साइंस' में एक शोध प्रकाशित हुआ। 1996 के इस शोध में विकलांग लोगों

पर शोध हुआ था जो बिना सहारे के चल-फिर नहीं सकते थे। इस शोध में बताया गया था कि इन लोगों ने कुत्तों को पालकर उन्हें अपना साथी बना लिया था। कुत्तों को पालने से पहले के मुक़ाबले ये लोग कुत्तों को पालने के बाद अपेक्षाकृत अधिक ख़ुश, स्वस्थ और आत्मविश्वास से भरे हुए थे। उनके मित्रों व संबंधों का दायरा काफ़ी बढ़ गया था।

डॉ. एलन ने अक्रमिक रूप से चुन गए आधे शेयर दलालों को कुत्ते या बिल्ली को पालतू पशु के रूप में अपनाने का सुझाव दिया। इन्हें ये सुविधा थी कि ये अपने मनपसंद किसी भी पशु को चुन सकते थे। छह महीनों बाद परिणाम स्वयं बोल उठा। जिन लोगों ने पालतू पशुओं के साथ अपने प्रेम के संबंध बना लिए थे, उन्हें तनाव का पहले जैसा दबाव नहीं लगता था और तनाव देने वाले कार्यों में तेज़ी से हिसाब लगाने और जनता से व्यवहार में उनका अनुभव बेहतर रहा। उपचार की इस प्रक्रिया में उन्होंने समझ लिया कि अब उनका अपनी भावनाओं पर और अधिक नियंत्रण हो गया था और इसी तरह अपनी एकाग्रता के प्रति भी वे अधिक आत्मविश्वासी हो गए थे। इसमें कुछ गलतियाँ उनसे अवश्य हुई थीं। एक दूसरे अध्ययन में डॉ. एलन यह दर्शाने में सफल हो सकीं कि बूढ़ी स्त्रियाँ (70 वर्ष से अधिक) जो एकांकी जीवन जीने के लिए अभिशप्त थीं, मगर अपने ख़ालीपन को भरने के लिए वे पालतू पशु रख कर अपना मन बहला लेती थीं, इनका रक्तचाप 25 वर्षीय सामाजिक रूप से सक्रिय युवतियों के समान सामान्य था।

यदि आप दुःखी हैं, अवसाद से पीड़ित हैं, तनाव में हैं, एकांत से पीड़ित हैं और एंटीडिप्रेसेंट या नींद की गोलियाँ खाने जा रहे हैं, तो रुकें। एक बार मेरी राय मानकर आप पालतू जानवर को पाल लें इसके लिए कुत्ता, बिल्ली ख़रगोश, कबूतर, लवबर्ड्स या मछलियों को चुन सकते हैं। इनकी उपस्थिति, इनकी चहचहाहट,

इनकी मासूमियत आपका तनाव, डिप्रेशन, दुःख और एकांत को नष्ट कर देगी...मेरा यक़ीन करिये। मैं यह बात भावना में बहे हुए किसी आम व्यक्ति की तरह नहीं बल्कि पूरे चिकित्सकीय दृष्टिकोण से कह रहा हूँ...आपको सुखी और ख़ुश बनाने के लिए।

प्रार्थना Vs डिप्रेशन और स्ट्रेस

प्रार्थना करें और सब कार्यों को ईश्वर के सुपुर्द करें जो उसके हैं। अक्सर लोग इसलिए तनावपूर्ण होते हैं क्योंकि वे ईश्वर के काम भी ख़ुद करना चाहते हैं। मैंने पाया है कि यदि तनावग्रस्त व्यक्ति को यह समझा दिया जाए कि ईश्वर के क्या काम हैं और हम इंसानों के क्या हैं और उसे सिर्फ़ उसके कार्यों पर ध्यान देना चाहिए, ईश्वर के कार्यों के लिए निश्चिंत रहना चाहिए तो वह व्यक्ति तनावमुक्त हो जाता है।

मेरे कैरियर के शुरुआती दौर में मुझे सरकारी चिकित्सक की नौकरी करना पड़ी और गाँव के ग़रीब परिवार से होने के कारण सभी का दबाव था कि मैं वह नौकरी ज्वॉइन करूँ और उसी में अपना जीवन लगा दूँ ताकि ज़िन्दगी गुज़ारने की परेशानी न रहे। मैंने उसे अनमने मन से ज्वॉइन किया। मैं उससे बिल्कुल संतुष्ट नहीं था। मैं कश्मकश और परेशानी में था कि इसे कैसे छोड़ूँ और वह करूँ जो मेरा दिल चाह रहा है। एक बार मेरी मुलाक़ात मेरे दोस्त से हुई जो मुझसे उम्र में काफ़ी बड़े थे, लेकिन हम दोनों एक-दूसरे को अच्छे से समझते थे (मेरे अधिकांश दोस्त मुझसे उम्र में बड़े ही हैं)। उन्होंने मेरे परेशान चेहरे की वजह पूछी। मैंने उन्हें बताया कि मैं सरकारी नौकरी नहीं करना चाहता, अपनी ख़ुद की क्लीनिक और राइटिंग का काम करना चाहता हूँ लेकिन सब कह रहे हैं कि सरकारी नौकरी छोड़ने के बाद अगर प्राइवेट प्रेक्टिस नहीं चली तो फिर कहीं के नहीं रहोगे। मेरे उस दोस्त ने मुझे बताया कि इंसानों के डर, परेशानी, चिंता और तनाव

के मूल 3 कारण हैं–रिज़्क़ (पोषण एवं जीवनोपयोगी वस्तु का इंतज़ाम), बीमारी और मौत। ताज्जुब की बात है कि यह तीनों ही बातें ख़ुदा के कब्ज़े में हैं (इस्लाम की मूल शिक्षा के अनुसार उन्होंने मुझे बताया था कि रिज़्क़, मौत और बीमारी सिर्फ़ ईश्वर के आदेश के अधीन है)। उनकी यह बात मेरे लिए एक सुकून का महाडोज़ साबित हुई और मैं भविष्य की चिन्ताओं से उबरकर निर्णय ले पाया, मैंने नौकरी से त्यागपत्र दे दिया। मेरा निर्णय बिल्कुल सही साबित हुआ (अभी तक तो और ईश्वर से उम्मीद है कि वह आगे भी मेरे लिए बेहतर ही करेगा)।

हमारी उस बातचीत के बाद मैं बिल्कुल नया हो गया था एक नया इंसान जैसे पहले एक अलग अबरार मुल्तानी था और उनकी बातों को सुनने के बाद एक अलग अबरार मुल्तानी...और मुझे अपनी प्रेक्टिस में डर और चिन्ताओं में डूबे रोगियों को यह बात बताकर ठीक करने में बहुत मदद मिली। मुझे ताज्जुब होता है कि मुझे मानसिक रोगों (तनाव आदि) के उपचार की यह विधि मेरे एक दोस्त ने बताई थी जो कि मेडिकल का जानकार नहीं था जबकि मेरे मेडिकल कॉलेज में इस बारे में एक भी कक्षा नहीं लगी...। पता नहीं यह विज्ञान कब मन की चिकित्सा करना सीखेगा और फिर सिखाएगा...तो आप भी तनाव, चिंता और डर से निजात पाना चाहते हैं तो ईश्वर का काम ईश्वर को करने दें और आप केवल अपने काम पर ध्यान दें।

यदि हम सब इंसान अपने बनाने वाले ईश्वर या अल्लाह या गॉड पर भरोसा कर लें तो हम सुकून की झील में तैरने लगें, हम स्वस्थ हो जाएँ, हम निरोगी होने का पासपोर्ट पा लें, हमारे जीवन से रोग, निराशा, कुंठा, चिंता हमेशा के लिए चली जाए और हमें परम आनन्द प्राप्त हो जाए। यही तो हमारे जीवन और जीवन के हर कार्य का मूल है।

'आस्था ही हमें स्वस्थ करती है।' आस्था के सिवाय कोई दूसरी चीज़ है ही नहीं जो हमें आरोग्य प्रदान करे। मैं यह बात

पूरी तरह से वैज्ञानिक और चिकित्सकीय दृष्टिकोण से कह रहा हूँ। हाँ, यह आस्था ईश्वर पर हो सकती है, दवाई पर हो सकती है, चिकित्सक पर हो सकती है या स्वयं पर हो सकती है। अगर यह असत्य होता तो ऐसा कभी न होता कि एक ही दवाई अलग-अलग चिकित्सक द्वारा देने पर अलग-अलग असर दिखाती। हमने कई लोगों से कहते सुना है कि मुझे तो उस डॉक्टर के अलावा किसी और डॉक्टर की दवाई असर ही नहीं करती। जैसे-जैसे लोगों की आस्था किसी चिकित्सक में बढ़ती जाती है वह चिकित्सक प्रसिद्ध होता चला जाता है और लोगों को वह और अधिक आरोग्य प्रदान करता जाता है।

आस्था ईश्वर पर होना ही आस्था का सही मूल्य है। आस्था हर किसी पर रखना आस्था का अपमान है, यह तो सर्व शक्तिमान को ही शोभित होती है किसी तुच्छ के लिए नहीं। ईश्वर पर विश्वास करना और उसे अपनी हर समस्या का निराकरण करने वाला मानना ही आस्था है। जब हम उससे प्रार्थना या दुआ करते हैं तो वह सभी दुआ को क़ुबूल करके उसे पूर्ण कर देता है क्योंकि ईश्वर के लिए कुछ भी मुश्किल नहीं है। विश्वास करना किसी चीज़ को सच मानना या उसे स्वीकार करना है। यह एक शानदार आचरण है हमारे अवचेतन मन का कि हमारा चेतन और तार्किक मन जिसे भी सच मानता है यह भी उसे सच मानना शुरू कर देता है। हमें बस हमारे अवचेतन मन को यह प्रशिक्षण देना पड़ता है कि ईश्वर असीम शक्ति के साथ हमारे साथ सदैव उपस्थित है। महान इमर्सन का कथन यहाँ विचारणीय है, 'प्रार्थना सर्वोच्च दृष्टिकोण से जीवन का मनन है।'

आपका विश्वास कमज़ोर है तो वह आपकी प्रार्थना या दुआ को फलदायक नहीं होने देगा। दुआ का फल तब मिलता है जब हमारा विश्वास पहाड़ की तरह अटल और तटस्थ हो। जीवन का नियम विश्वास और आस्था का नियम है और यह विश्वास आपके मन का एक विचार है। जैसा हम सोचते, समझते, महसूस

करते और विश्वास करते हैं, हमारा मन, शरीर और परिस्थितियाँ भी ठीक वैसी ही हो जाती हैं। यही वजह है कि प्रार्थना हमारे मन की परिस्थितियों को बदल देती है। प्रार्थना में असंभव जैसा कुछ भी नहीं होता क्योंकि प्रार्थना ईश्वर को सर्वशक्तिमान मानती है।

पुनश्च : हाल ही में सोशल साइकोलॉजी एंड पर्सनालिटी साइंस के जर्नल में प्रकाशित एक शोध में बताया गया है कि धार्मिक लोग नास्तिक की तुलना में 5.5 से 9.5 वर्ष अधिक जीते हैं। यह रिसर्च कुल 1096 लोगों पर अमेरिका में की गई थी। धार्मिक व्यक्ति कई तरह के व्यसन, बुरे काम से तो बचा ही रहता है, लेकिन सबसे बड़ा लाभ उसे होता है चिंता या तनाव का जीवन में अभाव। धर्म मानसिक शांति देने के मामले में सर्वोच्च स्थान पर है। धर्म हमें निराशा से बचाकर आशावादी बनाता है और यह सबसे पहली शर्त है किसी भी रोग से मुक्ति पाने की।

मोबाइल से आपको डर तो नहीं लगता?

याद कीजिए जब मोबाइल नहीं थे, लैंड लाइन फ़ोन भी नहीं के बराबर थे, उस वक़्त एक व्यक्ति विभिन्न जाति या संप्रदायों में संदेश वाहक होता था जो ख़बरें लेकर सभी जगह जाता था। वह व्यक्ति मृत्यु के संदेश भी लाता था और विवाह के भी। अगर वह एक ही महीने के अंदर कई शोक संदेश ले आता था तो लोग उसे मनहूस मानने लगते थे और उसे देखते ही डरने लगते थे कि, 'हे ईश्वर हमें बुरी ख़बर अब मत देना।' रोबर्ट ग्रीन अपनी किताब '48 लॉज़ ऑफ़ पॉवर' में शायद इसलिए एक नियम शक्ति का यह भी बताते हैं कि आप लोगों को बुरी या मनहूस ख़बरें न सुनाएँ। उस शोक की ख़बर लाने वाले व्यक्ति को देखकर आपकी धड़कनें बढ़ने लगती थीं और दिल बैठने लगता था, पसीना निकलने लगता था और पूरे शरीर में झुनझुनी होने लगती थी।

अब संदेश वाहक की जगह मोबाइल फ़ोन ने ले ली है। अब सारे संदेश मोबाइल ही लेकर आता है। आपकी एकाउंट डिटेल, ट्रांज़िक्शन, नौकरी की सूचना, सेलेक्ट या रिजेक्ट होने की सूचना सब कुछ मोबाइल पर ही आती हैं। अगर आप रात में किसी के एक्सीडेंट या मृत्यु की ख़बर सुनते हैं और यह कई बार होने लगता है तो आपका मस्तिष्क उन्हें अपनी स्मृति में सुरक्षित कर लेता है और फिर मोबाइल की घंटी बजते ही आपके दिल की धड़कनें बढ़ने लगेंगी, पसीना आने लगेगा, साँस फूलने लगेगी, नींद उड़ने लगेगी। अगर आपको किसी ने धमकी दी हो या ब्लैकमेल किया हो या किसी पुलिस अफ़सर ने आप से किसी केस के बारे में कई बार फ़ोन करके पुलिस स्टेशन बुलाया हो तो फिर यही लक्षण कई गुना बढ़ जाते हैं। आप एक मनोवैज्ञानिक समस्या से ग्रस्त हो जाते हैं और इसका निराकरण न करने पर कई मानसिक और शारीरिक समस्याओं से ग्रसित होने लगते हैं जैसे—आईबीएस, अनिद्रा, डिप्रेशन,

फोबिया, अपच, बेचैनी, अनियंत्रित धड़कन, सिरदर्द, बदन दर्द, सीने में दर्द आदि।

क्या करें इससे निपटने के लिए :

- मोबाइल फ़ोन को 24 घंटे चालू न रखें।
- सोते समय मोबाइल ज़रूर बंद कर दें।
- मोबाइल को अधिकांश समय रिंग मॉड पर न रखें आराम, भोजन और परिवार के साथ समय बिताते समय इसे साइलेंट या वाइब्रेशन पर रख दें।
- बुरी ख़बर सुनने के बाद ख़ुद से कहें कि यह ख़बर ही है इसको ज़्यादा दिल पर न लें।
- बुरी ख़बर सुनने के बाद पुरानी रिंगटोन बदल दें वरना वह आपके अवचेतन में संग्रहित हो जाएगी और आपको विचलित करेगी।
- कोई भी डरावनी, नकारात्मक ख़बर, पोस्ट या वीडियो मोबाइल पर ना देखें।
- सोशल मीडिया का उपयोग केवल सकारात्मकता के लिए ही करें। नकारात्मक विचारों को न बढ़ाएँ, न उनका समर्थन करें।
- सोशल मीडिया का उपयोग कम समय के लिए करें और रात को सोते समय तो बिल्कुल भी नहीं।

पुनश्च : एक रोगी ने मुझसे पूछा था कि मोबाइल फ़ोन के आने के बाद हम सब इतने मानसिक रूप से बीमार क्यों होने लगे हैं और शारीरिक रोग भी इतने क्यों बढ़ गए हैं। मैंने कहा कि हमारा शरीर पहले से उपस्थित किसी अंग को बदल कर किसी और का अंग लगाने पर प्रतिक्रिया देता है जिसके लिए सर्जन कई दिनों तक स्टेरॉइड देते हैं ताकि प्रतिक्रिया ना हो। अब 21वीं सदी में तो हमने एक नए अंग मोबाइल फ़ोन को ही अपने शरीर का हिस्सा बना लिया है तो प्रतिक्रिया या रिएक्शन तो होगा ही।

मोबाइल फ़ोन खो जाने का डर

21वीं सदी में हम इंसानों के अंदर एक नए अंग की उत्पत्ति हुई है और वह नया अंग है—मोबाइल फ़ोन। यह हमारे शरीर के बाहर स्थित वह अंग है जो अब हमें लगभग पूरी तरह से नियंत्रित कर रहा है। हम इस अंग के दीवाने हैं। इसके बिना कई लोग तो अपने जीवन की कल्पना भी नहीं कर पा रहे हैं। कई मोबाइल यूज़र्स को डर सता रहा है कि अगर उनका फ़ोन गुम हो गया तो उनका क्या होगा? चिकित्सा विज्ञान ने इस भय का नामकरण भी कर दिया है—'नोमोफोबिया।'

हमारा नोमोफोबिया (मोबाइल से दूरी से असमर्थता) से पीड़ित होना हमें और भी कई रोग देकर जा रहा है। आइये, हम थोड़ी पड़ताल करें।

हम आजकल ज़्यादा तनाव में हैं, हमारी नींद कम होती जा रही है, हम बेचैन हैं, हम घबराहट में हैं, हम डरपोक हो गए हैं...इसकी वजह मोबाइल भी है क्योंकि अब हमारा एकांत में रहना ख़त्म हो गया है। दिमाग़ अब निरंतर विचारों से लबरेज़ रहने लगा है।

याद कीजिए, मोबाइल से पहले का ज़माना, जब हमारी ट्रेन, बस या फ्लाइट लेट हो जाती थी तो हम अकेले बैठे पता नहीं क्या-क्या सोचते थे—ख़ुद के बारे में, परिवार के बारे में, भूतकाल के बारे में या भविष्य के बारे में, लेकिन अब हम मोबाइल में उलझ जाते हैं, थोड़ी-सी फुरसत मिलते ही सोशल मीडिया, कोई वीडियो, कोई ख़बर या फिर कोई गेम या कुछ सर्च करने लग जाते हैं। सुबह की सैर भी मोबाइल के बिना नहीं होती और हम अपने पूजा स्थल भी मोबाइल के बिना अब नहीं जाते। अब आउटडोर गेम्स भी बहुत कम हो गए हैं जिससे हमारा शारीरिक

रूप से थकना भी बहुत कम हो गया है।

इन सभी का नतीजा यह हुआ कि हमारा दिमाग़ अब बिल्कुल भी फ्री या आराम में नहीं रहता, वह हमेशा काम में लगा रहता है।

हमारा मन रूढ़िवादी होता है और बहुत धीरे-धीरे परिवर्तन को स्वीकार करता है, लेकिन मोबाइल ने एक नए युग की शुरुआत कर दी है वह भी बहुत ही कम समय के भीतर...10 से 15 साल में इसने सब कुछ बदल दिया।

मस्तिष्क स्तब्ध है और चकित भी। परिणाम हमें देखने को मिल रहे हैं कि मनोचिकित्सकों के क्लीनिक में लगी लंबी-लंबी लाइन जो पहले कभी इतनी लंबी नहीं हुआ करती थी, ख़ास तौर से भारत जैसे परम्परावादी, भोले और आध्यात्मिक देश में।

सोशल मीडिया को उपयोग करते समय हम अपने मित्रों की अलग-अलग तस्वीर या पोस्ट देखते हैं जो कि भावनात्मक रूप से बिल्कुल अलग-अलग होती हैं। अर्थात् किसी ने ख़ुशी की पोस्ट डाली है तो किसी ने गम की, किसी ने सफलता की पोस्ट डाली है तो किसी ने असफलता की, किसी ने सौहार्द या प्रेम की पोस्ट डाली है तो किसी ने दंगों या नफ़रतों से भरी पोस्ट शेयर की है, किसी ने अपने विवाह की पोस्ट डाली है तो किसी ने अपने बच्चों के मरने की...आदि। यह सब तुरंत बदलते पोस्ट हमारे मस्तिष्क को चकित कर देते हैं जिसका उसे पूरे मानव विकासक्रम में कभी अनुभव नहीं हुआ। यही वजह है कि आजकल हम अधिक भावनाशून्य और चिड़चिड़े हो गये हैं। हमारा दिमाग़ ऐसा लगता है कि नींद लेने के दौरान भी कुछ सोच रहा था या उसमें वैचारिक उथल-पुथल चल रही थी।

मोबाइल ने हमारा चलना-फिरना और शारीरिक श्रम के कामों और खेलों को बिल्कुल ही हटा दिया है। हम अधिकतर टाइम बैठ या लेटकर मोबाइल देखते रहते हैं...नतीजतन हमारे शरीर दिन-ब-दिन मोटे होते जा रहे हैं। अधिक मोटे और अधिक

अवसादग्रस्त।

मोबाइल ने हमें चलने, फिरने, खेलने-कूदने से दूर कर दिया है और लगातार बैठने के लिए प्रेरित किया। गर्दन को टेढ़ा करके, सिर को झुकाकर अब हम घंटों तक मोबाइल में उलझे हुए रहते हैं। शायद मानव इतिहास में इतनी ज़्यादा गर्दन हम मनुष्यों ने कभी नहीं झुकाई। हाँ, गुलामों ने भी नहीं। नतीजे में हमें सर्वाइकल स्पॉन्डिलाइसिस हो रहा है और इससे सिरदर्द, चक्कर, याददाश्त में कमी, आँखों की समस्याएँ, हृदयरोग, हाथों में दर्द और पैरालिसिस के मरीजों की तादाद में बहुत भारी बढ़ोतरी हुई है। युवाओं का स्पाइन की समस्या से पीड़ित होना मतलब उनकी युवावस्था अब बुढ़ापे में बदल गई है। यह लगातार बना रहने वाला निर्मम दर्द भी लोगों को डिप्रेस कर रहा है।

समाधान कैसे करें?

- मोबाइल फ़ोन से दूरी सर्वश्रेष्ठ उपचार है।
- मोबाइल पर निर्भरता कम करें।
- सोशल मीडिया जैसे फेसबुक या ट्विटर का प्रयोग मोबाइल पर न करें, डेस्कटॉप या लैपटॉप पर करें।
- मैसेंजर, ईमेल, व्हाट्सएप आदि के नोटिफिकेशन ऑफ़ रखें।
- निजी जानकारी जैसे पासवर्ड, फ़ोटो, वीडियो आदि को मोबाइल में न रखें।
- समय-समय पर मोबाइल से दूरी बनाया करें जैसे कुछ घंटों या कुछ दिनों के लिए या कम से कम दिन में 3 घंटे और हफ्ते में एक दिन के लिए।
- रात में मोबाइल जल्दी ऑफ़ कर दिया करें।
- कोई भी स्वास्थ्य समस्या उत्पन्न होने पर चिकित्सकीय परामर्श लें।

पुनश्च : याद रखें आप अपने नए अंग मोबाइल फ़ोन का

इस्तेमाल तभी कर पाएँगे जबकि आपके शरीर के पुराने अंग सही-सलामत हों। आपका अस्तित्व और स्वास्थ्य सबसे महत्त्वपूर्ण है, इसे हमेशा याद रखें।

खुशियों का सूर्योदय

तैरने, तहलका मचाने, डूबने और उबरने की जोशीली कहानी जो नौजवानों को देगी 8 सीख

हज़ारों जुनूनी चीख रहे थे। आधे से अधिक खड़े थे। तालियों के बीच कई तरह से उत्साह बढ़ाने की बुलंद आवाज़ें और वहाँ स्वीमिंग पूल में जिस तरह से युद्ध छिड़ा था—मानो पानी बिलबिलाकर, कराहता हुआ बाहर दौड़ पड़ेगा।

और धुकधुकी समाप्त। माइकल फेल्प्स ने दीवार छू कर; कुछ संशय, कुछ भ्रम और कुछ आश्चर्य के साथ इर्द-गिर्द देखा और हौले से हाथ ऊँचा उठाया। फिर पाँचों उँगलियाँ खोल दीं!

बस, तीन दिन पहले 29 जून, 2016 की रात की ही तो बात है यह। ओलम्पिक ट्रायल। ब्लड, स्वेट एंड टीयर्स।

विश्व के खेल प्रेमी चकित हैं। संसार का 'मोस्ट डेकोरेटेड ओलम्पियन' अब लगातार पाँचवाँ ओलम्पिक खेलेगा। माइकल फेल्प्स। फ्लाइंग फिश।

किंतु इसमें इतना विस्मय क्यों होना चाहिए? फेल्प्स ग़ज़ब की सेहत बनाए हुए हैं। दुनिया में उनके जितने ओलम्पिक मेडल (18 गोल्ड के साथ कुल 22) किसी ने कभी हासिल नहीं किए। 31वाँ जन्मदिन अगले ही दिन 30 जून को मनाया। ट्रायल जीतना ही था।

जी, नहीं। इतना आसान नहीं है। फेल्प्स की लोमहर्षक गाथा है इतनी गहरी कि थाह न मिले सके। इतनी तीव्र कि पलक झपकते आँसू या मुस्कान दिखलाई ही न पड़े। इतनी गर्वीली कि

सीना चौड़ा हो जाए। इतनी दर्दनाक कि गला भर आए। इतनी प्रेरक कि हिम्मत और साहस भर जाए। इतनी शिक्षाप्रद कि लक्ष्य और उद्‌देश्य का पाठ स्वतः पढ़ा जाए। निम्न सीखें तो स्पष्ट मिलेंगी ही :

1. कोई भी बीमारी एक बड़ा अवसर है

माइकल फेल्प्स के पिता एथलीट थे। माँ स्कूल टीचर। अमेरिका के बाल्टीमोर में जन्में फेल्प्स को पाँच साल की नन्ही उम्र में ही डरावनी-सी बीमारी बता दी गई। अटेंशन डेफिसिट हायपरएक्टिव डिस्ऑर्डर और इस बीमारी में शरीर से इतनी ऊर्जा निकलती जाती है कि बच्चा आपे से बाहर हो जाता है। दो बड़ी बहनें थीं। दोनों एथलीट। व्हिटनी तो स्वीमिंग पूल से बाहर ही न आती। उसने फेल्प्स को तैरने जाने को कहा। फेल्प्स को सिर पानी में डालने पर डूबने का भयंकर डर लगता था। इसलिए बचते रहे। डॉक्टर ने कहा, तैरने से ऊर्जा ख़र्च होगी। तैरो। वहाँ के कोच ने कहा, सिर बचाना है, तो पीठ के बल तैरो। मैं सिखाऊँगा। बैकस्ट्रोक में इसलिए मास्टर हैं फेल्प्स!

बीमारी, तैरने का अवसर लेकर आई।

उनके पैरों का आकार भी 'बीमारी' कहा जाता। शरीर की तुलना में टाँगें छोटी लगतीं। पैरों के पंजे चौड़े लगते। बाद में डबल-जॉइंट अलग निकले। तैरने में सब बहुत काम आए!

2. बचपन के डर, विचित्र रूप में निकलते हैं

तीन दिन पहले, जब हज़ारों लोगों के बीच वे अपनी मंगेतर निकोल के साथ, अपने सात सप्ताह पहले पैदा हुए बच्चे बूमर को सहला रहे थे तो सबसे अधिक रोना साथ ही बैठी माँ और चार कुर्सियाँ छोड़कर बैठे पिता को आ रहा था। यू-ट्यूब पर पूरा दृश्य है।

ये जो चार कुर्सियों की दूरी वहाँ दिख रही थी, वही फेल्प्स की

ज़िन्दगी में चार ज़िंदगियों की तबाही की इबारत लिख कर गई। नौ साल उम्र रही होगी उनकी, जब पिता फ्रेड ने उनकी माँ डैबी को छोड़ दिया। भारी झगड़ों के बाद। माँ, तीनों बच्चों को पालती रही। एक ऐसा दर्द फेल्प्स के दिल और दिमाग़ में बैठ गया। कुछ किताबें हैं, जिनमें उनके भावनात्मक रूप से बिखरने का वर्णन है।

3. परिवार का साथ सर्वोच्च, परिवार का टूटना निकृष्ट

फेल्प्स आज इतनी हिम्मत जुटाकर लौटे हैं तो उनका परिवार ही इसके मूल में है। मंगेतर की प्रेरणा और बच्चे को देखकर ही वे रियो ओलम्पिक में उतरने को तैयार हुए हैं अन्यथा लंदन ओलम्पिक में वे संन्यास लेने की घोषणा कर चुके थे। फिर केवल भटक रहे थे। दस वर्ष से उन्होंने पिता से कोई बात नहीं की, जो ठीक भी किया। किन्तु माँ को अकेला देख ग़लते रहे, जलते रहे।

अत्यधिक भावुक हैं फेल्प्स। परिवार-आधारित।

4. सर्वश्रेष्ठ होना जितना दुखदायी है, उससे कहीं अधिक कष्टप्रद

चैम्पियन में जीत का उन्माद होता है। सन् 2000 में मात्र 15 वर्ष की उम्र में फेल्प्स सिडनी ओलम्पिक के लिए चुन लिए गए थे और पाँचवाँ स्थान बना लिया। और कुछ ही महीनों बाद जापान में 'यंगेस्ट एवर वर्ल्ड रिकॉर्ड' बनाकर धमाका कर दिया। और फिर एथेन्स ओलम्पिक में स्वर्ण पर ऐसा धावा बोला कि बीजिंग ओलम्पिक में 8 स्वर्ण का अतुलनीय पराक्रम दिखाया। फिर आया लंदन ओलम्पिक। जब वे 17वें स्वर्ण को गले लगा रहे थे, तब अमेरिका में यह बहस चल रही थी कि फेल्प्स, अब सर्वश्रेष्ठ नहीं रहे।

कल तक विशेषज्ञ और वैज्ञानिक, यह सिद्ध करने में लगे रहते थे कि उनके दोनों हाथों को फैलाने पर बनने वाला 'विंगस्पान'

उनकी श्रेष्ठता का कारण नहीं है। फेल्प्स तो कठोर परिश्रम, असहनीय प्रशिक्षण और अनूठे समर्पण के कारण श्रेष्ठ हैं। वे ही यह गिनाने में लग गए कि उनकी दोनों बाँहें फैलाने से कुल 6 फुट 7 इंच की चौड़ाई बनती है। जबकि फेल्प्स की लम्बाई 6 फुट 4 इंच है। अपनी लम्बाई से 3 इंच अधिक। औसत खिलाड़ियों में यह बराबर होती है।

इससे वे पूल में हर हाथ मारने पर, बाक़ी से अपने आप आगे हो जाते हैं!

महान तैराक इयान थोर्प ने कहा था कोई भी एथलीट, एक ओलम्पिक में 7 से अधिक स्वर्ण कभी नहीं जीत सकता। विश्लेषक पहले बताते थे कि फेल्प्स ने इस वाक्य को एक पोस्टर बनाकर अपने पलंग के सामने टाँग दिया। ऐसी दृढ़ता! इतिहास कैसे न गढ़ती। वे विश्लेषक ही समझाने लगे कि देखिए फेल्प्स 200 मी. बटर फ्लाय में गोल्ड चूक गए। देखिए, 400 मी. में मेडल ही न ला पाए। देखिए, वे अपने साथी से ही पिछड़ गए।

पराजय अकेली पड़ जाती है। विजय का परिवार बन जाता है।

सर्वश्रेष्ठ, कोई शरीर से नहीं होता। त्याग से ही होता है।

आराम त्यागना पड़ता है। सरल उपाय त्यागने होते हैं। छोटे मार्ग त्यागने पड़ते हैं। तत्काल कुछ होने का भाव त्यागना पड़ता है। संतोष का त्याग, स्वाद का त्याग, रोचक-रसप्रद साधनों का त्याग, प्रत्येक पसंद व सुविधा का त्याग, फेल्प्स ने सब कुछ त्याग दिया था।

5. गंभीर से गंभीर भूल के उपाय हैं, मानने वाला चाहिए

यह महान खिलाड़ी शराब के भारी नशे में कार चलाते पकड़ा गया। सर्वश्रेष्ठ जब गिरते हैं, तो पतन की शर्मनाक पताका फहराते हुए स्वाभाविक रूप से देखे जा सकते हैं। मारिजुआना का

धुआँ उड़ाते उनका फोटो, उनके करोड़ों प्रशंसकों को बुरी तरह विचलित कर गया था।

किंतु फेल्प्स ने अधिक शर्मिंदा नहीं किया। दोष मान लिया।

6. समझाने व समझने वाला साथी/गुरु हो तो सब कुछ आसान हो जाता है

बॉब बॉमैन नाम का व्यक्ति, विलक्षण प्रतिभा को पहचानता था। 11 वर्ष के थे फेल्प्स। तब बॉब ने उन्हें स्कूल स्वीमिंग पूल में देखा था। आज बॉब के बिना फेल्प्स कोई निर्णय नहीं करते। कोच नहीं, अभिन्न सखा हैं वे।

जब विश्व स्तर के 77 मेडल, जिनमें 61 गोल्ड लेकर फेल्प्स नशे की लत का शिकार हो गए थे, तब बॉब ने उन्हें उबारा। फेल्प्स को प्रेरित किया कि वो बच्चों को, कच्चे युवाओं को सिखाएँ। आज दोनों कोच हैं।

7. सबसे बड़ा काम है, काम करना

फेल्प्स ने पतन से उत्थान का सरल हल निकाला, भयंकर मेहनत करो। उन्होंने काम में ख़ुद को झोंक डाला। 7-7 घंटे तैराकी। वो दिन है और आज का दिन है–6 घंटे प्रतिदिन वर्क आउट। यही कारण है कि हम आज जिस फेल्प्स को देखते हैं–उसकी कमर 32 इंच है। बायसेप्स 15 इंच। 13 किलोमीटर प्रतिदिन तैरते हैं। इसलिए 13 हज़ार कैलारी खाते हैं।

थकान, मृत्यु के समान है।
उत्साह, जीवन का सच्चा अर्थ है।
फेल्प्स का उत्साह देखने योग्य है।

8. लोगों से ही संसार है, उनके बीच जाएँ और लौटें

एकाकीपन ने विश्व विजेता को दोषी, दोयम और द्रवित बना

दिया। करोड़ों प्रशंसकों में वे रमे रहते थे। फिर अचानक अकेले हो गए और पिछड़ते गए।

भीड़ में हम अकेले ही होते हैं।

सिर्फ़ समझने व मानने वाली बात है, किंतु रहना लोगों के ही बीच है।

बच नहीं सकते। श्रेष्ठ होगा कि लौटे।

उन्होंने वही किया।

रियो में क्या करेंगे? हो सकता है कुछ नहीं। क्या अंतर पड़ता है?

हाँ, जो विजय के ही साथ हैं, उन्हें अंतर पड़ेगा, फेल्प्स तो किन्तु स्वयं के लिए खेल रहे हैं।

खेलने के लिए। न कि जीवन के लिए।

हम सभी जीवन के परिदृश्य पर, दमखम से लौटें असंभव है किन्तु लौटना ही होगा।

स्वयं के लिए। जीवन के लिए। परिदृश्य के लिए नहीं।

माइकल फेल्प्स विश्व विजेता नहीं, विश्वविद्यालय हैं सीखने वाला चाहिए।

–कल्पेश याज्ञनिक

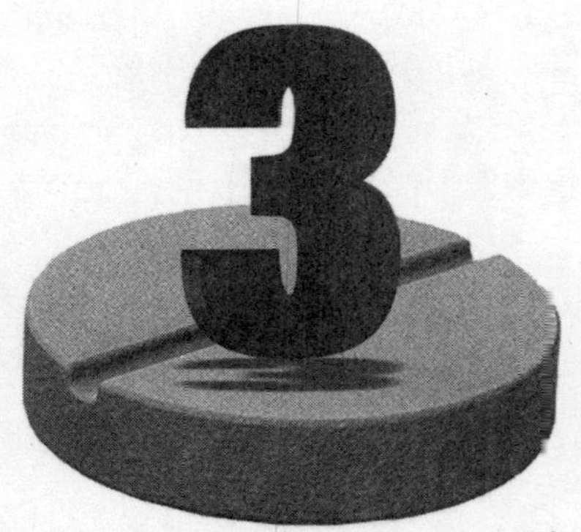

इन बातों को कहें नो...नो...नो...

नेगेटिव न्यूज़ को कहें ना

आज का युग ख़बरों का युग है। सैकड़ों न्यूज़ चैनल और हज़ारों की तादाद में अख़बार आज हमारे देश में प्रसारित एवं प्रकाशित होते हैं। टीआरपी का यह युग है, अर्थात् जिस चैनल या अख़बार को जितनी अधिक टीआरपी या पाठक संख्या, उसके उतने ही ज़्यादा विज्ञापन देने वाले ग्राहक और जितने विज्ञापन उतनी ज़्यादा कमाई। हमें यह याद रखना चाहिए कि मीडिया चैनल या अख़बारों के लिए ख़बर एक व्यापार है और व्यापार में लाभ ही एकमात्र उद्देश्य होता है। लाभ के लिए मीडिया सनसनी रचता है, डर रचता है, ख़ौफ रचता है, रोमांच रचता है, ताकि ज़्यादा से ज़्यादा दर्शक या पाठक आकर्षित हों। सुबह उठते ही हम पेपर पढ़ते हैं और रात को सोते समय न्यूज़ चैनल देखकर सोते हैं अर्थात् दिन की शुरुआत भी ख़बरों से और दिन का अंत भी ख़बरों से।

मीडिया द्वारा दिखाई जाने वाली ख़बरों में लगभग 98 प्रतिशत ख़बरें नकारात्मक होती हैं। लूट, हिंसा, युद्ध, भ्रष्टाचार, बलात्कार, विस्फोट से चैनल सने होते हैं। हम रोज़ाना जब यही पढ़ते और देखते हैं तो हमें यह यक़ीन हो जाता है कि सब कुछ ठीक नहीं है, हर तरफ़ बुराई फैली है, हर तरफ़ केवल नकारात्मकता है। यह सब हम इसलिए सत्य मान लेते हैं क्योंकि हमारा दिमाग़ इसी प्रकार प्रोग्राम्ड है, कि जो बातें इसे बार-बार सुनाई, दिखाई या पढ़ाई जाएँगी, यह उसे सच मान लेगा। आप बार-बार इसे कोई नकारात्मक चीज़ दिखाएँगे तो यह नकारात्मकता को ही सत्य मान लेगा।

हमारे देश में अधिकांश देशवासी 6 से 8 न्यूज़ चैनल देखते हैं और 15 से 20 न्यूज़ पेपर में से एक या दो पढ़ते हैं

यानी कुल 20 से 30 मीडिया परिवार मिलकर हमारी सोच और हमारी विचारधारा को नियंत्रित कर सकते हैं और कर रहे हैं। कितना घातक है ये कि कुछ गिनती के लोग हमारी सोच, हमारी विचारधारा को नियंत्रित कर रहे हैं।

हमारी नकारात्मकता में वृद्धि हो रही है इसे हम दो उदाहरणों से समझते हैं :

1. आप आज बारिश में भीगने का आनन्द ले रहे हैं अपने जीवनसाथी या बच्चों या मित्रों के साथ ख़ूब मज़े, ख़ूब आनन्द के साथ। फिर आप रात को घर आकर टीवी खोलते हैं तो न्यूज़ आती है कि आज बिजली गिरने से 10 लोगों की मौत हो गई। फिर सुबह पेपर पढ़ते हैं तो उसमें भी अलग-अलग जगह बिजली गिरने से हुई मौतों की ख़बरें होती हैं। अब आप थोड़ा डरना शुरू होते हैं, बारिश से। ऐसे करते-करते बारिश के शुरुआत के एक महीने में कुल 8 से 10 ख़बरें आप बिजली गिरने की पढ़ते हैं तो अब आपका मन इसे एक आम सत्य मान लेता है और अब आप बारिश में भीगने या आनन्द लेने या मौजमस्ती करने से डरने लगते हैं और धीरे-धीरे ख़बर-दर-ख़बर आपका यह डर बढ़ने लगता है और आप बिजली के डर के रोगी बन जाते हैं।
2. दूसरा उदाहरण है पटाखों का। आज से दो दशक पहले आप स्कूल में, कॉलेज में या किसी सेमिनार में शरारतियों द्वारा फोड़े गए पटाखे से विचलित या भयभीत नहीं होते थे, लेकिन दो दशक में मीडिया में आई सैकड़ों बम विस्फोट एवं आतंकी वारदातों के बाद अब अगर छोटा-सा पटाखा भी भीड़ वाली जगह फटता है तो भगदड़ की स्थिति बन जाती है। क्यों? क्योंकि हम डरे हुए हैं कि कहीं ख़बरों का अगला हिस्सा हम तो नहीं बनने वाले हैं।

नकारात्मकता का डोज़ हमें रोज़ाना मीडिया के माध्यम से

पिलाया जा रहा है और हम हर छोटी-छोटी बात से ख़ौफज़दा हैं। हम डरे हुए हैं और फोबिया से मानसिक रोगी बनते जा रहे हैं। हम भीड़ से डरते हैं, हमें मासूम जानवरों से डर लगने लगता है, हम बारिश और छोटी-मोटी आँधियों से डरने लगे हैं, हम इंसानों से डरने लगे हैं, हम दूसरे धर्म या जाति के लोगों से डरने लगे हैं...संक्षेप में हम बहुत डरपोक होते जा रहे हैं।

मीडिया की नकारात्मकता से बचने के लिए क्या करें

- सुबह उठकर ही अख़बार पढ़ने से बचें, क्योंकि सुबह के समय हमारा मस्तिष्क सबसे अधिक संवेदनशील होता है। अख़बार को दोपहर या शाम को पढ़े।
- रात में सोते समय न्यूज़ चैनल न देखें नहीं तो रात भर आपके विचारों में वही न्यूज़ घूमती रहेगी और यदि उससे नींद पूरी नहीं हुई तो समस्या और गंभीर हो जाएगी।
- नकारात्मक ख़बरों को न पढ़ें।
- केवल अपने काम की ख़बरों को ही ध्यान से पढ़ें बाक़ी ख़बरों को केवल सरसरी नज़र से पढ़ें या केवल हैडिंग पढ़कर छोड़ दें।

पुनश्च : याद रखें दुनिया में यदि सभी ओर नकारात्मकता होती तो यह दुनिया कब की नष्ट हो चुकी होती। अब भी दुनिया सकारात्मकता बहुल है...अच्छाई ज़्यादा है और बुराई नाममात्र की है—वास्तविकता में, लेकिन न्यूज़ चैनल इसका विपरीत दिखाते हैं, क्योंकि ख़बरों की दुनिया में यही बिकता है।

क्राइम प्रोग्राम्स ना देखें

उस 35 वर्षीय महिला को साँस लेने में तकलीफ हो रही थी, छाती पर भारीपन, गले में घुटन, पेट के ऊपरी हिस्से में ख़ाली-ख़ालीपन लगता था, बार-बार मल त्यागने की इच्छा होती थी और नींद

में कमी हो गई थी...। इन सभी समस्याओं से वह महीने भर से परेशान थी। समस्या बढ़ती जा रही थी, टेस्ट होते जा रहे थे, डॉक्टर दवाई बदल रहे थे और वह डॉक्टर बदल रही थी...लेकिन नतीजा ज़ीरो। मैंने समस्या ध्यान से सुनी और पूछा कि आप हाउस वाइफ हैं या कि वर्किंग वुमन? उसने जवाब दिया कि वह एक हाउस वाइफ है और परिवार में पति और दो बच्चे हैं। मैंने पूछा आप व्यस्त हाउस वाइफ हैं या फिर थोड़ी फुर्सत में रहती हैं? उसने कहा कि सर दिन भर फ्री ही रहती हूँ कोई ज़्यादा काम नहीं है। मैंने पूछा कि आप फ्री समय में क्या करती हैं? उसने कहा कि टीवी देखती हूँ ज़्यादा समय। मैंने पूछा क्या देखना पसंद है आपको? उसके पति ने इस सवाल पर तुरंत जवाब दिया कि सर, यह दिनभर टीवी पर क्राइम प्रोग्राम्स देखती रहती है बस।

हम समस्या की जड़ में पहुँच चुके थे। उस महिला की समस्याओं की वजह थी यही डरावने और शक़ पैदा करने वाले प्रोग्राम। जैसा कि मैं पहले भी बता चुका हूँ कि, हमारा मस्तिष्क इसी तरह प्रोग्राम्ड है कि इसे जो चीज़ बार-बार दिखाई जाएगी वह उसको सत्य मानने लगेगा और उसे अपने आसपास महसूस करने लगेगा। इन प्रोग्राम्स में कुछ चुने हुए केसेज को लिया जाता है और उसे मनोरंजक और लोगों को आकर्षित और बाँधे रखने के लिए थोड़ा थ्रिल और डर डाला जाता है। सबसे कनेक्ट करने के लिए थोड़ी मनगढ़ंत स्टोरीज़ बनाई जाती है। यह सभी मिलकर डर को बढ़ा रहे हैं समाज में, भोले लोगों में, अनभिज्ञ और नासमझ लोगों में, बच्चों, युवाओं और ख़ासतौर से महिलाओं में। आपका जीवनसाथी आपको दुश्चरित्र लगने लगता है, ज़ोर से अगर कोई दरवाज़ा बजा दे तो धड़कनें बढ़ जाती हैं, रात में कोई बिल्ली ही आ जाए किचन में तो लोगों को डकैतों के आने का शक़ हो जाता है, अपरिचित जगह जाने पर हर व्यक्ति आपको लूटेरों जैसा लगने लगता है, नए शहरों में टैक्सी का ड्राइवर आपको बलात्कारी या आपकी हत्या करने वाला लगने लगता

है, आपके बच्चों की देखरेख करने वाली भोली-भाली आया में आपको एक क्रूर किडनैपर नज़र आने लगती है...आदि।

वह महिला भी इन्हीं सब में उलझ गई थी और बेवजह के डर ने उसको तनाव से भर दिया था, उसका अवचेतन मन इन सब से परेशान था। वह नहीं जानती थी कि उसकी सभी समस्याओं के पीछे ये सब था, क्योंकि सकारात्मक विचारों की शक्तियों और नकारात्मक विचारों के नुक़सानों को अभी विश्व के लगभग 95 प्रतिशत लोग समझ ही नहीं पाए हैं। डर और तनाव हमारी मांसपेशियों को सख़्त कर देते हैं जिसके चलते साँस लेने में पेट की मांसपेशियों से मदद नहीं मिलती और व्यक्ति पूरी तरह से साँस नहीं ले पाता और घुटन महसूस करने लगता है, पेट नकारात्मक और डरावने विचारों को बर्दाश्त नहीं कर पाता और वह आईबीएस जैसे रोगों से ग्रस्त हो जाता है जिसमें बार-बार मल त्याग करना पड़ता है, पेट में मरोड़ होती हैं और एसिडिटी भी।

उस महिला या उस जैसे कई रोगियों की समस्याओं का हल है कि उसे उन डरावने और उसके जीवन में कोई महत्त्व नहीं रखने वाले प्रोग्राम से दूर कर देना...क्योंकि सकारात्मक विचारों का प्रवाह, थोड़ी शांतिदायक दवाई और समय इन डरों को नष्ट करके उसके जीवन को पुनः सामान्य कर देंगे। आप भी इन प्रोग्राम से दूरी बना लें, यदि आप कोई इन्वेस्टिगेशन ऑफिसर नहीं हैं तो। अगर आप किसी ऐसी नौकरी में हैं जिसमें ऐसे प्रोग्राम देखकर आपको अपराधियों को पकड़ने की ट्रिक मिलती है तो ये आपके लिए फायदेमंद हैं अन्यथा ये आपके किसी काम के नहीं। लोगों पर भरोसा कीजिए क्योंकि दुनिया में अब भी अच्छे लोग बहुत ज़्यादा संख्या में हैं बुरों की तुलना में। सकारात्मक सोच को विकसित करें, सकारात्मक प्रोग्राम देखें जैसे मेरा फेवरेट, 'मेन वर्सेज वाइल्ड।'

बुरे काम को 'ना' और पुण्य के काम को 'हाँ'

वह शायद मेरे क्लीनिकल प्रैक्टिस का दूसरा बसंत होगा। दबंग से दिखने वाले गाँव के एक रोगी मेरे पास आये। उनके पैर में एक नासूर बन गया था। वे उससे लगभग दो साल से परेशान थे। उन्हें शुगर नहीं थी और चिकित्सकों को उस घाव की वजह कभी पता नहीं चली। मैंने पूछा कि आपको क्या लगता है कि क्यों हुआ आपको यह ज़ख़्म? उन्होंने फ़ौरन जवाब दिया, 'डॉक्टर साहब यह मेरे पाप की सज़ा है, जो मुझे दी है ईश्वर ने। जब मैं गाँव का सरपंच था, मुझे बताया कुछ चुगलखोरों ने कि मेरे ख़िलाफ गाँव का एक ग़रीब व्यक्ति कुछ अपशब्द कह रहा था (जबकि उसने कुछ नहीं कहा था)। मैं उसके खेत पर गया, उस वक़्त वह खाना खा रहा था, मैंने उस बेचारे और उसके दस या बारह साल के बच्चे को एक-एक ठोकर मारी इसी पैर से, जिससे वे खाना खाते-खाते लुढ़क कर दूर गिर गए। वे बेचारे कुछ समझते इससे पहले ही मैंने उन्हें बहुत-सी ग़ालियाँ दीं। वे बिना कुछ प्रतिक्रिया दिए ज़मीन पर ही बैठे रहे और उल्टे मुझसे ही माफ़ी माँगते रहे। उनके खाने की थाली भी दूर गिर गई थी। मेरे साथ गए हुए लोग बहुत ख़ुश हुए। मेरा भी घमंड कुछ शांत हुआ। लेकिन मैं जानता था कि मैंने ग़लत किया है। मेरी सरपंची ख़त्म होने से पहले ही मुझे यह ज़ख़्म हुआ उसी पैर में जिससे मैंने उन मासूमों को ठोकर मारी थी। यह मेरा राक्षसी कर्म मुझे भुगतना ही है डॉक्टर साहब...शायद जीवनभर।'

ऐसे अनगिनत उदाहरण हैं जिनमें लोग क्षणिक आनन्द के लिए ग़लत काम करते हैं और पश्चाताप की आग में जीवन भर तपते और सुलगते रहते हैं। वे सरपंच जी आश्चर्यजनक रूप से ठीक तभी हुए जब उन्होंने उस ग़रीब व्यक्ति और उसके बच्चे से माफ़ी माँग ली और उन मासूमों ने उन्हें फ़ौरन बिना शर्त माफ़ भी कर दिया। यह मेरे प्रैक्टिस का वह बेहतरीन और हैरतअंगेज़ केस

था जिसमें कि रोगी का शारीरिक घाव जो कि मानसिक वेदना से उत्पन्न हुआ था और मानसिक शांति से ही ठीक हुआ। इसने मुझे सोचने पर मजबूर किया कि चिकित्सा केवल वही नहीं है जो किताबों में लिखी है और जो चिकित्सा-महाविद्यालयों में पढ़ाई जाती है। चिकित्सा तो मन और शरीर को स्वस्थ करने का नाम है।

दंगों, फसादों, लूट, डकैती, मारकाट, तोड़फोड़, जानवरों की निर्मम हत्या, बलात्कार, परिवार वालों के साथ क्रूर बर्ताव करने वाले कभी ख़ुश और सेहतमंद नहीं रह सकते। वे अंदर से सड़े हुए होंगे। वे अकड़ते हुए चाहे चलते हों लेकिन उनकी आत्माएँ पाप के बोझ तले झुकी हुई होंगी।

आपके साथ भी यदि ऐसे ही बुरे कर्मों का साथ लग गया है और अशांति जीने नहीं दे रही है तो आप क्या करें? आप सबसे पहले यदि मुमकिन हो तो पीड़ितों से क्षमा माँग लें, फिर आगे से ऐसे ग़लत कार्यों को करने से तौबा कर लें और बुरे कामों के बदले अच्छे काम करने लगें क्योंकि आपके पुण्य आपके पापों (गुनाहों) को धो देते हैं। यह सब बहुत ज़रूरी है मन की शांति के लिए...यह नेक कार्यों की शक्ति उतनी ही सच है जितनी कि गुरुत्वाकर्षण की शक्ति। दोनों आपको दिखाई नहीं देंगे, लेकिन दोनों को आप महसूस कर सकते हैं।

उसे दवाओं की नहीं परोपकार की ज़रूरत थी

पिछले साल की बारिश में जब सभी ओर हरियाली ने आनन्द घोल रखा था तभी एक युवक को उसकी पत्नी बेहद बीमार हालात में मेरे पास लाई। उसके चेहरे पर बारिश के आनन्द और सुकून की कोई मुस्कान नहीं थी जो हम सभी महसूस कर रहे थे। वह युवक पिछले तीन महीनों से परेशान था, अपनी बेइंतहा कमज़ोरी, पेट की गड़बड़ और गिरते हुए वज़न से। 3 माह में 18 किलो वजन कम हो गया था उसका। पिछले 3 महीनों में वे 5 डॉक्टर बदल चुके थे और किसी को मर्ज़ समझ

नहीं आया, लेकिन दवाई सभी ने लिखी। यह भी अजीब चलन है आजकल के डॉक्टरों का कि बीमारी चाहे समझ ना आए लेकिन दवाई ज़रूर देंगे। ख़ैर, मैंने उससे पूछा कि क्या कोई टेंशन या डर या समस्या है जो आपको खाए जा रही है? उसकी पत्नी ने फौरन जवाब दिया कि इनकी माँ के चले जाने के बाद से ही यह सब कुछ हुआ है इन्हें। न खाना ठीक से खाते हैं और न नींद लेते हैं, बस चुपचाप रहने लगे हैं।

मैंने यह सुनकर कहा कि इनकी बीमारी की वजह है इनकी माँ की कमी, बाक़ी इनके शरीर में न कोई बीमारी का वायरस घुसा है और ना कोई पोषकतत्व कम हुआ है। मैंने उस युवक से पूछा कि, 'अच्छा बताओ आपकी माँ की रूह को आपकी यह हालत देखकर कैसा महसूस होगा? क्या इससे उनकी रूह परेशान, दुखी और बेचैन नहीं हो रही होगी? ठीक होने के लिए मेरी एक राय माने और अब आप एक काम करें कि एक बूढ़ी बेसहारा औरत के बेटे बन जाएँ जिससे उसे बेटा मिल जाएगा और आपको एक माँ। बस एक यही तरीका है आपकी प्यारी माँ की कमी को पूरी करने का।'

उसने मेरा कहना माना और एक अपनी दूर के रिश्ते की चाची को माँ बना लिया। हफ़्ते-दस दिनों में वह उनके पास जाता और उनकी कुछ मदद कर आता। ईद पर उनके लिए उसने कपड़े बनवाए और रमज़ान से पहले उनके यहाँ खाने के लिए अनाज भी रखवा दिया। वह ख़ुश था और अपनी सभी सेहत की समस्याओं से भी परे जा चुका था। उसका वज़न फिर से 67 किलो हो गया था और चेहरे पर ख़ुशियाँ लौट आई थीं। इस बार की बारिश की रूमानी हरियाली ने उसे भी आनंदित किया और वह मैंने साफ़-साफ़ देखा जब वह मुझसे मिलने पिछले हफ़्ते क्लीनिक आया था तब। अब मैं और वह जान चुके थे कि हर रोग का इलाज दवाई नहीं है। नेक कामों से भी हज़ारों रोग ठीक किये जा सकते हैं। ध्यान दें कहीं आप भी अपना इलाज

परोपकार की जगह दवाओं में तो नहीं खोज रहे हैं।

ब्लेम...ब्लेम...ब्लेम
स्टॉप...स्टॉप...स्टॉप

एक प्रतियोगिता में आप एक ग़लती कर देते हैं और हार जाते हैं, आपके शिक्षक ने आपको बिना किसी ग़लती के डाँट दिया था और आप ख़ुद को सही साबित नहीं कर पाए थे, आपकी ग़लती से आपके भाई को कैरियर में बहुत नुक़सान हो गया, आपके बॉस ने आपकी सभी एम्प्लॉइज़ के सामने बेइज़्ज़ती कर दी...आदि...आदि। अब आप बार-बार उस घटना को याद करते हैं और ख़ुद को उसमें जिताने के लिए व्यूह रचते, चालें सजाते हैं। आप ख़ुद को बताना चाहते हैं कि मैं यह कहता तो वह चुप हो जाता, मैं वह न करता तो मेरे भाई का कैरियर आज कुछ और ऊँचाई पर होता, मैं यह करता तो मेरी जगह बॉस की बेइज़्ज़ती हो जाती...आदि...आदि। आप ख़ुद को जीताना चाहते हैं, क्योंकि हार हमें स्वीकार नहीं और हम यह भूल जाते हैं कि वह तो पास्ट था जो कि पास्ट है और वह अब कभी नहीं आएगा। ऐसी ही ज़िन्दगी की कई घटनाएँ जो हमें बार-बार हारा हुआ मासूम योद्धा और दूसरों को क्रूर विजेता बताती है। आप खुद को और दूसरों को दोष देने लगते हैं। आपका यह दोष देना आपके लिए घातक है। यह आपके विकास को रोकता है, आपको दुःखी रखता है, आपकी खुशियों को नष्ट करता है, आपके मित्रों और रिश्तों को ख़त्म करता है। प्रिय पाठको! दोषारोपण या ब्लेम आपके लिए किसी भी एंगल से फायदेमंद नहीं है...न ख़ुद पर और न दूसरों पर।

यदि आपको जीवन में विकास करना है और ख़ुश रहना है तो ख़ुद को और दूसरों को दोष देना बंद कीजिए, बंद कीजिए ये रोतलुपन, बंद कीजिए दूसरों से उम्मीद लगाना, बंद कीजिए ये रिश्तों और मित्रता का क़त्ल करना।

आप क्या करें

दोष देने की जगह उन घटनाओं से कुछ सीखें और उसे बना लें अपना अनुभव। जब आपके सामने ऐसी ही स्थिति भविष्य में वापस आये तो आप फिर ग़लती न करें। यह दोषारोपण या ब्लेम करने की जगह ज़्यादा अच्छा और लाभदायक सिद्ध होगा क्योंकि अनुभव आपको विजेता या सफल बनाते हैं। जब अनुभव आपके पास होंगे तो आप दोषी की जगह अनुभवी व्यक्ति बन जाएँगे तथा अनुभवी व्यक्ति ख़ुश, सफल और स्वस्थ होते हैं।

दूसरों से उम्मीद बिलकुल नहीं

लोगों के दुखी रहने का सबसे बड़ा कारण लोगों से आस लगाना है। पत्नी इसलिए दुखी है कि वह दिनभर परिवार का ध्यान रखती है, लेकिन पति की दृष्टि में उसकी कोई कीमत नहीं है। पिता के दुःख का कारण यह है कि संतान को उनके बुढ़ापे का कोई ख़याल नहीं है। मालिक को दुःख है कि कर्मचारी उसका एहसान नहीं मानते। ऐसे ही कई लोग हैं जो एक-दूसरे से उम्मीद या आस लगाए बैठे हैं और दुखी हैं कि वह पूरी नहीं होती। ये उम्मीदें अगर हमें दुखी करती हैं तो क्या किया जाए? इसके बारे में एक विद्वान का सिद्धान्त यहाँ उल्लेखनीय है, "सुकून पाने का पहला सिद्धान्त है कि हम अच्छे काम करें और लोगों से उसके बदले कोई उम्मीद न लगाएँ, उम्मीद सिर्फ और सिर्फ ईश्वर से ही लगाई जाए। अगर बदले में लोग आपसे अच्छा सुलूक कर लें तो इसे ईश्वर का वरदान समझें कि उसने आपके अच्छे कर्मों का फल धरती पर भी दे दिया।"

गौतम बुद्ध के मुँह पर एक व्यक्ति ने थूक दिया, उन्होंने थूक को अपनी चादर से साफ करते हुए कहा कि "क्या तुम्हें और भी कुछ कहना है?" वह व्यक्ति स्तब्ध रह गया और बुद्ध के पैरों पर

गिरकर बोला कि "मुझे क्षमा कर दीजिये, और मुझे अपने प्रेम से वंचित न करियेगा।" बुद्ध बोले कि "मैं तुमसे पहले इसलिए प्रेम थोड़े ही करता था कि तुम मुझ पर थूकते नहीं थे, मेरा प्रेम तुम्हारे थूकने पर निर्भर नहीं है वह तो इन सबसे परे है, वह तो बिना किसी उम्मीद के है न अच्छी न बुरी।"

ज़िन्दगी में सुकून पाने के लिए एक बात स्वीकार करें—'दुनिया में हर व्यक्ति मतलबी है।' यह स्वीकार करते हो अब आपको लोगों का व्यवहार समझ आने लगेगा, आपको कुछ भी अनपेक्षित नहीं लगेगा, बेकार की लोगों से अपेक्षाएँ खत्म हो जाएँगी। आप लोगों का मतलब पूरा करेंगे तो ही प्रेम, सम्मान और पैसा पा सकेंगे अन्यथा नहीं।

स्वीकार करें कि 'हर व्यक्ति मतलबी ही है।' इसे स्वीकार किए बगैर आप सुखी जीवन नहीं जी सकते। अगर आप सोच रहे हैं कि आपके आसपास के और दुनिया के अधिकांश लोग संत-फकीर हैं और उनमें कुछ भी स्वार्थ नहीं है तो इन्तजार कीजिए अपने दिल के टुकड़े-टुकड़े होने का, आँखों से झरने बहने का, उदासी भरी रातों का, नाउम्मीदी से भरी सुबहों का...दुःखों की झील में गोते लगाते, डूबते, उभरते, थपेड़े खाते अपने जीवन का।

यदि आप भी पुरजोर सुकून और एक सुख की झील अपने आँगन में चाहते हैं, तो लोगों से उम्मीद बाँधना छोड़कर केवल एक ईश्वर से उम्मीद लगाएँ। विश्वास करें, यह सिद्धान्त आपके जीवन में पुरजोर सुकून भर देगा, आपका ब्लड प्रेशर सामान्य रखेगा, आपकी अनिद्रा की समस्या को समाप्त कर देगा, शुगर, कॉलेस्ट्रॉल, यूरिया जैसे घातक तत्त्वों को शरीर में बढ़ने नहीं देगा, अल्सर, जोड़ों का दर्द और हृदय रोग को दूर रखेगा। यह सुकून यकीनन आपको दुनिया की किसी भी दवाओं या आराम से प्राप्त नहीं हो सकता। इसके बारे में सही व्याख्या वही कर सकता है

जिसने वास्तव में ऐसा करके अपने हृदय में एक दिव्य अमृत भरा हो। हाँ, शायद आपने भी ऐसा कभी किया हो या प्रतिदिन ही ऐसा करते हों और यदि नहीं करते, तो आज से ही अपने कार्य ईश्वर को समर्पित कर दें। हाँ, इसका फल आप ही को तो मिलेगा।

डर से इतना भी न डरें

मैंने तीन साल पहले एक किताब लिखी थी, 'सोचिये और स्वस्थ रहिये', सौभाग्य से वह बहुत ही ज़्यादा सफल रही। दो साल बाद उसके तीसरे संस्करण में मैंने एक अध्याय जोड़ा था 'डर से इतना भी न डरें।' यह अध्याय पाठकों को बहुत पसंद आया। क्यों? क्योंकि हम सभी मनुष्यों में एक गुण अवश्य होता है कि, 'हम डरते हैं' इसलिए सभी पाठक उससे कनेक्ट हुए। डर जब हद से बाहर हो जाता है तो फिर मनुष्यों का एक अवगुण बन जाता है। डर से निजात दिलाने वाले व्यक्ति को हम नेता, गुरु, क्रांतिकारी और अवतार तक कह देते हैं। हर वह व्यक्ति मसीहा बन जाता है हमारे लिए जो हमें डर से बचा ले। मेरे कई पाठकों ने मुझसे पूछा था कि इस अध्याय का नाम 'डर से बिल्कुल भी न डरें' क्यों नहीं रखा आपने? तो मेरा जवाब था कि यह अवस्था आ ही नहीं सकती कि इंसान डरना पूर्णतः छोड़ दें। कई बार जीवित रहने के लिए डर ज़रूरी भी है जैसे आग से डर, एक विक्षिप्त आग में कूद जाएगा बिना डरे तो क्या होगा? कोई 100 फ़ीट गहराई में बिना डरे छलाँग लगा दे तो? इसलिए डर ज़रूरी है लेकिन बेवजह के डर घातक हैं। जैसे—इंसानों से डर, भीड़ से डर, संख्या से डर, भविष्य का डर, मर जाने का डर, कोई अनहोनी हो जाने का डर, अँधेरे से डर, फूलों से डर, कीटों से डर...आदि।

हम क्यों डरते हैं?

कड़कड़ाती बिजली की आवाज़ हो, शेर की दहाड़ हो, सामने से

कोई तेज़ आती गाड़ी हो, नारे लगाती उत्तेजित भीड़ हो, किसी ज़हरीले जानवर के दर्शन हों या फिर कोई दहशत भरी ख़बर हो... हमें डरा देती हैं। इनसे हमारी धड़कनें बढ़ने लगती हैं, पसीना छूटने लगता है, साँसें तेज़ चलने लगती हैं, हाथ-पैर फूल जाते हैं। ऐसा क्यों होता है? हम डरते क्यों हैं? क्या डरना एक ज़रूरी चीज़ है या फिर गैरज़रूरी?

मानव विकास यात्रा के साथ-साथ में ही हमारे मस्तिष्क का विकास हुआ है। हमारे शरीर के हर एक अवयव का एक ही कार्य है हमारे जीवन को बचाना। यदि आप ग़ौर से सोचेंगे तो पाएँगे कि हमारा हर अंग और हर कोशिका हमें जीवित रखने के लिए दिन-रात मेहनत कर रही हैं। मस्तिष्क का एक प्रमुख कार्य है हमारे जीवन को बचाने के लिए विभिन्न ख़तरों से हमें आगाह करना। वह अपने अंदर तरह-तरह की यादें, सूचनाएँ और डेटा इकट्ठा करता रहता है। यह हमारे स्वयं के द्वारा इकट्ठे किए हुए भी होते हैं और आनुवंशिक भी जो हम हमारे पूर्वजों से अर्जित करते हैं। जैसे आदिमकाल में लोग बिजली गिरने, साँप के काटने, हिंसक पशुओं के शिकार हो जाने से मरते थे तो हमारा मस्तिष्क जब यह ख़तरें सामने देखता है या हमारी कोई इंद्रिय इन ख़तरों के संदेश लेकर आती है तो हमारा दिमाग़ इस मुसीबत से हमें बचाने के लिए अलर्ट या सचेत करता है। यह सचेत करने की प्रक्रिया ही होती है जिसे हम 'डर' कहते हैं।

आपने देखा कि एक साँप ने एक व्यक्ति को डसा और वह मर गया। आपके दिमाग़ ने यह डेटा अपनी स्मृति में सुरक्षित कर लिया। अब आप भविष्य में जैसे ही साँप को देखेंगे आपको डर लगने लगेगा। डर में या तो आप उसे मारने का प्रयत्न करेंगे या फिर उससे दूर भागने का। यही 'फ्राइट एंड फाइट' का सिद्धांत कहलाता है। इसी प्रकार का डर आपको कोई बात सुनकर, कोई दृश्य देखकर या कोई ख़बर पढ़कर भी हो सकता है।

मेरा एक रोगी जो कि एक ट्रक ड्राइवर था ने कई बार

सोशल मीडिया पर भीड़ द्वारा ड्राइवर को पीटने वाले वीडियो देख लिए। अब वह भीड़ में जाने से डरने लगा। डर इतना बढ़ा कि वह ट्रक चलाना ही छोड़ चुका है। लेकिन भीड़ से डरना उसे अब भी सता रहा है। वह डर या फोबिया का मरीज़ बन गया है। सुनामी के वीडियो देखकर एक युवा समुद्र से डरने लगा था, भूकंप के वीडियो देखकर एक महिला ऊँची इमारत से डरने लगी थी। यह सभी इसलिए डर रहे हैं क्योंकि दिमाग़ अपना काम कर रहा है—आपके जीवन को हानि पहुँचाने वाले ख़तरों से आपको आगाह करने का। वह अपनी जगह सही है। हम इतने ज़्यादा डरपोक इसलिए होते जा रहे हैं क्योंकि हम उसे डर को बढ़ाने वाली बातें दिन-रात दिखा रहे हैं टीवी, मोबाइल, इंटरनेट और न्यूज़ पेपरों के माध्यम से। वह सूचनाएँ इकट्ठा कर करके आपको बताता है और आप वास्तविक डर नहीं होने पर भी डर महसूस करके डर के मरीज़ बन जाते हैं। हम डर कर 'फ्राइट या फाइट' वाला कार्य भी नहीं कर पाते क्योंकि स्क्रीन या पेपर पर देखे गए डर के कारणों से आप कैसे लड़ेंगे और भागेंगे। यह नकारात्मक ऊर्जा हमारे अंदर ही रह जाती है और हमारे शरीर तथा मन को उजाड़ने लगती है। क्राइम प्रोग्राम हमारे मस्तिष्क में डर भरने वाले नंबर वन क्रिमिनल हैं। उनके शुरू होने से पहले 'सत्य घटना पर आधारित' पढ़ लेने से हमारा मस्तिष्क उसे सच मान कर हमारे लिए सुरक्षा के डेटा इकट्ठा करता है और फिर शुरू होता है डर का सिलसिला। नौकर से डर, टैक्सी वाले से डर, पत्नी से डर, पति से डर...सभी पर शक और सभी से डर। हर आहट डराने लगती है और हर दस्तक धड़कनें बढ़ाने लगती है।

चूँकि हम मनुष्य एक सामाजिक प्राणी हैं इसलिए हम जानवरों की तरह केवल मृत्यु से ही नहीं डरते अपितु सामाजिक प्रतिष्ठा चली जाने या प्रियजनों की मृत्यु या किसी भावी नुकसान से भी ख़ौफ़ खाते हैं। इनसे संबंधित ख़बरें भी हमें डराती हैं जैसे किसी अन्य के बच्चे की किसी बीमारी से मृत्यु होने पर अपने

बच्चे के साथ भी कोई अनहोनी हो जाने का डर।

प्रिय पाठको बेवजह के डर से बचने के लिए डरावने और नकारात्मक वीडियो, ख़बरें, पोस्ट्स, प्रोग्राम और व्यक्तियों से दूर रहें। और अगर देखें भी तो अपने दिमाग़ को बता दें कि ये केवल ख़बरें हैं इनसे डरने की ज़रूरत नहीं है।

डर को हराकर ही मनुष्य अपने जीवन और संसार का आनन्द ले सकता है। डर को हराने के लिए क्या करना चाहिए? यह एक प्रश्न है जो अधिकांश डरपोक कभी पूछते नहीं और ज़िन्दगी को नर्क बना लेते हैं। डर को हराने का एक ही मूलमंत्र है, 'डर पर ज़ोरदार प्रहार या डर से मुक़ाबला।' डर से दूर भागकर तो आप और ज़्यादा डरते जाएँगे, भीरू तथा और ज़्यादा डरपोक बनते जाएँगे। एक उदाहरण से समझिए—आप अपने घर में अकेले हैं, बिजली भी गुल है, रात के डेढ़ बजे हैं, सब तरफ़ सन्नाटा पसरा हुआ है...इतने में किचन से एक बर्तन के गिरने की ज़ोरदार आवाज़ आती है। आप इस स्थिति में अगर रजाई ओढ़कर और डरकर दुबके ही रहेंगे तो आपका डर बढ़ता ही जाएगा। यदि ऐसा रोज़ होता रहा तो आप डर के मारे बीमार हो जाएँगे। अब दूसरी तरफ़ अगर बर्तन गिरने की आवाज़ सुनकर आप बिस्तर छोड़कर, टॉर्च उठाकर किचन की तरफ़ जाते हैं और वहाँ देखते हैं तो पाते हैं कि वहाँ एक मासूम-सी बिल्ली थी और उसने दूध को पाने के लिए यह बर्तन गिराया था। अब आपका डर ग़ायब हो जाएगा और भविष्य की ऐसी ही किसी घटना से आपको डरने से बचाएगा। प्रिय पाठको! डरकर भाग जाने से डर हावी होता चला जाता है।

डरपोक लोगों के साथ रहने से डर अमरबेल की तरह बढ़ता है और बहादुरों के साथ से यह छुईमुई की तरह मूर्च्छित हो जाता है। डरावने प्रोग्राम, शक़ बढ़ाते टीवी शो, नकारात्मक ख़बरों, मैसेज और वीडियो का अंबार आपके डर के लिए खाद का काम करेंगे और इसे दिन दूना रात चौगुना बढ़ाएँगे। डर को हराना

है तो इनसे दूर रहें। दूसरों से प्रेम और करुणा तथा ईश्वर पर आस्था बेवजह के डरों को जड़ से नष्ट कर देते हैं और याद रखें डर से बड़ी कोई विकलांगता नहीं होती।

भविष्य की बेवजह की चिंताओं को कहें 'ना'

चार साल पहले वह दिसंबर की कड़कती सर्दी की सुबह थी। मैं क्लीनिक पर अपने रोज़ाना के तय समय 9 बजे ही पहुँचा। दरवाज़े पर मेरा इंतज़ार दिल्ली से सुबह की फ्लाइट से आए एक धनाढ्य पिता और उनकी पुत्री कर रहे थे। वे मेरी किताब 'बीमार होना भूल जाइए' पढ़ कर आए थे जो उन्हें उनके एक धर्म गुरु ने पढ़ने की सलाह दी थी। मेरी वह रोगी बहुत ही ज़्यादा पढ़ी-लिखी थी, हार्वर्ड यूनिवर्सिटी से पोस्ट ग्रेजुएट। मैंने उनसे उनकी समस्या जानना चाही तो उन्होंने बताया कि वह डिप्रेशन के दौर से गुज़र रही है पिछले कुछ महीनों से। सुसाइड तक करने का उसका मन हो चुका है दो से तीन बार। बेवजह रोना आता है, कुछ अच्छा नहीं लगता, अकेले और अँधेरे में रहने को दिल चाहता है। मैंने पूछा क्यों हो रहा है ये सब? उन्होंने जवाब दिया कि हमने कुछ महीनों पहले एक गायनेकोलॉजिस्ट को दिखाया था पीरियड की मामूली समस्या को लेकर, उन्होंने कुछ जाँच करवा कर एक नये रहस्य का उद्घाटन किया कि भविष्य में उसके माँ बनने की संभावना 50 प्रतिशत ही है (एन्टी मुलेरियन हार्मोन की रीडिंग और पॉलीसिस्टिक ओवरी की सामान्य सी समस्या के आधार पर)। मैंने कहा कि इसमें आप इतनी चिंता ले रही हैं। उसने कहा क्या इतनी बड़ी बात चिंता करने लायक नहीं है डॉक्टर? मैंने कहा यदि आप आत्महत्या का प्रयास करती हैं और उसमें सफल हो जाती हैं तो पता है तब आपके माँ नहीं बनने की संभावना निःसंदेह 100 प्रतिशत हो जाएगी। क्या आपके जीवित रहे बग़ैर आपकी समस्या ख़त्म हो सकती है, क्या आपका तनाव इस माँ बनने की संभावना को 50 से और कम नहीं कर देगा। सच कहूँ

तो हमारे पास उपचार के लिए आने वाली लगभग 60 प्रतिशत निःसंतान दंपतियों की 100 प्रतिशत जाँचें बिल्कुल सामान्य होती हैं लेकिन फिर भी उन्हें संतान नहीं होती और कइयों की जाँचें देखकर आश्चर्य होता है कि इन्हें संतान कैसे हो गई इतनी जटिलताओं के बावजूद। मेडिकल साइंस में ऐसे भी अनगिनत केस हैं जिन्हें संतान टुबैकटॉमी करवाने के बाद हुई हैं। यक़ीन मानिए मेरी उस अतिज्ञानी रोगी का यही बातें इलाज थीं। उसे भविष्य की बेवजह की चिंताओं ने घेर लिया था और वह उसके समाधान के लिए ख़ुद से सवाल भी नहीं कर रही थी, समाधान के लिए कुछ ऑन पेपर तैयारी किये बग़ैर अपनी जान देकर समस्या से मुँह मोड़ रही थी और उस डरावने चिकित्सक की बातों को 100 प्रतिशत सत्य साबित करने वाली थी। अभी यह अध्याय लिखने का विचार मुझे उसके मेल को पढ़कर ही आया जब उसने ख़ुशख़बरी दी कि, 'आज मुझे ईश्वर ने एक परी जैसी सुन्दर बेटी दी है...शुक्रिया डॉक्टर उस वक़्त मेरे बेवजह के डर को ख़त्म करने में मेरी मदद करने के लिए।'

मेरे पास आने वाले अधिकांश तनाव और डिप्रेशन की चिंता के रोगी कभी समस्या की जड़ में नहीं जाते, न उसके हल के लिए कोई ऑन पेपर वर्क करते हैं। सिर्फ़ घुलते रहते हैं, सोचते रहते हैं, रोत-बिलखते रहते हैं, अँधेरे में दबे-छुपे और कुचले रहते हैं...और अन्ततः बर्बाद हो जाते हैं।

एक बार एक बहुत सुन्दर युवती ने अपने डिप्रेशन की वजह यह बताई कि उसे डर है कि उसकी सुन्दरता भविष्य में कहीं चली न जाए। जबकि उसे ईश्वर ने वर्तमान में इतनी सुन्दरता दी थी कि यदि वह 100 कुरूप कन्याओं में बाँट दी जाए तो वे भी सुन्दर हो जाएँ, लेकिन भविष्य का बेवजह का डर उसके चेहरे का नूर छीन रहा था और उसकी ख़ूबसूरती को घटा रहा था। उसे ज़रूरत थी तो ईश्वर पर आस्था की और उन युवतियों को देखकर सुकून पाने कि जो उससे कई हज़ार गुना कम सुन्दर, लेकिन ख़ुश थीं।

मेरे पास कुछ साल पहले एक बाबा अपना इलाज करवाने आए। उन्हें उनका एक भक्त लाया था। मैं उनके लिए प्रिस्क्रिप्शन लिख रहा था और बीच-बीच में कुछ और बातें भी हो रही थीं हमारी। उनके भक्त ने बोला कि डॉक्टर साहब यदि आप चाहें तो गुरुजी से आपके भविष्य के बारे में कुछ पूछ सकते हैं, ये एक बहुत प्रसिद्ध भविष्यवक्ता हैं। मैंने सवाल किया कि, 'गुरुजी आप कब तक ठीक हो जाएँगे?' उन्होंने कहा कि, 'बच्चा ज्योतिष ख़ुद थोड़े ही बता सकता है अपना भविष्यफल।' मैंने हँसते हुए फिर कहा कि, 'अच्छा यह बता दीजिए कि मैं आपको कब तक ठीक कर दूँगा?' वे मुस्कुराए और फिर चले गए।

जब हम भविष्य पूछते हैं और भविष्यवाणी करने वाला हमें बुरा भविष्य बताता है तब हम डर जाते हैं और उसे मिटाने के लिए कोई विधि विधान करवाते हैं या प्रार्थना करवाते हैं उन भविष्यवाणी करने वाले के कहने पर। अच्छा आप बताइए कि जब हम उसे मिटा रहे हैं या कोई और उसे मिटा रहा है तो वह भविष्य कैसे हो सकता है। जो बताए गए वक़्त पर आया ही नहीं तो फिर भविष्य काहे का!

शेख़ सादी अपनी किताब गुलिस्ताँ में लिखते हैं कि एक नजूमी (भविष्यवक्ता) के घर जब वह कहीं बाहर चला जाता था तो कोई ग़ैर मर्द आकर उसकी पत्नी के साथ सहवास करता था। एक दिन उसने उन्हें देख लिया और उसकी पत्नी और उस आदमी को मारने-पीटने और ग़ालियाँ देने लगा। तब एक बुज़ुर्ग ने उस नजूमी से कहा कि, 'तू आसमानों में तारों को देखकर भविष्य कैसे बता सकता है जबकि तुझे यही नहीं पता कि तेरे घर में क्या हो रहा है?'

भविष्यवक्ता जो भविष्य हमें बताता है वह हक़ीक़त में कभी आने वाला था ही नहीं। वह तो केवल आपके मनोविज्ञान और आपकी कमज़ोरियों से अंदाज़ा लगाता है। महिलाओं और पुरुषों के मनोविज्ञान का थोड़ा सा ज्ञान, एक अच्छा कॉस्ट्यूम, कुछ

अच्छे चेले, एक अच्छा सेटअप, कुछ माउथ पब्लिसिटी करने वाले निपुण प्रचारकों का तालमेल आपको एक सफल भविष्यवक्ता बना सकता है। लेकिन आप खुले दिमाग़ और मनोविज्ञान के ज्ञाता लोगों के लिए कभी भविष्यवक्ता नहीं बन पाएँगे। क्योंकि वे जानते हैं कि यह सिर्फ़ एक छलावा है।

मनुष्य डरता है, सबसे ज़्यादा भविष्य से। हम डरपोक हैं। हम अनिश्चितता से डरते हैं। हम वर्तमान को छोड़कर भविष्य को बेहतर बनाने की कवायद करते रहते हैं। भविष्य आएगा भी या नहीं हमें नहीं पता लेकिन वर्तमान तो सत्य है जिसे हम यूँही बर्बाद कर रहे हैं। हम भविष्य की चिंताओं में वर्तमान को खो रहे हैं और उस वर्तमान को भविष्य में भी खोएँगे क्योंकि उस समय वह भविष्य हमारा वर्तमान होगा और हमारी भविष्य की चिंताएँ हमसे हमारे भविष्य का वर्तमान भी छीन लेंगी।

कुछ हासिल कर के उसे खोने का डर, बहुत बुरे हालात के आ जाने का डर, कुछ बुरा घटित हो जाने का डर, कुछ हासिल न हो पाने का डर, किसी बीमारी के हो जाने का डर, संतान को खो देने का डर, जीवनसाथी को खो देने का डर...आदि, आदि। ऐसे कई भविष्य के बेवजह के डर हमसे हमारा वर्तमान छीन लेते हैं और दे देते हैं एक बुरा भविष्य जो हक़ीक़त में एक सुनहरा और सुन्दर भविष्य था जिसे हमारी चिंताओं की झुर्रियों ने कुरूप कर दिया है। क्या आप अपने भविष्य को सुन्दर बनाना चाहते हैं? तो उसके लिए सारी चिंताएँ त्याग दीजिये और ज़ोर से कहिए, 'ईश्वर ने चाहा तो, जो होगा अच्छा ही होगा।' इन शब्दों का उबटन अपने भविष्य पर रोज़ाना लगाएँ और बनाए अपने भविष्य को ख़ूबसूरत...बेहद ख़ूबसूरत।

ईश्वर का काम अपने कंधों पर न लें

ईश्वर ने इस दुनिया को बनाया। इसमें रहने के लिए जीव-जंतु और इंसानों को बनाया। इन जीव-जंतुओं और इंसानों को अपना जीवन बिताने के लिए हर एक वस्तु प्रदान की। इनके लिए हवा, पानी और भोजन का इंतज़ाम किया। हर जगह, हर आयु और हर परिस्थिति में। इनके जीवन और मृत्यु का एक चक्र बनाया। जीवन और मृत्यु, बीमारियाँ और निरोग सब उसी के बनाये हुए हैं। वह ईश्वर सभी का निर्माण करता है और उन्हें सुरक्षा देता है जीवनभर। एक ईश्वरवाद हो या बहुत से ईश्वरों को मानने वाले अनुयायी हों, वे इस बात को मानते हैं कि ईश्वर ने ही इस सृष्टि को बनाया और वही इसे चला रहा है। समस्या और चिंताएँ तब पैदा होती हैं जब हम ईश्वर पर से अपना भरोसा हटा कर स्वयं पर या दूसरों पर ले आते हैं। हम सबकी रक्षा, पोषण और स्वास्थ्य की समस्या के समाधान की ज़िम्मेदारी ख़ुद पर ले लेते हैं। डरने लगते हैं कि प्रलय या कोई भूकम्प या कोई आपदा या कोई विपत्ति आने वाली है...जबकि यह सब काम ईश्वर के हैं, वह जब चाहेगा इन्हें ला देगा और जब तक नहीं चाहेगा ऐसा कुछ भी नहीं होगा। यही वजह है कि आस्तिक लोग नास्तिकों की तुलना में कम डरपोक और कम अवसादग्रस्त होते हैं। क्योंकि उन्हें भरोसा होता है कि ईश्वर जो करेगा अच्छा करेगा और मैं वह अच्छे से करूँ जो मेरे बस में है। डर, चिंता और अवसाद में घिरे लोग जल्द ही इन सबसे पार पा लेते हैं यदि उन्हें यह सिखा दिया जाए कि आप ईश्वर के काम अपने कमज़ोर कंधों पर लादने की ग़लती कभी न करें, ईश्वर के काम उसे ही करने दें और आप केवल वे काम करें जो आपके ज़िम्मे हैं। आप आस्था रखिये और ईश्वर पर भरोसा रखिये कि वह हम इंसानों से बहुत प्रेम करता

है...हमारी माँ से भी बहुत-बहुत ज़्यादा।

भविष्य की चिंताएँ, बीमारियों का डर, भविष्य में भोजन की चिंताएँ, संतान के स्वास्थ्य और जीवन की चिंता...यह सब चिंताएँ ईश्वर पर आस्था रखकर अभी इसी वक़्त त्याग दीजिये। मेरी एक रोगी को अपने रिश्ते की चिंता थी। वह इस बात को लेकर परेशान थी और अनिद्रा तथा बीपी की मरीज़ बन चुकी थी। मैंने उनसे एक धार्मिक सवाल पूछा कि, 'दूल्हा-दुल्हन की जोड़ी कौन बनाता है?' उन्होंने जवाब दिया कि, 'ईश्वर ही सबकी जोड़ी बनाता है।' मैंने कहा कि, 'तो फिर क्या आपको चिंता करने की ज़रूरत है, छोड़िए यह बात ईश्वर पर और आप सिर्फ़ प्रार्थना कीजिए और स्वयं को ख़ुश और तंदुरुस्त रखिये, क्योंकि गम में डूबे और बीमार जीवनसाथी को कोई क्यों अपना बनाना चाहेगा।' सौभाग्य से उन्होंने मेरी यह बात मान ली और कुछ ही महीनों बाद वह मेरे पास शादी का कार्ड लेकर आई। मैं उस शादी में गया भी था। दूल्हा-दुल्हन को देख कर यक़ीन हो गया कि ये दोनों एक-दूसरे के लिए ही बने हैं और जोड़ियाँ वाकई ईश्वर ही बनाता है...क्योंकि दोनों ही बड़े प्यारे से गोल-मटोल मोटे कपल जो थे।

असल समस्या यही है कि हम ईश्वर पर आस्था ही नहीं रखते और तिल-तिल कर मरते रहते हैं। हमारी आस्था हमें जीवन का सच्चा आनन्द देती है। आस्था के अमृत से हम जीवन में डर, चिंता और भय से मुक्त हो जाते हैं। तो आइए हम अपने काम करें और ईश्वर के कामों को ईश्वर के लिए छोड़ दें।

बीमारियों की खोज बिल्कुल नहीं

मैं 10 साल का था तब मुझे गली के आवारा कुत्ते ने पैरों में काट लिया। मैं जैसे-तैसे उससे बचा वर्ना कमबख़्त मेरा पता नहीं क्या हाल करता, शायद वह ख़ुद को शेर समझने लगा था और मुझे शिकार।

मेरी मरहम-पट्टी करवाई गई, टिटेनस का टीका लगाया गया

और शाम को मैं निश्चिंत होकर अपने बिस्तर पर लेटा हुआ था। बिस्तर गुदड़ी वाला था, मतलब वह बिस्तर जिसे पुराने कपड़ों को खोल में डालकर गाँवों में बनाया जाता है, बिजली अक्सर बंद रहती थी इसलिए चिमनी की पीली रोशनी थी हमारे कच्चे घर में। मेरे पास में मेरी माँ बैठी थी और उनके पास हमारे पड़ोस की एक महिला आकर बैठी थी जिन्हें हम सब काकी कहते थे, उनके साये मेरे ऊपर अँधेरा कर रहे थे। शायद मुझे नींद आ जाए इसलिए वह ऐसे बैठी थीं। उन्होंने मेरे हालचाल जानने के लिए पूछा कि कैसे काट लिया कुत्ते ने और फिर उन्होंने कुत्तों को भयंकर रूप से बुरा-भला कहा, उसके बाद शुरू हुआ रैबीज़ के घातक लक्षणों पर डिस्कशन। अरे लाडी (मेरी माँ को वे इसी संबोधन से पुकारती थीं) मेरे भाई को भी कुत्ते ने काट लिया था तेरह साल पहले, हम पहले तो यही समझे कि सही (नार्मल) कुत्ता होगा, लेकिन वह तो पागल था, मर गया था कुत्ता कुछ दिन बाद, फिर मेरे भाई को हड़किया (गाँव की मालवी भाषा में रैबीज़ को हड़किया कहते हैं) के लक्षण आये, वह सभी को काटने को दौड़ने लगा, पानी से डरने लगा, कुत्ते की तरह भौंकने लगा...आदि...आदि और अंत में उन्होंने बताया कि उनके भाई को डॉक्टरों ने ज़हर का इंजेक्शन देकर मारा (इसकी सच्चाई की मैं पुष्टि नहीं करता)।

उनकी बातों ने मेरे दिल की धड़कने ख़तरे के निशान से ऊपर तक बढ़ा दी और मुझे घबराहट होने लगी, मेरे लिए वह रात सबसे भयानक रात साबित हुई, सबसे डरावनी। व्यंग्य की भाषा में कहूँ तो, 'सबसे कुत्ती रात।' मैं रातभर कुत्ते की लंबी उम्र की दुआ माँगता रहा, अगर वह मर जाता तो मेरा भी पत्ता कटने के चांस बढ़ जाते। मुझे पहली बार जादूगर की वह कहानी सच लगने लगी कि किसी जानवर के अंदर किसी इंसान की जान हो सकती है।

ख़ैर, वह कुत्ता नहीं मरा। कई दिनों तक (मैंने उस पर नज़र रखी थी) और मुझे यकीन हो गया कि वह पागल नहीं था और

मुझे रैबीज़ नहीं होगा। लेकिन लगभग 10 से 12 दिन तक मेरा जीवन नर्क हो गया था।

मैं यह कहानी इसलिए सुना रहा हूँ कि आजकल मेरी नर्मदा काकी की जगह ले ली है, 'गूगल काका' ने। आपको कोई स्वास्थ्य समस्या होती है और वह आपको लक्षण बताना शुरू कर देता है। आप एसिडिटी की समस्या बताते हैं और वह अल्सर से लेकर कैंसर तक से पीड़ित बता देता है, आप खाँसी की जानकारी माँगते हैं और वह सीधे टीबी बता देता है, आप सिर दर्द की जानकारी चाहते हैं और वह ब्रेन ट्यूमर पर ले जाकर छोड़ देता है, आप पेशाब में जलन के बारे में जानकारी चाहते हैं और वह HIV या मूत्र तंत्र के कैंसर पर ले जाकर छोड़ देता है...आदि... आदि और फिर शुरू होता है ख़ौफ़ का दौर।

इस गूगल काका से यह मासूम लोग डरने लगते हैं, फोबिया हो जाता है, डर का सैलाब उमड़ पड़ता है और जीना मुश्किल हो जाता है। ये लोग डॉक्टरों के पास जाने से डरने लगते हैं कि कहीं गूगल काका सच साबित न हो जाए।

मेरी ईमानदार सलाह यह है कि गूगल काका या काकी को छोड़ो और डॉक्टर अंकल से नाता जोड़ो। देखो उसके पास आप जैसे ही मरीज़ आते हैं। वह जानता है कि आपकी वास्तविक समस्या क्या है और वह आपको सही सलाह दे सकता है, जिसकी आपको ज़रूरत है और जिसके आप हक़दार हैं।

इंटरनेट पर बीमारियों को ढूँढ़ने की प्रवृत्ति घातक रूप से इतनी आम हो गई है कि अब इसे एक नाम देना पड़ रहा है 'साइबरकोंड्रिया'। यह वह अवस्था है जब रोगी अपने लक्षणों को इंटरनेट पर ढूँढ़ता है और किसी डरावनी पेचीदगी में उलझ जाता है, जैसे—सिर दर्द को ब्रेन ट्यूमर या एसिडिटी को अल्सर या अतिमाहवारी को गर्भाशय का कैंसर समझ लेना।

यह सच है कि गूगल जैसे सर्च इंजन ने जानकारी या सूचनाओं को प्राप्त करना आसान बना दिया है, लेकिन यह थोड़ा

या ज़्यादा घातक भी है। द टेलीग्राफ की एक रिपोर्ट के अनुसार 4 में से 1 व्यक्ति डॉक्टर के पास जाने की बजाय गूगल पर अपनी बीमारी का कारण, नाम और इलाज जानना चाहता है। लोग अब गूगल पर दवा ढूँढ़ने लगे हैं और वह रिसोर्सेस के आधार पर बने तंत्र से परिणाम बताने लगता है...और यह गुमराह कर सकता है यदि आपको विषय की मूलभूत जानकारी न हो तो। उदाहरण के लिए यदि आप गूगल पर औरंगज़ेब की इमेज सर्च करने के लिए क्लिक करते हैं तो वह आपको अर्जुन कपूर की इमेज भी दिखाएगा क्योंकि अर्जुन कपूर ने एक फ़िल्म में काम किया था जिसका नाम औरंगज़ेब था। अब यदि आपको मूलभूत ज्ञान नहीं है तो आप अर्जुन कपूर को औरंगज़ेब मान लेंगे। यही हाल इन मरीज़ों का होता है और वे अपनी बीमारी के बारे में भ्रमित हो जाते हैं।

अक्सर गूगल पर लोग अपनी बीमारी को मिस डायग्नोस करते हैं। यह मिस डायग्नोस दो तरह का हो सकता है—पहला सेल्फ पॉजिटिव, जहाँ व्यक्ति अपने बीमार होने का ज़रूरत से ज़्यादा अंदाज़ा लगा लेते हैं और दूसरा सेल्फ नेगेटिव, जहाँ लोगों को लगता है कि ऐसा कुछ नहीं हुआ और न होने वाला है। उदाहरण के लिए एसिडिटी से सीने के दर्द का रोगी ख़ुद को हार्ट अटैक का मरीज़ मान सकता है और हार्ट अटैक से उत्पन्न सीने के दर्द को रोगी मामूली गैस का दर्द समझ कर नज़रंदाज़ करके घातक जोख़िम ले सकता है...दोनों ही घातक हैं क्योंकि मिस डायग्नोसिस सबसे जानलेवा अवस्था है।

ज़िन्दगी को मुश्किल नहीं, आसान बनाएँ

ख़ालिद हुसैनी की विश्व प्रसिद्ध किताब 'काइट रनर' का पात्र अपने घर के नौकर के हमउम्र बच्चे को अपनी लिखी एक कहानी सुनाता है कि, 'एक आदमी को एक जादुई प्याला मिल जाता है, उस प्याले में जब भी उसके आँसू गिरते तो वे मोतियों में बदल

जाते। लेकिन वह आदमी बड़ा ख़ुश मिजाज़ था। मोती पाने के लिए वह उदास रहने लगा और रोकर आँसुओं से मोती बनाने लगा। हर वक़्त गमगीन होने के बहाने ढूँढ़ने लगा। लालच बढ़ता गया। आख़िर में वह अपने आँसुओं से निर्मित मोतियों के ढेर पर बैठा रो रहा था, उसके हाथ में चाकू था और पास में उसकी बीवी की कटी हुई लाश पड़ी थी।'

कहानी सुनाकर वह उस ग़रीब बच्चे से पूछता है कि, 'कैसी लगी कहानी?' तो वह बच्चा कहता है कि, 'कहानी तो अच्छी थी लेकिन आँसुओं को लाने के लिए उस आदमी को क्या प्याज़ नहीं मिल सकती थी...ग़मगीन होने और बीवी का क़त्ल करने की क्या ज़रूरत थी?'

हम भी ऐसे ही हैं ज़िन्दगी के आसान कामों को करने के लिए जटिल रास्ता अपना लेते हैं, प्याज़ की जगह चाकू का प्रयोग करने लगते हैं।

स्वीकार करें–जो हुआ सो हुआ

आपके हाथ में एक जूस का गिलास है जिसे आपने पीने के लिए उठाया है। अचानक वह गिलास आपके हाथ से छूटकर नीचे गिर जाता है और जूस पूरा का पूरा ज़मीन पर फैल जाता है। अब यदि आप इसी जूसस का गम दिन भर करते रहेंगे तो उससे क्या होगा? क्या आपकी चिन्ताओं से वह जूस फिर से गिलास में भर जाएगा? क्या ज़िन्दगी की कैसेट रिवर्स हो जाएगी? क्या वह जूस आप जीवन में दोबारा कभी पी पाओगे? इन सब सवालों का जवाब है–नहीं, कभी नहीं। यह जूस अब आपके नसीब में नहीं है–इसे स्वीकार करना ही आपके लिए लाभदायक है। इसकी चिन्ता में डूबे रहना आपके लिए कोई लाभ नहीं पहुँचाएगा उलटा इसकी चिन्ता आपके शरीर को इतनी हानि पहुँचा देगी जिसकी पूर्ति 100 जूस के गिलास भी नहीं कर पाएँगे।

मेरे रोगियों में मैंने पाया है कि वे उन लम्हों को याद कर करके चिन्तित होते रहते हैं जो कि काफी समय पहले गुजर चुके हैं, जिन्हें कोई नहीं बदल सकता। कोई आर्थिक नुकसान या घाटा, किसी का धोखा, कोई दुर्घटना, किसी अपने की मृत्यु, अपने प्रेमी की बेवफाई आदि...आदि। यह सब जो उनके साथ हो चुका होता है वे उसे सोच-सोचकर परेशान और चिन्ता करके बीमार हो जाते हैं। इनकी चिन्ता का एक ही उपचार है कि इन्हें एक मन्त्र सिखा दिया जाए–'जो हुआ सो हुआ।' जो हो चुका है उसे स्वीकार करना बुद्धिमानी है और भूतकाल की घटनाओं के बारे में ही सोचते रहना या उसी में जीना मूर्खता है।

हेनरी फोर्ड कहते थे कि–"जब मैं घटनाओं को सुधार नहीं सकता, तो मैं उन्हें उनके हाल पर छोड़ देता हूँ।" हाँ, यही सर्वश्रेष्ठ तरीका है कि जिन्हें हम बदल या सुधार नहीं सकते उन्हें उनके हाल पर छोड़कर उस पर ध्यान केन्द्रित करें जिसे आप बदल सकते हैं...याद रखें आप अपना वर्तमान और भविष्य बदल सकते हैं, भूतकाल नहीं।

खुशियों का सूर्योदय

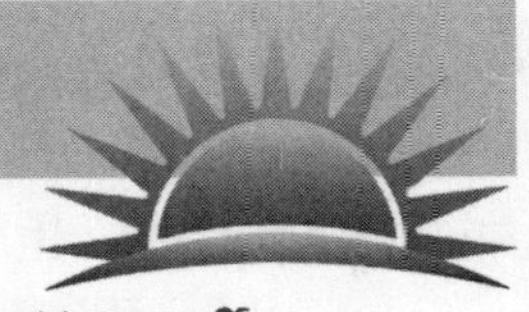

हैंडलर की ख़ूबसूरत डॉल-बार्बी

न्यूयॉर्क, 1959, रूथ हैंडलर अपने होटल के कमरे में बैठकर रो रही थीं। उन्हें खिलौना उद्योग के व्यापार मेले से बहुत ऊँची उम्मीदें थीं, जहाँ वे अपनी कंपनी मैंटल के नवीनतम उत्पाद बार्बी डॉल को पेश करने की योजना बना रही थीं। यह गुड़िया बाज़ार में मौजूद बाक़ी गुड़ियाओं से बिल्कुल अलग थी, यह लड़की नहीं, महिला जैसी दिखती थी। लोग रूथ हैंडलर पर हँसने लगे। कौन-सी माँ अपनी बेटी के लिए बड़े स्तनों, बहुत पतली कमर और काँख तक के पैरों वाली गुड़िया ख़रीदना चाहेगी? बड़ी चेनों का प्रतिनिधित्व करने वाले उद्योग के विशेषज्ञों ने भी यही सोचा। मैटल को गुड़िया के लिए ज़्यादा ऑर्डर नहीं दिए। रूथ हैंडलर दहशत में आने लगीं और उन्होंने जापान टेलीग्राम करके सप्लायरों को उत्पादन में 40 प्रतिशत कटौती करने को कहा। अति आशावादी होकर उन्होंने अगले दस महीनों के लिए हर सप्ताह 20,000 गुड़ियों का ऑर्डर दे दिया था।

गुड़िया का विचार सबसे पहले रूथ हैंडलर के मन में 1950 के दशक की शुरुआत में आया था। उन्होंने देखा कि उनकी बेटी बार्बरा, जिसके नाम पर बाद में गुड़िया का नाम रखा गया था, और उनकी सहेलियाँ कार्ड-बोर्ड की गुड़ियों से खेलने में आनंदित होती थीं, जिसे वे पोशाक पहनाती-उतारती रहती थीं। उन्होंने ग़ौर किया था कि लड़कियाँ बालिग़ महिला के एम मॉडल को ख़ास पसंद करती थीं। वे उसमें अपनी भावी छवि देखती थीं। वे बड़ी होने पर वैसी ही दिखना चाहती थीं—आकर्षक, सजीली पोशाक में और मेकअप के साथ। हैंडलर ने सोचा, अगर लड़कियों के

पास खेलने के लिए कार्ड-बोर्ड की बजाय असली, त्रिआयामी गुड़िया रहे, तो क्या यह उनके लिए ज़्यादा दिलचस्प नहीं रहेगा? वे जानती थीं कि अगर हम इस खिलौने के नमूने और त्रिआयामी व्यक्तित्व को ले सकें, तो हमारे पास कुछ बहुत ख़ास होगा।

विचार उनके मन में क़ायम रहा, लेकिन जिस तरह की गुड़िया उनके दिमाग़ में थी, वैसी उन्हें कहीं नहीं मिली—जब तक कि वे 1956 में यूरोप नहीं गईं। स्विट्ज़रलैंड के लुसर्न में उन्होंने एक दुकान में लिली नामक गुड़िया देखी। लिली एक फ़ुट लम्बी थी और उसकी एक सुनहरी पोनीटेल थी। रूथ और उनकी 15 साल की बेटी बार्बरा ने उस जैसी गुड़िया पहले कभी नहीं देखी थी। वैसे लिली बच्चों के लिए नहीं बनी थी। यह जर्मन टैब्लॉइड बिल्ड के एक कार्टून पर आधारित थी और पुरुषों के लिए एक नए गिफ़्ट आइटम के रूप में बेची जा रही थी। फिर भी हैंडलर ने उसे ख़रीद लिया। वे जानती थीं, जैसी गुड़िया की उन्हें तलाश थी, लिली ठीक वैसी ही थी। वे छोटी लड़कियों के लिए यही गुड़िया बनाने जा रही थीं।

यह कहना आसान था, करना मुश्किल। गुड़िया को यथासंभव 'वास्तविक' दिखना था, जिसकी चिपकी भौंहों और वस्त्रों का एक पूरा बार्डरोब था। हैंडलर को जल्दी ही पता चल गया कि उत्पादन की लागतें बहुत ऊँची थीं। वे जानती थीं कि उन्हें गुड़ियों को जापान में बनवाना होगा, जहाँ की लागत उस वक़्त काफ़ी सस्ती थी। उन्होंने जापान की यात्रा की और अलग-अलग खिलौना उत्पादकों से कई सालों तक प्रयोग करवाए, जब तक कि वे आख़िरकार लगभग तीन डॉलर में एक गुड़िया बनाने में कामयाब नहीं हो गईं।

1945 में रूथ हैंडलर ने अपने पति और एक अन्य साझेदार के साथ एक कंपनी की सह-स्थापना की। उन्होंने फ़ोटो फ़्रेम का उत्पादन शुरू किया, लेकिन फिर गुड़ियों के घरों के लिए फ़र्नीचर बनाने लगे। उनके पति में आविष्कार और नवाचार की

प्रतिभा थी, लेकिन वे बहुत अंतर्मुखी थे और उनमें बेचने की प्रबल योग्यता नहीं थी। मार्केटिंग और विज्ञापन के संदर्भ में रूथ स्वाभाविक प्रतिभा की धनी थीं और इन कारोबारी पहलुओं को देखती थीं। उनकी कंपनी पहली खिलौना निर्माता कंपनी थी, जिसने टेलीविज़न पर पूरे साल विज्ञापन दिए। उन्होंने यह सिलसिला 1955 में शुरू किया, जब उन्होंने डिज़्नी के मिकी माउस क्लब में राष्ट्रव्यापी अभियान छेड़ा, जो उस वक़्त बच्चों का सबसे लोकप्रिय कार्यक्रम था।

उनके अभियान ने खिलौना उद्योग में क्रांति कर दी। उसके बाद से माता-पिता अपने बच्चों के लिए खिलौने नहीं चुनते थे। इसके बज़ाय, बच्चे तब तक ज़िद करते थे, जब तक कि उनके माता-पिता उनके लिए वह खिलौना नहीं ख़रीद देते थे, जिसका विज्ञापन उन्होंने टेलीविज़न पर देखा था।

अब तक हैंडलर ने बेचने और मार्केटिंग पर ध्यान केंद्रित किया था, जबकि नए खिलौनों का आविष्कार अपने पति के भरोसे छोड़ दिया था। बार्बी उनका पहला सृजन था। उन्होंने उस वक़्त मार्केटिंग विज्ञापन की हस्ती अर्नेस्ट डिश्टर की विशेषज्ञतापूर्ण रिपोर्ट के लिए बहुत से पैसे ख़र्च किए। 191 लड़कियों और 45 माँओं के सर्वे ने दिखाया कि अधिकतर लड़कियाँ गुड़िया से प्रेम करती थीं, जबकि माँएँ इससे नफ़रत करती थीं। डिश्टर की पत्नी ने बाद में कहा, 'उन्होंने लड़कियों से इस बारे में पूछा कि वे किसी गुड़िया में क्या चाहती थीं।' पता चला कि वे ऐसी गुड़िया चाहती थीं, जो मादक दिखती हो, जैसी कि वे बड़े होकर दिखना चाहती थीं। लम्बे पैर, बड़े स्तन, ग्लैमरस। डिश्टर ने बार्बी के स्तन ज़्यादा बड़े करने का सुझाव दिया। आख़िरकार उसके स्तन 39 इंच, कमर 18 इंच और कूल्हे 33 इंच के आकार के हो गए। लेकिन क्या छोटी लड़कियाँ सचमुच यही चाहती थीं?

टेलीविज़न विज्ञापनों में छोटी लड़कियों के सपने एक गीत में व्यक्त किए गए थे, 'किसी दिन मैं तुम्हारे जैसी बनना चाहती

हूँ, तब तक मैं जानती हूँ कि मैं क्या करूँगी...बार्बी, सुन्दर बार्बी, मैं यक़ीन करूँगी कि मैं तुम हो।' मैटल के प्रतिस्पर्धियों ने इस अभियान का मज़ाक उड़ाया, 'क्या आप यक़ीन कर सकते हैं कि मैटल ने क्या पागलपन किया? वे टीवी पर गए और माँओं से यह उम्मीद करने लगे कि वे अपनी लड़कियों के लिए वेश्या जैसी दिखने वाली गुड़ियाँ ख़रीदें।' यह संदेह करने वाले वे अकेले नहीं थे। हैंडलर के कर्मचारियों को भी उनके पागलपन भरे विचार की सफलता पर बहुत कम भरोसा था।

उनकी तमाम शंकाओं और संदेह के बावजूद बार्बी बहुत सफल रही, जिससे मैटल अमेरिका के सबसे बड़े खिलौना उत्पादकों में से एक बन गई। गुड़िया के आने के एक साल बाद ही कंपनी सार्वजनिक हो गई। पाँच साल बाद मैटल की सालाना बिक्री 100 मिलियन डॉलर हो गई और इसे पहली बार 'फॉर्च्यून 500' में सूचीबद्ध होने का अवसर मिला।

रूथ हैंडलर मुख्यतः इसलिए सफल हुईं, क्योंकि वे तमाम अटकलों के बावजूद अपने विचार पर डटी रहीं। उनके पति इसके विरोध में थे, उनका स्टाफ़ भी विरोध में था और वे जिससे भी बात करती थीं, लगभग हर व्यक्ति इसके ख़िलाफ था। वे तर्क देते थे कि भले ही उपभोक्ता वैसी गुड़िया चाहते थे, लेकिन एक तार्किक भाव पर इसका उत्पादन करना असंभव होगा। उनकी योजना 'असंभव' थी, यह सुनकर हैंडलर इसे सफल बनाने के लिए और भी ज़्यादा संकल्पवान हो गईं। वे हर एक के सामने यह साबित करना चाहती थीं कि यह संभव है। हैंडलर स्टैमिना और प्रयोगशीलता के तालमेल से सफल हुईं, जो किसी भी तरह की सफलता का फ़ॉर्मूला है।

–डॉ. राइनर ज़िटेलमन

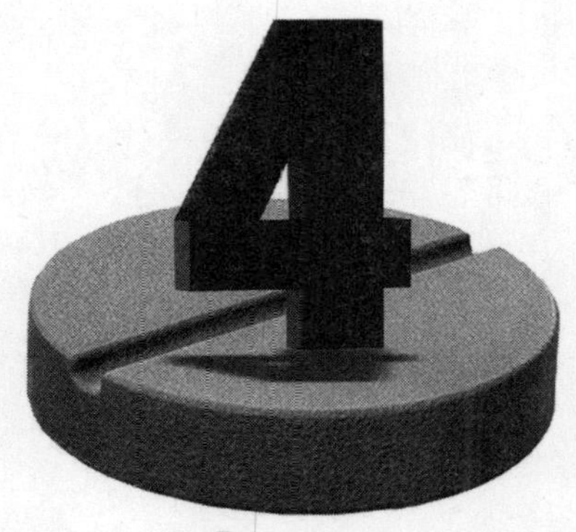

क्या आपको यह आता है?

क्या आपको भूलना आता है?

वह बुज़ुर्ग 70 साल के थे। पिछले छह महीनों से उनकी सेहत बिल्कुल करवट ले चुकी थी, बुरी तरफ़। वजह थी वह एक बहुत ही बुरा दृश्य जो उन्हें बार-बार कचोट रहा था, परेशान और दुःखी कर रहा था। बात यह थी कि उनके बड़े बेटे ने ग़ुस्से में (उसे ऐसा लगा था कि उसके पिता ने संपत्ति के बंटवारे में उसके साथ नाइंसाफ़ी की है और दूसरे दो भाइयों को उसकी तुलना में ज़्यादा दिया है) उनके खाना खाते हुए ठोकर से उनकी थाली को फेंक दिया था और उन्हें अपमानित करके अपने घर से निकल जाने को कहा था। उसके पोते और बहू के सामने यह सब हुआ और कोई कुछ नहीं बोला। स्मृति का यह सियाह अंक उनके मस्तिष्क पर अंकित हो गया था जो लगभग उनके जागते समय में उनके स्मृतिपटल पर चलता रहता था और तनाव, पीड़ा तथा रुदन की बरसात करता रहता था। वे पिछले छह महीनों से बढ़े हुए बीपी, अनिद्रा और सिरदर्द से परेशान थे और कोई दवा काम नहीं कर रही थी।

वहीं मेरे सामने एक दूसरा केस भी है जिसमें एक सास इसी प्रकार की समस्या से ग्रस्त मेरे पास आई थी। यहाँ पर उन्हें दिक़्क़त अपनी इकलौती बहू से थी, जो उनसे लड़ी थी और उन्हें अपमानित किया था, पड़ोसियों के सामने। इलाज लेने के बाद वे क़रीब 3 से 4 महीने बाद मेरे पास उसी बहू का इलाज करवाने के लिए लाई, 'गर्दन के दर्द का।' बहू के कैबिन से बाहर जाने के बाद मैंने उनसे पूछा कि, 'आपका समझौता हो गया...जो लड़ाई आपके बीच हुई थी उसका।' उन्होंने कहा कि, 'हम इतना कहाँ याद रखते हैं डॉक्टर साहब, ये बातें याद रखूँगी तो कैसे जी पाऊँगी बताइये और फिर मेरी तो एक ही बहू है, इसी के साथ

ज़िन्दगी भर रहना है। इसलिए मेरा तो एक ही उसूल है साहब, जो हुआ उसे भूलो, माफ़ करो और आगे बढ़ो।'

अब इन दो केसेज़ में आपको इनकी बीमारियों की क्या दवाई नज़र आ रही है? हाँ, आप सही हैं, 'भुला देना'। बुरी यादों को मिटा देना, उन्हें भूल जाना, मिट्टी डाल देना ही हमारे तनाव को ख़त्म कर सकता है और जीवन के आनन्द को बनाए रख सकता है।

उन बुज़ुर्ग ने बताया था कि उनके दो बेटे तो बहुत ही अच्छे हैं, बिल्कुल श्रवण कुमार जैसे (श्रवण कुमार रामायण के एक पात्र थे जो कि माता-पिता की बहुत सेवा करते थे और जिनका वध राजा दशरथ के बाण से भूलवश हो गया था, यह रामायण की एक बहुत महत्त्वपूर्ण घटना थी, हिन्दू धर्मावलंबी सुपुत्रों को श्रवण कुमार नाम से भी संबोधित करते हैं)। तो फिर समस्या क्या थी? समस्या यह थी कि वे इन दो अच्छे बेटों की अच्छी-अच्छी स्मृतियों को भुलाकर एक कपूत की बुरी स्मृतियों को अपने मन में स्थायी रूप से बैठा चुके थे। उनका इलाज था, 'उस बेटे की उस हरकत को उसी के साथ भुला देना और अपने योग्य और फरमाबरदार बेटों की फरमाबरदारियों को याद रखना।'

आप भी बुरी स्मृतियों को मिटा दीजिये इससे पहले कि वे आपको मिटा दे। किसी का बुरा बर्ताव, किसी का धोखा, किसी का कपट, किसी का अन्याय यदि आपको जीने नहीं दे रहा है और वह आपके जीवन और जीवन की दिशा के लिए बिल्कुल भी महत्त्वपूर्ण नहीं है तो उसे भुला दीजिये। उन्हें क्षमा कर दीजिए और इंसाफ़ को ईश्वर पर छोड़ दीजिए। क्षमा और करुणा वे डस्टर हैं जिससे हम बुरी स्मृतियों को अपने मन के ब्लैक बोर्ड से मिटा सकते हैं और लिख सकते हैं एक नया जीवन, एक नया स्वस्थ और आनन्दमय जीवन...माना कि यह आसान नहीं है, लेकिन इसके अलावा कोई उपाय भी नहीं है। याद रखें, 'भूलना लाभदायक है।'

क्या आपको ख़ुद को समझाना आता है?

आपके दोस्त को बिज़नेस में भारी नुक़सान हो जाता है आप जाकर उसे हिम्मत दिलवाते हैं कि फ़िक्र मत करो तुम्हारे पास एक बेहतरीन दिमाग़ और तजुर्बा है जिसकी बदौलत तुम फिर से सब ठीक कर लोगे। आपका बेटा परीक्षा में अच्छे अंक नहीं ला पाने के कारण निराश है, आप उसे कहते हैं कि बेटे अंकों से तुम्हारी काबिलियत नहीं आंकी जा सकती, तुम अद्भुत हो और असीमित प्रतिभा के धनी हो। आपके रिश्तेदार को एक गंभीर बीमारी घेर लेती है, आप उसे दिलासा देते हैं कि इतनी क्यों चिंता करते हैं कोई लाइलाज बीमारी थोड़ी हो गई है आपको, इलाज मौजूद है तो चिंताएँ कैसी?

आप लोगों को समझाने, उन्हें प्रेरित करने और उनकी हौसला अफजाई करने में निपुण हैं, वाक़ई यह क़ाबिलेतारीफ है। यह एक अद्भुत प्रतिभा है जिसके आप मालिक हैं, लेकिन क्या आप ख़ुद को प्रेरित करते हैं, क्या आप ख़ुद को हौसला दिलवाते हैं, क्या आप ख़ुद को हिम्मत देते हैं, क्या आप ख़ुद को समझाते हैं, क्या आप ख़ुद को डर से निपटने के लिए तैयार करते हैं...? शायद नहीं। हम डरे हुए हैं, निराश हैं, चिंतित हैं, हिम्मत खो चुके हैं, अवसादग्रस्त और अकेले हैं...क्यों? क्योंकि हम ख़ुद से बात नहीं करते, हम ख़ुद को समझाते ही नहीं हैं, हम कभी ख़ुद से रू-ब-रू ही नहीं होते, हम कभी ख़ुद को बताते ही नहीं हैं कि हम कितने क़ाबिल और लायक हैं, हमने कितनी समस्याओं को यूँ ही चुटकियों में हल कर दिया है, हम कितने बेहतरीन दिमाग़ के मालिक हैं जिसने अनगिनत मुश्किलों का निपटारा किया है, हम एक बेहतरीन इंसान हैं और अतुलनीय भी, क्योंकि आज तक हम जैसा कोई इस धरती पर पैदा ही नहीं हुआ।

मैंने अपने रोगियों और परिचितों को देखा है जो कि अवसादग्रस्त या डिप्रेशन के चंगुल में फंसे होते हैं, वे कभी ख़ुद से बात नहीं करते, वे कभी खुद को दिलासा नहीं देते, वे

कभी नहीं बताते कि वे सारी समस्याओं से लड़कर जीतने में सक्षम हैं। बस यही एक काम है जिसे यदि ठीक ढंग से करना शुरू कर दिया जाए तो मानसिक तनाव काफ़ी हद तक ख़त्म हो सकता है और एक आनन्दमय जीवन जीया जा सकता है। आप जब बात करेंगे ख़ुद से तो पहले से प्रोग्राम्ड हमारा दिमाग़ नकारात्मक ऊर्जा, परिणाम और छवि ही दिखाएगा, लेकिन जब आप अपनी छोटी-बड़ी कामयाबियों और तथ्यों को याद करेंगे तो मस्तिष्क आपके सकारात्मक सुझावों और आदेशों को स्वीकार करने लगेगा। आपके मस्तिष्क को नकारात्मक संदेश बचपन में आपके पैरेंट्स, टीचर्स, दोस्त, पड़ोसियों और रिश्तेदारों से मिले होंगे। जो भी नकारात्मक संदेश उन्होंने आपको दिए हैं उनका नाम लिखकर उन्हें एक पेज पर लिखिए बारी-बारी रोज़ाना, फिर उस काग़ज़ को जलाकर उसकी भस्म को मुट्ठी से मसलकर फूँक दीजिये। यह आपके लिए बहुत कारगर होगा इससे आपकी नेगेटिव प्रोग्रामिंग ख़त्म होगी। यदि कोई ग़लती पहले आपसे हुई थी तो उस पर रोना और बिलबिलाना बन्द कीजिए और उसे एक अनुभव मानिए। अनुभव आपके लिए लाभदायक होते हैं, इसलिए उन ग़लतियों को भी सकारात्मक रूप में लीजिए।

एक सत्य स्वीकार कीजिए कि यह एक दिन में नहीं होगा, थोड़ा समय देना होगा, लेकिन परिणाम तो पहले दिन से ही महसूस होने लगेंगे। आपको रोज़ाना स्वयं से बातें करनी ही चाहिए। कितना अजीब है न कि हम दुनिया भर से बातें करते हैं, लेकिन ख़ुद से कभी दो प्यार और काम की बातें नहीं करते...और ऐसे ही ज़िन्दगी गुज़ार देते हैं।

क्या दवाओं से विचारों को बदला जा सकता है?

एक हट्टे-कट्टे युवा को उसके माता-पिता मेरे पास लाए, समस्या यह थी कि वह डरपोक था। उसे उससे बहुत कमज़ोर और कम उम्र के लड़के डरा-धमकाकर पैसे ऐंठते थे, उसका मज़ाक बनाते

थे और उसकी चीज़ें छीन लेते थे। माता-पिता की डिमांड थी कि मैं ऐसी कोई दवाई लिख दूँ जिससे उनके बेटे का डर भाग जाए और वह बहादुर बन जाए। मैंने कहा आप बताइए अगर ऐसा होता कि एक गोली गटकाने से कोई वीर और बहादुर बन जाता तो क्या सरकारें अपने आम नागरिकों को वह गोली खिलाकर सैनिक न बना लेती, वे क्यों सैनिकों की ट्रेनिंग पर करोड़ों-अरबों रुपये खर्च करती? आख़िर फिर क्यों न हर माँ-बाप अपने बच्चों को शूरवीर बनाने के लिए पोलियो की ड्रॉप की तरह वीरता की ड्रॉप भी पिलाने लगते।

मैंने देखा है कि डिप्रेशन, तनाव, डर के रोगी दवाओं के लिए इधर-उधर भटकते रहते हैं और उनके चिकित्सक भी उनकी समस्या सुनते ही दवाओं का लंबा-सा प्रिस्क्रिप्शन लिख देते हैं... प्रतिवर्ष लगभग 200 मिलियन पर्चे! लेकिन प्रिय चिकित्सकों आप यह क्यों नहीं सोचते कि इन रोगियों के विचारों में बदलाव उन केमिकल की कमी के कारण थोड़े ही हुए हैं जो आप इन्हें दवाइयों में दे रहे हैं। अधिकांश केस में रोगियों के दिमाग़ के केमिकल को शांत किया जाता है लेकिन असर ख़त्म होते ही बुरे विचार फिर अपना असर दिखाने लगते हैं। अर्थात् अब रोगी को अगर ठीक होना है तो उसे अपने विचारों को बदलने के साथ ही इन दवाओं से भी पीछा छुड़ाना पड़ेगा। हाँ, यह सत्य है कि एन्टी डिप्रेशेन्ट बहुत घातक और जटिल अवसाद में जीवन्रक्षक की तरह काम करती हैं लेकिन कम घातक या सामान्य अवसाद को यह घातक भी बना सकती हैं।

आपके विचारों को दवाई नहीं बदल सकती, नहीं बदल सकती...नहीं बदल सकती, यह बात आप गाँठ बाँध लें। विचारों को बदलने का बीड़ा आपको ही उठाना है। इसके लिए आप स्वयं विचारों को परिवर्तित करें, किताबों की मदद लें, प्रोफेशनल की मदद लें, धर्म की मदद लें, सच्चे मित्रों की मदद लें।

अंत में याद रखें कि आप वही हैं जो आपके विचार हैं

क्योंकि हड्डियाँ, मांस और ख़ून तो सभी मनुष्यों के शरीर में एक जैसा ही है।

क्या सपनों से सेहत पर असर पड़ता है?

मनुष्य जीवन में स्वप्न एक सत्य है। हम सभी सपने देखते हैं, रोज़ाना। कुछ हमें याद रहते हैं और कुछ हमें पता ही नहीं रहते कि हमने देखे थे। सपने हमारे अवचेतन मस्तिष्क की एक निराली दुनिया है। सपने हमारी आकांक्षा, अनुभव और डर का परिणाम होते हैं। जहाँ आप सो रहे हैं उसके आसपास के माहौल का भी सपने से गहरा नाता होता है। जैसे यदि आप पर कोई पानी छिड़क रहा है तो आपको नींद खुलने के ठीक पहले बारिश का सपना या शावर में नहाने का सपना आ सकता है, ठंडी हवा चलने पर हो सकता है कि आप सपने में बर्फीली वादियों की सैर करने लगे हों।

अब सवाल यह है कि क्या सपने हमारे स्वास्थ्य पर असर डालते हैं? तो मैं कहूँगा हाँ, सपने सेहत पर असर डालते हैं। हमारे शरीर से सपने जुड़े होते हैं, जैसे डरावने सपने आने पर धड़कन का तेज़ हो जाना, उत्तेजित सपने आने पर स्वप्नदोष का हो जाना... आदि-आदि, बताते हैं कि सपने शरीर की फिजियोलॉजी को प्रभावित तो करते हैं।

मैं यहाँ अपने तीन रोगियों को याद करना चाहूँगा–

1. मेरी एक रोगी डिप्रेशन का इसलिए शिकार हुई थी कि उसे बार-बार उसके इकलौते पुत्र की अर्थी सपने में दिखाई देती थी। उसे लग रहा था कि उसका सपना सच हो जाएगा तो क्या होगा। यही डर उसे एक रोगी बना चुका था।
2. मेरे एक रोगी को सपने में यह दिखा कि कुछ बुरी आत्माओं ने उस पर चमगादड़ बनकर हमला कर दिया है और उसे पूरा नोच डाला। जब घबरा कर वह उठा

तो उसे चमगादड़ भागते हुए दिखे और उसके अंदर से रक्त की बदबू आ रही थी (ऐसा उन्होंने कहा, शायद वे सपने में ही उठे थे लेकिन उन्हें यह यक़ीन हो गया था कि उन्होंने वास्तव में वह अनुभव किया था)। इस सपने के बाद वे एक मनोरोगी बन चुके थे और डॉक्टरों के पास उनके परिजन लाते तो वे किसी बड़े तांत्रिक के पास जाने की ज़िद करने लगते।

3. एक रोगी को सपने में दिखाई दिया कि उसके प्राइवेट पार्ट के ऊपर, पेट के निचले हिस्से से कीड़े निकल रहे हैं...अनगिनत। उसका कहना था कि यह उसके पाप के कारण हुआ है क्योंकि उसने एक महिला से अवैध संबंध बनाए थे और अब उसे डर है कि वह एड्स जैसी किसी बीमारी से पीड़ित होने वाला है और ऐसे ही कीड़े उसके अंदर आने वाले हैं।

उपरोक्त तीनों ही लोग अपने सपनों के कारण रोगी बने थे। इनके सपनों की वजह को फ्रायड के सिद्धांत से समझ सकते हैं कि, 'स्वप्न हमारी दबी हुई आकांक्षाओं और डर का परिणाम होते हैं।' यह तीनों ही केस अपने डर के कारण ऐसे सपने देख पाए इसके परिणामस्वरूप उनके डर में बढ़ोतरी हुई और उनके मस्तिष्क ने उन्हें सच माना और उन्हें बना दिया रोगी। मेरी एक रोगी तो अपने एक सपने के कारण अपना ख़ूबसूरत घर बेचने वाली थी जिसमें उसे यह दिखाई दिया था कि उनके बेडरूम के पास वाली खिड़की के ठीक नीचे ज़मीन में एक आत्मा है और वह उसमें से प्रकट होकर उसे, उसके पति और बच्चों सभी को तबाह कर देना चाहती है।

हमारा अवचेतन इसी तरह से प्रोग्राम्ड है कि यह अपने डर को सही साबित करने के साक्ष्य या सबूत इकट्ठे कर करके लाता है और हमें यक़ीन दिला देता है कि यह डर सच्चा है क्योंकि मानव विकास यात्रा में डर ने इंसानों की जान बचाई थी हिंसक

पशुओं से, प्राकृतिक आपदाओं से और प्रतिद्वंद्वी इंसानों से। वह शत्रुओं के खिलाफ सबूत इकट्ठा करता है ताकि हम सतर्क होकर अपनी जान बचा सकें। लेकिन अब ऐसी परिस्थितियों के न होने के बावजूद उसने डरना नहीं छोड़ा है। हमारा अवचेतन हमें सुरक्षित रखने के लिए निरंतर वर्तमान और भविष्य के ख़तरों से हमें सचेत करता रहता है। बात तब बिगड़ जाती है जब हम सही और ग़लत ख़तरों में अंतर करने की अपनी बेहतरीन इंसानी काबिलियत को भूल जाते हैं और बिना सिर-पैर की बातों पर यकीन करने लगते हैं...और बीमार हो जाते हैं।

हमारे सपने यदि हमें डराएँ तो पहला क़दम तो यह उठाएँ कि अपने मस्तिष्क को यह बताएँ कि यह केवल सपना था और मेरे ही बेकार और बेवजह के डरों के कारण आया था, इसलिए चिंता की बात नहीं है, यह कोई हक़ीक़त नहीं है। यह वाक्य आप कम से कम सपना देखकर उठने पर तीन बार दोहराएँ। ईश्वर को धन्यवाद दें कि यह केवल सपना था और अपनी या जिसके बारे में आपने सपना देखा था उसकी रक्षा की प्रार्थना करके वापस सो जाएँ या सुबह हो गई हो तो उठ जाएँ। ऐसा करने से सपनों से आपको कोई भी ख़तरा नहीं रहेगा, वे आपको रोगी नहीं बनाएँगे और न आपको मानसिक तनाव देंगे। याद रखें, 'सपने तभी नुकसान पहुँचाते हैं जब हम उन्हें सपने मानना बन्द कर देते हैं।'

क्या आपको भूतों का डर भगाना आता है?

मैं एक श्रोता समूह को तनाव प्रबंधन पर लेक्चर दे रहा था। उसमें एक जगह मैंने बताया कि आपको नकारात्मकता (जैसे टीवी प्रोग्राम, बेवजह की ख़बरें और सोशल मीडिया पोस्ट से) से दूर रहना चाहिए। क्योंकि हमारा मस्तिष्क जो चीज बार-बार देखता और सुनता है उसे सच मानने लगता है, जैसे कि 'भूत' को। हममें से किसी ने भी भूत को नहीं देखा है लेकिन हम उनके अस्तित्व को सत्य मानते हैं। अँधेरे में या बियाबान जंगलों

में जाने से हमें भूतों का डर रोकता है, जबकि हमने उन्हें कभी नहीं देखा। बस उनके बारे में सुना है, कहानियों में, किस्सों में, फिल्मों में लेकिन हमारे मस्तिष्क ने उन्हें सत्य मान लिया। क्यों? क्योंकि हमने उनके बारे में बार-बार सुना इसलिए। मेरी यह बात खत्म होने से पहले ही उनमें से एक व्यक्ति ने अपना हाथ उठाया और कहा कि "सर मैंने भूत को देखा है, इसलिए आप ऐसा नहीं कह सकते कि भूत नहीं होते हैं।" मैंने उनसे पूछा कि आपने कब देखा भूत? उसने कहा कि जब मैं छोटा था लगभग 14 साल का। उस वक्त हमारे पड़ोसी की मृत्यु हुई जो कि गाँव में मेरे पिता के मित्र थे। उनकी मृत्यु के 3 या 4 दिन बाद एक रात मैं मूत्र त्याग करने के लिए घर से बाहर निकला, मूत्र करने के बाद मैं पलटा तो क्या देखता हूँ कि पास वाले चबूतरे पर बैठे वह व्यक्ति जिनकी मृत्यु हो गई थी बीड़ी पी रहे थे और मुझे देखकर जोर-जोर से हँस रहे थे।

मैंने उन श्रोता को बैठने के लिए कहा और फिर पूरे समूह से मुखातिब होते हुए बोला कि "आज हमें दो बातें भूतों के बारे में नई पता चली हैं—एक तो यह कि वे बीड़ी पीते हैं और दूसरा यह कि उनकी दुनिया में भी पान-बीड़ी की दुकानें होती हैं, जहाँ से वे बीड़ी खरीदते हैं।" मेरे इतना कहते ही सब श्रोता हँसने लगे और उनके मन से भूत का डर जो थोड़ी देर पहले थोड़ा-बहुत पैदा हुआ होगा (उस व्यक्ति की आपबीती सुनकर) वह भी चला गया।

एक महिला मेरे पास बढ़े हुए बीपी की समस्या लेकर आई जो उसे कुछ दिन पहले ही शुरू हुआ था, लगभग 3 या 4 दिन पहले से। मैंने उनसे पूछा कि "क्या आपको कोई चिन्ता, तनाव या डर है?" तो उन्होंने कहा कि "मुझे एक रात को भूत दिखा था डॉक्टर।"

मैंने पूछा कि "आपने क्या देखा वह मुझे बताइए।"

उसने बताया कि "मैं रात में घर की छत पर खड़ी थी और हमारे घर से कुछ दूरी पर रेलवे ट्रैक है, जहाँ पर अक्सर लोग

हादसे के शिकार होकर मरते हैं। मैंने देखा कि वहाँ पर एक बड़ा-सा आदमी सफेद रंग के लिबास में चला जा रहा है और कुछ देर बाद वह मेरी आँखों से ओझल हो गया। मैं डर गई, भागकर नीचे आई और पसीने-पसीने हो गई। जब दूसरे लोगों ने वहाँ जाकर देखा तो उन्हें वहाँ कुछ नहीं दिखा।"

मैंने उनकी बात सुनकर उनसे पूछा कि उस भूत या भूतनी ने क्या वाकई सफेद रंग के कपड़े पहन रखे थे? उसने कहा, "हाँ", मैंने उससे फिर पूछा, "क्या कपड़े सिले हुए थे?" उसने कहा कि "हाँ, शायद कुर्ता पजामा होगा या कुछ और।" मैंने उससे कहा कि आपकी बातों से मुझे एक बात आज नई पता चली कि भूतों के कपड़े की मील भी होते हैं जहाँ पर उनके कपड़े बनते हैं, मैन्युफैक्चर होते हैं और उनका दर्जी भी होता है जो उनके लिए कुर्ते-पाजामे या पैंट-शर्ट या सलवार-कुर्ते सी कर देता है। मेरे इतने कहने पर वह हँसने लगी और उसके साथ आए उसके अटेंडेंट भी। उसका डर जा चुका था। एक सवाल पूछते ही कई सारे जवाब मिल जाते हैं। हम सवाल नहीं पूछते तो जवाब कैसे मिलेगा। मेरा सवाल उसका उपचार था। भूतों के सम्बन्ध में हम यही करते हैं, सिर्फ डर जाते हैं और पुरानी भूतिया कहानियों में अपनी भी एक कहानी को जोड़ लेते हैं।

हमारे सामने किसी मुर्दे के अन्तिम संस्कार में उपयोग की गई विधियों और वस्तुओं के अनुसार ही हमें भूत का कॉस्ट्यूम दिखता है। जैसे हिन्दू और मुस्लिम लोग भूत को सफेद रंग के कपड़ों में इमेजिन करते हैं जबकि वहीं विदेशी इन्हें अधिकांशतः काले लिबास में। भूतों की छवियाँ हमारे अवचेतन में बसे डरों के अनुसार ही उभरती हैं। भूतों के अस्तित्व को अधिकांशतः आस्तिक लोग ही स्वीकार करते हैं जबकि उनकी आस्था उन्हें बताती है कि ईश्वर ही सर्व शक्तिमान है तो फिर उसके होते उन्हें कौन नुकसान पहुँचा सकता है! आस्तिकों अपने ईश्वर पर विश्वास कीजिए उसके चाहे बगैर आपको कुछ नहीं हो सकता

और न कोई आपको कोई नुकसान पहुँचा सकता है।

पुनःश्च—भूतों की दुनिया अगर है तो हम सबको क्यों नहीं दिखती? अगर वह भी हमारी तरह एक सामाजिक प्राणी हैं, उनकी दुकाने हैं, उनकी मील-फैक्टरी हैं, उनके स्कूल, उनके गुरु, उनके शिष्य, उनके खानसामा जो उनके लिए खाना बनाते हैं भी होंगे। यह सब हमें क्यों नहीं दिखते? सिर्फ कुछ डरपोक और कुछ डराने वालों को ही क्यों दिखते हैं ये भूत-प्रेत? सवाल कीजिए और जवाब ढूँढ़िये। आप जवाब जानकर हँसने लगेंगे और आपका डर भाग जाएगा।

क्या आपको ब्लैकमेलिंग से निपटना आता है?

ज़िन्दगी में कोई भी कभी भी ब्लैकमेल हो सकता है। यह मज़ाक में किया जा सकता है या फिर क्रिमिनल स्तर पर। यह किसी जान पहचान वाले द्वारा किया जा सकता है या फिर किसी शातिर बदमाश के द्वारा। नेता, शातिर बदमाश, पत्रकार, पुलिसवाला, वकील, आपका ही कोई कर्मचारी, भूतपूर्व या वर्तमान प्रेमी या प्रेमिका...कोई भी ब्लैकमेल कर सकता है। ब्लैकमेल के लिए कोई वीडियो, कोई मैसेज़, कोई ऑडियो, कोई फ़ोटो या कोई पेपर्स प्रयोग हो सकते हैं। अक्सर लोग इसमें उलझ कर आत्महत्या या हत्या करने के विकल्प को चुन लेते हैं। आत्महत्या या हत्या करने के बाद तो सारे विकल्प ही ख़त्म हो जाते हैं और फिर कोई कुछ नहीं कर सकता। आजकल आये दिन हम ख़बर पढ़ते हैं कि एक व्यवसायी को किसी मॉडल द्वारा ब्लैकमेल किया गया और उसने आत्महत्या कर ली, या किसी महिला को ऑफिस के ही एक कलीग ने ब्लैकमेल किया और उसने भी मरना ही चुना। कई लोग इस जाल से निकलने के लिए पैसा लुटा देते हैं तो कई अपनी जान। ब्लैकमेलिंग अक्सर प्रतिष्ठित व्यक्ति या किसी महिला के ख़िलाफ़ की जाती है। यह सच्चे या झूठे तथ्यों पर आधारित हो सकती है। ब्लैकमेल

करने वाला अपनी शर्त पूरी होने पर ब्लैकमेल करना बंद भी कर सकता है और इसे जारी भी रख सकता है। ब्लैकमेल करने वाला आपसे रुपया, संपत्ति, कोई सपोर्ट या शारीरिक संबंध बनाने के लिए मजबूर कर सकता है।

ब्लैकमेल होने वाला अपने आप को नरक की यातना झेलता हुआ पाता है जहाँ उसे दिन-रात तिल-तिल कर मारा जाता है। उसकी नींद उड़ जाती है और वह अपने अंधकारमय भविष्य को सोच-सोचकर मरने या मारने पर उतारू हो जाता है। कई ब्लैकमेल करने वालों को मौत के घाट लोग उतार देते हैं और ख़ुद को जेल में उम्र भर के लिए क़ैद करवा लेते हैं।

ब्लैकमेल जब किसी को किया जाता है तो उसे लगता है कि यह क्या हो गया? क्या कहानी-किस्सों और फ़िल्मों के अलावा यह हक़ीक़त में भी होता है और होता भी है तो मेरे साथ ही क्यों? यह होते ही वह हल ढूँढ़ने की बजाय चिंता में डूब जाता है, क्योंकि इसका हल निकालना किसी ने बताया ही नहीं उस बेचारे को। यह वह सबक है जो हमें हमारे स्कूल-कॉलेज और माँ-बाप भी नहीं सिखाते।

लेकिन अगर शांति से इसके हल के बारे में सोचा जाए तो बहुत आसानी से इस अँधेरे समंदर से निकला जा सकता है। सबसे पहले तो आप यह तय करें कि ब्लैकमेलर द्वारा जिस मुद्दे पर आपको ब्लैकमेल किया जा रहा है उसका सबसे बुरा परिणाम क्या हो सकता है और उस बुरे परिणाम को स्वीकार कर लीजिए। चीनी दर्शन के अनुसार 'मन की सच्ची शांति बुरे से बुरे को स्वीकार करने से आती है।' ऐसा करके हम नकारात्मक ऊर्जा को मुक्त करके सकारात्मक ऊर्जा को ग्रहण करने लगते हैं। जब हम बुरे से बुरे को स्वीकार कर लेते हैं तो हमारा मन शांत हो जाता है क्योंकि फिर हमारे पास खोने को कुछ नहीं बचता। जब मन शांत हो जाए तो अब यह सोचे कि इस बुरे से बुरे को कैसे टाला जाए। उसके लिए आप अपने दोस्तों, परिवार के सदस्यों या

फिर क़ानून की मदद ले सकते हैं। हाँ, क़ानून इसमें मदद करता है और यदि ब्लैकमेल करने वाले के पास की जानकारी को आप गोपनीय रखना चाहे (जब वह गिरफ्तार हो जाए) तो भी रखी जा सकती है, यदि आपने कोई क़ानूनन अपराध नहीं किया है तो।

कई बार हमारे पास बेहतरीन और असरदार मददगार होते हैं लेकिन हम उनकी मदद लेने में हिचकते हैं और ख़ुद को मुसीबत में डाल लेते हैं। अकेले-अकेले ना घुटें। याद रखें मदद माँगोगे तो ही मदद मिलेगी। आपके पास एक अद्भुत दिमाग़ है जो ईश्वर ने आपको समस्याओं से निकलने के लिए ही दिया है तो आप उसका उपयोग कीजिये।

अंत में याद रखें कि जो आपको ब्लैकमेल कर रहा है वह क़ानूनन एक अपराध कर रहा है और अपराधी के ख़िलाफ़ मदद लेने के लिए आपके पास बहुत सी संस्थाएँ और लोग हैं...उनकी मदद लीजिए। न कि अपनी जान दीजिये और न किसी की जान लेकर हत्यारे बनिये। सोचिये, समझिये, फैसला लीजिए और प्रक्रिया शुरू कर दीजिए ब्लैकमेलरों को सबक सिखाने की।

सत्यमेव जयते

क्या आपको कहानियों की मदद लेना आता है?

सभी धर्म ग्रंथों ने भी हम इंसानों को शिक्षा देने के लिए कहानियों का सहारा लिया है। आदम अ.स. हों, मूसा अ.स. हों, इसा अ.स. हो, मोहम्मद स.अ.व. हों, गौतम बुद्ध हों, कन्फ्यूशियस हों या लाओत्सू हों सभी ने हम इंसानों को शिक्षा देने के लिए कहानियों का सहारा लिया है। कहानियों ने हमारा सदियों से मार्गदर्शन किया है। कहानियों ने हमारी हिम्मत बढ़ाई है, हमें साहस से ओतप्रोत किया है और मंज़िल पर पहुँचाया है। कहानियाँ अच्छी भी होती हैं और बुरी भी। आपको हंस की तरह उनमें से मोतियों को चुनना आना चाहिए और कंकड़ को निकाल फेंकना। अच्छी कहानियों से स्वास्थ्य और जीवन निखर सकता है और बुरी कहानियाँ आपको भ्रमित, रोगी और बर्बाद कर सकती हैं। नकारात्मक कहानियों से दूरी रखें और जीवन में सकारात्मक प्रभाव वाली कहानियों की खोज में रहें। जैसे ही वह मिले उन्हें तुरंत संजो कर रख लें और जीवन में उतार लें।

कहानियाँ वे हैं जो हमें हँसते-हँसाते, रोते-रूलाते, कभी मुस्कुराहट तो कभी आँसुओं के साथ जीवन जीने की कला बड़ी आसानी से सिखा दें। कहानियों से हमारा लगाव एक स्वाभाविक लगाव है, यह हमारे आदिम विकास से जुड़ा है। हम चाहे गुफा मानव थे या आज के आधुनिक मानव, हमें कहानियों की उस समय भी ज़रूरत थी और आज भी है। कहानी हम मनुष्यों के जीवन का एक प्रमुख अंग है। यह जीवन का एक वैकल्पिक नहीं अनिवार्य विषय है जो कि हमारा भविष्य तय करती हैं। बचपन में हमें सुनाई गई कहानियों से ही हमारा चरित्र निर्माण होता है। हमारे जीवन को दिशा देती हैं कहानियाँ।

एक चिकित्सक होने के नाते मैंने पाया है कि कई बार रोगियों को दवाई की नहीं प्रेरक कहानियों की ज़रूरत होती है। यह बात मैं भावनाओं में बहे किसी रूमानी प्रेमी की तरह नहीं

बल्कि पूरे वैज्ञानिक और चिकित्सकीय दृष्टिकोण से कह रहा हूँ। आपने देखा होगा कि किसी कैंसर के रोगी को बहुत ही बल मिलता है, जब वह पेपर या मैगज़ीन में किसी ऐसे व्यक्ति की कहानी पढ़ता है जिसने कि कैंसर को मात दी हो। यक़ीनन कैंसर से पीड़ित उस रोगी के लिए उस मैगज़ीन की वह कहानी किसी अमृत से कम नहीं है और मैं यक़ीन से कह सकता हूँ कि वह कहानी आज की प्रचलित कैंसर की चिकित्सा किमोथेरैपी एवं रेडियोथेरैपी से ज़्यादा प्रभावशाली होगी।

मैं अपने रोगियों में देखता हूँ कि उन्हें बड़ी राहत मिलती है जब हम उन्हें बताते हैं कि आपके जैसे जटिल रोग वाले कई रोगी हमारे परामर्श से ठीक हुए हैं। यह सकारात्मक कहानियाँ उनके लिए एक शानदार औषधि साबित होती हैं। यह बात हर एक क्षेत्र में एक जैसी है।

कहानियाँ हमारी समस्याओं के समाधान के लिए एक मार्गदर्शक का कार्य करती हैं। यदि आपको कोई आपके मित्र के ख़िलाफ़ भड़काए तो आप सुकरात की 'तीन छलनी परीक्षा' कहानी पढ़ें, अगर आपको बहुत सारे मित्र और सच्चे मित्र के बीच महत्त्व जानना हो तो आप 'बहुत सारे दोस्तों वाला ख़रगोश' कहानी पढ़े, यदि आपको किसी का दिल रखकर उसका दिल जीतना सीखना है तो आप 'पाँच बातें' पढ़ें, आपको अपने जीवन साथी के लिए सच्चे अर्थों में कुछ करना है तो 'माउंटेन मैन–दशरथ माँझी की कहानी पढ़ें' यदि आपको बिज़नेस में सिरमौर बनना है तो कर्मठ–'साहकिरो होंडा, बिल गेट्स, स्टीव जॉब्स और जेफ बेज़ोस की कहानी पढ़ें', यदि आप महिला हैं और बिज़नेस में सिरमौर बनना चाहती हैं, तो 'बॉर्बी-डॉल की निर्माता रूथ हैंडलर' की कहानी पढ़ें, यदि आप निम्न से उच्च पद तक पहुँचने वाले नेता बनना चाहते हैं तो आप 'अब्राहम लिंकन की कहानी पढ़ें', यदि डॉक्टरों ने आपकी बीमारियों का इलाज असंभव बताया है तो आप 'मॉरिस गुडमैन' की कहानी पढ़ें, संबंधों को मधुर बनाने

के लिए तोहफ़ों का महत्त्व जानना हो तो 'ओ-हेनरी की तोहफ़ा' कहानी पढ़ें।

इस पुस्तक में भी मैं कुल छह महान और विश्वप्रसिद्ध कहानियाँ चुनकर, संजोकर आपके लिए लाया हूँ जो आपके जीवन को नई राह दिखाएँगी। लेकिन आप सिर्फ़ इन छह कहानियों पर ही बस न करें। आप और महान कहानियों की तलाश में रहें, उन्हें ढूँढ़ें और जब वे मिल जाएँ तो उन्हें हीरे की तरह सँजो लें और ज़िन्दगी में उतार लें...यह आपके डिप्रेशन और स्ट्रेस को नष्ट करने वाला अमृत है। कहानी जीवन का एक अकाट्य सत्य है।

क्या आपका घर स्वर्ग है?

चिकित्सा विज्ञान ने इस बात को लगभग पूरी तरह से नज़रअंदाज़ किया है कि घर का माहौल सेहत में कितना महत्त्वपूर्ण स्थान रखता है। यदि घर स्वर्ग है तो फिर रोग वहाँ कहाँ निवास करेंगे और अगर घर नर्क जैसा ही वीभत्स और घृणा का पुंज है तो फिर वहाँ सेहत कैसे रह सकती है। हम चिकित्सक अपनी प्रतिदिन की प्रैक्टिस में ऐसे कई रोगियों से मिलते हैं जो कि अपने घर के बुरे माहौल से रोगी बने हैं। सास ने बहू को, बहू ने सास को, बाप ने बेटे को, बेटे ने बाप को, पति ने पत्नी को तो पत्नी ने पति को बीमार कर रखा है। मेरे पास एक बार पुणे से एक महिला का फ़ोन आया कि वह उसके पति और सास-नंदों से बहुत ही ज़्यादा परेशान है और अपना जीवन समाप्त कर देना चाहती है, आप कुछ मदद कीजिए, मेरा इलाज कीजिए, मेरी ज़िन्दगी बचा लीजिए सर, मेरे दो मासूम बच्चे हैं। मैंने कहा कि मेम आप ग़लत जगह मदद माँग रही हैं, आपका समाधान दवाई नहीं है। यदि आपको लगता है कि वे सुधर सकते हैं तो उन्हें मौक़ा दीजिये और प्रयास कीजिए और यदि बिल्कुल नहीं लगता कि वे सुधरेंगे तो उन्हें मज़ा चखा दीजिये,

जिसके वे हक़दार हैं (पाठक यहाँ याद रखें कि हम चिकित्सकों के लिए रोगी की जान बचाना पहला कर्तव्य है)। उसने मेरी सलाह मानी और उनकी पुलिस कंप्लेंट कर दी। फिर कुछ दिनों बाद उसी महिला का फ़ोन आया कि अब वे सब सुधर गए हैं और मुझे प्रताड़ित और पीटना बंद कर दिया है...शुक्रिया सर, एक अच्छी और कामयाब सलाह देने के लिए।

मेरा कहने का मतलब यहाँ यह बिल्कुल नहीं है कि आप भी अपने घरवालों की पुलिस कंप्लेंट कर दें। मैं तो सिर्फ़ यह बताना चाहता हूँ कि घर के माहौल को सुधारने में जो भी ज़रूरी हो वह करें, लेकिन अभी करें, पूरी प्लानिंग से करें और उसमें सफल होकर अपने घर को स्वर्ग बना लें।

आप पता करें कि घर में झगड़ों की मूल वजह क्या है? उसे पेपर पर लिखें। अब उसके संभावित और श्रेष्ठ समाधानों को भी लिखें। अब सबसे श्रेष्ठ समाधान को चुन लें और उस पर अमल शुरू कर दें। याद रखिए सबसे ज़्यादा महत्त्वपूर्ण और अहम किरदार आप ही हैं इसलिए आप अपनी भूमिका को सबसे अच्छे से निभाएँ। समस्या के समाधान के लिए अपने घरवालों से भी बात करें और उन्हें बताएँ कि यह समस्या कितनी घातक है और इसके कितने बुरे परिणाम हो रहे हैं और आगे स्थिति और भी घातक हो सकती है। उन्हें भी उनकी भूमिका बता दें और विनती करें कि वे इन सबको सुधारने में आपकी मदद करें।

यदि बहू-बेटे को अलग करने से घर-परिवार में शांति आती है तो उन्हें अलग रहने दीजिए, यदि प्रॉपर्टी को लेकर झगड़ा है तो उसे उन्हें उनके हक़ के अनुसार ईमानदारी से बाँट दीजिये। यदि कोई बाहरी व्यक्ति आपके घर में अशांति का कारण है तो उसे अपने जीवन से निकाल दीजिये (शांति पाने के लिए थोड़ी कुर्बानी तो देना पड़ेगी), यदि रिश्ता अब बोझ बन गया है और सुधार की कोई आशा नहीं है तो ऐसे रिश्ते के बोझ को उतार

फेंकिए और एक नया जीवन शुरू कीजिए।

हर घर का एक व्यक्तित्व होता है। जैसे ही हम उसमें दाख़िल होते हैं वह हमें ढाँप लेता है, वह हमें ख़ुद में समाहित कर लेता है। यह व्यक्तित्व दीवार पर लटकी महँगी पेंटिंग्स, मखमली कालिंद या चमकते हुए झूमरों से नहीं बनता। यह घर का व्यक्तित्व तो बनता है घर में रहने वाले लोगों से, उनके आपसी प्रेम और समझ से। जब घर का व्यक्तित्व बिगड़ेगा वहाँ संघर्ष, धोखे, हिंसा, फूट और वाद-विवादों का बोलबाला होगा तो परिवार का हर सदस्य इसे भुगतेगा और कष्ट उठाएगा। यह कष्ट सदस्यों को बीमार कर सकता है या मार भी सकता है। रुकिए और सोचिये, क्या आपको अपने घर को स्वर्ग नहीं बनाना चाहिए? हाँ, यह नामुमकिन नहीं है और भूल जाइए कि यह सिर्फ़ अमीरों के लिए ही संभव है। अपने घर को स्वर्ग उसमें रहने वाले सदस्य ही बनाते हैं और ये स्वर्ग ग़रीब बस्तियों में आम है और अमीर बस्तियों में दुर्लभ।

क्या दोस्त सुकून देते हैं?

'सच्चा मित्र वह है जिसके पास होने पर आप डॉक्टर, दवाई और बीमारियाँ सब कुछ भूल जाते हैं।'

हाँ, सच्चा मित्र एक चिकित्सक भी होता है, वह औषधि भी है और वह बीमारियों को चुटकी में नष्ट कर देने वाली अद्‌भुत प्रार्थना भी। मैंने अपने चिकित्सा कैरियर में यह बात बहुत अधिक बार महसूस की है कि सच्चे मित्र के न होने पर या सच्चे मित्र की मृत्यु के बाद या सच्चे मित्र का साथ छूट जाने पर लोगों के स्वास्थ्य पर बहुत ही ज़्यादा नकारात्मक प्रभाव पड़ता है, तक़रीबन इतना ही जितना कि कैंसर से। मित्र हमें सुकून देते हैं, एकांत को दूर करते हैं, डर को नष्ट करते हैं, चिंताओं को मिटा देते हैं।

जब मेरे पास अवसाद या भय से घिरे रोगी आते हैं तो

मैं उन्हें सलाह देता हूँ कि आप अपने मित्रों के बीच ज़्यादा से ज़्यादा वक़्त बिताएँ। उनमें से अधिकांश का यह जवाब होता है कि, 'हमारा ऐसा कोई मित्र ही नहीं है जो हमारा साथ दे।' तो मैं जवाब देता हूँ कि, 'आप नये मित्र बनाएँ, नहीं तो दवाएँ आपकी मित्र बन जाएँगी।' अवसाद से निपटने के लिए अपने लिए बेहतरीन मित्रों की सेना आपके बहुत काम आएगी। अभी एक पेपर पर अपने दस अच्छे दोस्तों के नाम लिखिए और उनसे अपने संबंधों को मधुर बनाने के प्रयास कीजिए। याद रखिए ज़रूरत आपको है इसलिए पहल आप ही करें, उनकी छोटी-मोटी ग़लतियों को नज़रअंदाज़ करिए, उनसे प्रेम कीजिए, उनका सम्मान कीजिए, उनकी मदद कीजिए, आवश्यकता होने पर उन्हें कुछ पैसे भी उधार दीजिये, उनके साथ छोटी-मोटी यात्रा भी प्लान कीजिए...आदि। यह सभी बातें आपको कई सारे मित्र दिलवा देंगी। अपने मित्रों से ऐसा व्यवहार कभी न करें जो आप अपने लिए पसंद नहीं करते। उनसे वैसा व्यवहार करें जो आप अपने लिए पसंद करते हैं।

जो आपके सच्चे मित्र हैं उन्हें किसी भी कीमत पर न खोएँ। उन्हें सहेज कर रखें, ऐसे ही जैसे कि हम किसी कीमती रत्न और हीरे को रखते हैं। वे मूर्ख ही हैं जो अपने मित्रों को अपनी बातों और हरकतों से खो देते हैं। आदिमानव ज़हर से बुझे तीरों से जानवरों का शिकार किया करते थे और हम आलोचना और कटुता से भरे शब्दों से अपने मित्रों को नष्ट करते चले जाते हैं। क्या यह मित्रों का नष्ट होना आपके हित में है? क्या आपका अकेला रह जाना आपके लिए फायदेमंद है? आदिमानव तो शिकार करके अपना पेट भर लेते थे, लेकिन आप मित्रों को नष्ट करके स्वयं में एकांत और क्रोध का ज़हर भर लेते हैं और यह ज़हर किसी और को नहीं, आपको ही नष्ट करता है।

क्या पॉश कॉलोनी में रहना आपके डिप्रेशन और तनाव की वजह हो सकती है?

मेरे एक रोगी जो कि आज से 20 साल पहले तक शहर के एक मिडिल क्लास मोहल्ले में रहते थे। क़िस्मत ने पलटा खाया और वे धनी हो गए। सबसे पहला क़दम आम आदमी अमीर बनने के बाद यह उठाता है कि वह अमीर जैसा दिखने के जतन करता है, गाड़ी, बंगला...आदि, आदि। उन्होंने भी ये सब किया तथा एक क़दम और उठाया कि अपना घर शहर की सबसे अमीर कॉलोनी में बनवा लिया। शायद वे ख़ुश हुए होंगे उस वक़्त क्योंकि वह सफलता का अपना एक पैमाना है जो दुनिया ने तय किया है। पैमानों का भी अपना मनोविज्ञान है बहुत जटिल भी और बहुत सरल भी। मैं हमेशा कहता और लिखता आया हूँ कि अपनी सफलता के पैमाने ख़ुद तय कीजिए और जीवन का आनन्द लीजिए। दूसरों के बनाए सफलता के पैमाने बहुत महँगे पड़ते हैं। ख़ैर, वे जब पॉश कॉलोनी आये तो यहाँ एक बहुत बड़ा परिवर्तन हुआ उस पुरानी कॉलोनी की तुलना में और वह था, लोगों का आपस में एक-दूसरे से कोई मेलजोल न रखना। पॉश कॉलोनी के लोग की एक विशेषता होती है कि वे एक-दूसरे से बात नहीं करते, उन्हें एक-दूसरे से कोई मतलब नहीं रहता। इन कॉलोनी के निवासी एक-दूसरे के दुख-तकलीफ और ख़ुशियों में भी शरीक नहीं होते। इन कॉलोनियों के लोग पालतू जानवरों को ख़ूब पालते हैं शायद इंसानों की कमी को पूरा करने के लिए, लेकिन इंसानों का कहाँ कोई बदल होता है। इन कॉलोनियों के बच्चे भी ऐसे ही होते हैं, वे एक-दूसरे के साथ नहीं खेलते। उनके पास खिलौने तो ढेर सारे होते हैं, लेकिन दोस्त बिल्कुल नहीं। यह मनुष्य के सामाजिक होने का अंतर्विरोध है और इसी अंतर्विरोध के चलते उनके तीनों बच्चे उस पुराने

मोहल्ले की तुलना में यहाँ अकेले पड़ गए और उनके इस एकांत ने उन्हें घेर लिया बचपन से जवानी तक और बना दिया डिप्रेशन और डर का रोगी। तीनों बच्चों की न ख़त्म होने वाली समस्याओं और उनके व्यवहार को देखकर उनकी माँ भी डिप्रेशन की रोगी बन चुकी है।

यह 4 मानसिक रोगी पॉश कॉलोनी कल्चर के कारण बीमार हुए हैं। यह परिवार समाज और लोगों से दूर हुआ और एकांत का शिकार हो गया। पॉश कॉलोनी में सभी अमीर होते हैं इसलिए आपकी सफलताएँ आपको दिखाई देना बंद हो जाती हैं, जैसे कि आप ग़रीब मोहल्ले में कार ख़रीद कर लाएँगे तो बहुत सारे लोग बधाई देने आ जाएँगे और आपको अपनी सफलता महसूस होगी। लेकिन अमीरों की बस्ती में ये सब कुछ मायने नहीं रखता। यही वजह है कि आप वहाँ कम ख़ुश रह पाते हैं। आपके दुख, तकलीफ़ या खुशियाँ देखकर आपके पास कोई नहीं आता इसलिए आप ख़ुद को अकेला और बेसहारा महसूस करने लगते हैं। धीरे-धीरे आप चिंतित, तनावग्रस्त और डरपोक हो जाते हैं।

आपको क्या करना चाहिए?

पॉश कॉलोनी के लोगों को चाहिए कि वे लोगों से मेलजोल बढ़ाएँ, सच्चे मित्र बनाएँ, रिश्तेदारों के फंक्शन में शामिल हों, ग़रीब बस्तियों और ग़रीबों के पास जाएँ, लोगों की मदद करें, प्रकृति से नजदीकियाँ बढ़ाएँ, पालतू जानवर पालें और अंत में सबसे प्रमुख कि आप सच्चे धार्मिक बन जाएँ। अगर आप भी पॉश कॉलोनी में रहने का सोच रहे हैं तो एक बात याद रखियेगा कि, 'ये पॉश कॉलोनियाँ डिप्रेशन के रोगियों की संख्या के मामले में भी पॉश होती हैं।'

क्या आपको नए शहर में खुश रहना आता है?

आदित्य एक छोटे कस्बे में रहने वाला युवा था। वहाँ उसके दोस्त

थे, भाई-बहन थे, माँ-बाप थे, रिश्तेदार थे और घर जैसे ही पड़ोसी थे। कुछ बीमार सा लगता या कुछ परेशान होता तो दसियों लोग पूछने आ जाते—'यार क्या हुआ है? कमजोर लग रहा है, परेशान लग रहा है, कोई दिक्कत तो नहीं है ना, हम क्या मदद कर सकते हैं बता, यार तू ऐसे गुमसुम अच्छा नहीं लगता...आदि, आदि।" खुशियों और दुःखों के बहुत से साथी। फिर आदित्य ने एमबीए किया और उसकी नौकरी एक बड़े शहर में लग गई। उसने शादी भी कर ली...। अब वह शहर की एक अच्छी कॉलोनी में फ्लैट लेकर रहने लगा। यहाँ अब वह शहर की भीड़ में अकेला हो गया, न कोई दोस्त, न रिश्तेदार और पड़ोसी तो हैं लेकिन न वह उन्हें जानता है न उन्हें इसे जानने में दिलचस्पी है। अब वह बीमार हो, दुखी हो, खुश हो... कोई उसके साथ यह बाँटने नहीं आता। उसने कार ली कोई नहीं आया उसे बधाई देने, वह बीमार हुआ तो उसके साथ अस्पताल में बस उसकी बीवी थी और ऑफिस से छुट्टी के बाद औपचारिकता पूरी करने के लिए आते कुछ सहकर्मी, बस...और उनके जाने के बाद फिर एकान्त। यह कहानियाँ अनगिनत लोगों की हैं जो नए शहरों में एकान्त का दंश झेल रहे हैं।

हमारे शहर प्रवासियों से भरे हुए हैं। हर कभी होते ट्रान्सफर, टॉरगेट का प्रेशर, केवल पैसों के पीछे भागते लोग और उनकी आत्माएँ भीड़ में अकेली हैं। लम्बे समय का एकान्त घातक है और भीड़ में एकान्त तो और भी ज्यादा दर्द देता है। एकान्त से उत्पन्न यह अवसाद या डर अब बहुत आम होता जा रहा है। लोग डरे हुए हैं कि अगर जरूरत पड़ी तो उनकी मदद के लिए कौन आएगा? उनका क्या होगा? उनके बच्चों का क्या होगा? पूँजीवाद से संचालित यह समाज क्या उन्हें कोई सहारा देगा? इन सब डरों को भुनाकर इंश्योरेंस कम्पनियाँ अपनी स्कीम बेचने में कामयाब हो रही हैं। पूँजीवाद से उत्पन्न समस्याओं के निराकरण के लिए लोग बेचारे पूँजीवाद की ही

शरण में जाने को मजबूर हैं। खैर, मेरा यह मानना है कि हम मनुष्य एक सामाजिक प्राणी हैं इसलिए हमें समाज में रहकर ही सुकून मिलेगा।

अगर आप एक नए और अंजान शहर में हैं तो अपने एकान्त को दूर करने के लिए यह काम करें—

- प्रार्थना करें। याद रखें सर्वव्यापी ईश्वर से अच्छा साथी कोई नहीं हो सकता।
- अपने घरवालों से अच्छा और प्रेमपूर्ण व्यवहार कीजिए क्योंकि वे हमारा एक संसार हैं।
- लोगों की मदद के लिए हमेशा तैयार रहें। याद रखिए हर इनसान एहसान को उतारना चाहता है जहाँ तक सम्भव हो, इसलिए आपके कई मददगार बन जाएँगे।
- पुराने दोस्तों से बातचीत करते रहें फोन पर या उनके पास जाकर।
- किसी एनजीओ या कल्याणकारी संस्थाओं से जुड़ जाएँ। इसमें आपको बहुत ही अच्छे लोग मिलेंगे जो आपसे सच्ची दोस्ती निभाएँगे।
- अपने घर पर रिश्तेदारों या उनके बच्चों को कभी-कभी बुलाते रहें।
- और सबसे बड़ी बात अपने शरीर का खयाल रखें क्योंकि इससे अच्छा हमसफर कोई नहीं। यह साथ है तो हर समस्या से निपटा जा सकता है...है न।

क्या पुराने दर्द का कारण, आपकी मानसिक दुर्बलता है?

प्रत्येक मनुष्य को जीवन में कभी न कभी बुरी से लेकर बहुत बुरी परिस्थितियों का सामना करना पड़ता है। कुछ लोग मानसिक रूप से इतने सक्षम होते हैं कि इनसे सरलता से निपट लेते हैं, पर कुछ लोग परिस्थितियों को स्वीकार करके सहज नहीं रह पाते। डर, चिंता, तनाव, अवसाद उन पर भारी पड़ जाते हैं। जब हमारे

मस्तिष्क को यह लगने लगता है कि कोई भावना इतनी तीव्र है कि आप उसे सह नहीं पाएँगे, तो मस्तिष्क डिफेंस मेकेनिज़्म ऑन कर देता है। इसे विस्तार से समझते हैं। अक्सर मसाज थैरेपी देने वालों के सामने एक बात होती है कि वे दुखती हुई मसल्स की मालिश करते हैं और रोगी फफक कर रोने लगता है। उसकी आँखों में आँसू आ जाते हैं। वह पुराने समय में चला जाता है। ऐसा क्यों होता है? इसके पीछे वजह है हमारी भावनाओं का फिज़िकल कंपोनेंट (भौतिक पहलू)। अर्थात् जब हमारे सामने कोई नकारात्मक घटना घटती है तो हमारी मसल्स उसके भावनात्मक संवेगों को स्टोर कर लेती हैं और वह वहाँ पर तब तक स्टोर्ड रहती है जब तक कि हम उसे प्रवाहित न कर दें या उससे मुक्ति न पा लें। हमारा मस्तिष्क उन भावनाओं को मसल्स में लॉक कर देता है और मसल्स का वह हिस्सा टाइट हो जाता है। बहुत समय तक मसल्स का टाइट रहना लम्बे समय तक बने रहने वाले दर्द का सबब बन जाता है और हम दर्द की समस्या से ग्रस्त हो जाते हैं। यही वजह है कि जब मसाज थेरेपिस्ट उन भावनाओं को समेटे हुए पॉइंट्स पर मसाज करता है तो हमारी भावनाएँ फिर से ताज़ी हो जाती हैं और हम रोने या सिसकने लगते हैं।

एक पहलू यह भी है कि जब हम पर कोई बहुत ज़्यादा नकारात्मक विचारों की बारिश होती है तो हमारा मस्तिष्क उनसे हमारा ध्यान हटाने के लिए एक विशेष भाग की मसल्स, जॉइंट्स और नर्व के ब्लड सर्कुलेशन को धीमा कर देता है और जिससे वह स्थान सख़्त होकर दर्द करने लगता है। न्यूयॉर्क यूनिवर्सिटी के डॉ. जॉन सरनो इसे टेंशन मायोसाइटिस सिंड्रोम (TMS) कहते हैं। ऐसा करने से हमारे शरीर में दर्द होने लगता है और हम उन नकारात्मक बातों पर कम ध्यान दे पाते हैं। यह शरीर का हमारी सुरक्षा करने का निराला अंदाज़ है।

यदि आपको बिना किसी चोट के ही किसी ख़ास मसल्स में

दर्द है तो आप शांति से बैठकर अपने मस्तिष्क को समझाएँ कि अब आप सक्षम हैं किसी भी स्थिति से निपटने के लिए इसलिए अब वह दबी हुई भावना मस्तिष्क निकाल दे या प्रवाहित कर दे। ऐसा कह कर आप 15 मिनट ध्यान में बैठ जाएँ। आप पाएँगे कि आपके दर्द और जकड़न में चमत्कारिक रूप से कमी आ रही है...और कुछ दिन के अभ्यास से आप उस दर्द और जकड़न से हमेशा के लिए मुक्ति पा लेंगे।...तो खोल दीजिये अपने दर्द की गाँठ...हाँ, अभी।

खुशियों का सूर्योदय

उसके पास हार मानने के पर्याप्त कारण थे...

कैरोली टकास ने 1948 और 1952 के समर ओलंपिक्स में गोल्ड मेडल जीतकर इतिहास रच दिया था लेकिन दुनिया उन्हें इस वजह से नहीं जानती बल्कि इसलिए जानती है कि उन्होंने अपना दायाँ हाथ खोने के बावजूद यह मुकाम पाया था।

कैरोली टकास हंगरी की सेना में थे। उन्हें पिस्टल शूटिंग के खेल में महारत हासिल थी। 26 साल की उम्र में ही उनका नाम दुनिया के सर्वश्रेष्ठ शूटर्स में शामिल हो चुका था। वे लगभग सभी राष्ट्रीय एवं अन्तर्राष्ट्रीय मुकाबलों में जीत हासिल कर चुके थे। अब उनका एकमात्र लक्ष्य 1936 ओलंपिक्स में गोल्ड मेडल जीतने का था। लेकिन इसमें हिस्सा लेने से उन्हें मना कर दिया गया था क्योंकि वह सर्जन थे और केवल कमीशंड ऑफिसर ही हिस्सा ले सकते थे। उनके सपने के आड़े आने वाला यह पहला रोड़ा था। हालाँकि बर्लिन गेम्स के बाद ये नियम हटा लिया गया था। अब कैरोली 1940 ओलंपिक जीतने का सपना देखने लगे।

कैरोली टकास की काबिलियत और लगातार जीत के सिलसिले को देखते हुए हंगरी वासियों को पूरा विश्वास था कि 1940 में होने वाले टोक्यो ओलंपिक्स में कैरोली जरूर जीतेंगे। देशवासियों की तरह के कैरोली का भी सपना था कि वह 1940 में हंगरी को गोल्ड मेडल दिलवाएँगे। वे सपनों को आँखों में लिये पूरे जुनून के साथ ओलंपिक की तैयारी में जुटे हुए थे लेकिन

अचानक उनके साथ एक बड़ा हादसा हो गया। आर्मी कैंप में प्रैक्टिस करते वक्त उनके दाहिने हाथ में हैंड ग्रेनेड ब्लास्ट हो गया। उनका हाथ शरीर से अलग हो गया। इस घटना को सुनकर सभी हंगरी वासियों की उम्मीदों पर पानी फिर गया। लेकिन एक व्यक्ति ने हार नहीं मानी थी, वह था कैरोली। क्या हुआ उनका दायाँ हाथ अब उनके शरीर का हिस्सा नहीं है। लेकिन बायाँ हाथ तो है। उसी को वे अपना बेस्ट शूटिंगहैंड बनाएँगे। गोल्ड मेडल हंगरी इसी हाथ के माध्यम से आएगा।

शुरुआत में अभ्यास के दौरान उन्हें बहुत तकलीफों का सामना करना पड़ा लेकिन उन्होंने हार नहीं मानी। लगन, कड़ी मेहनत और अभ्यास के दम पर अपने बाएँ हाथ को उन्होंने अपना बेस्ट हैंड बना ही लिया। एक साल बाद 1940 में ओलंपिक से पहले वे राष्ट्रीय चैंपियनशिप में भाग लेने के लिए आए तब तक किसी को नहीं पता था कि कैरोली अपने बाएँ हाथ से अभ्यास कर रहे थे। अन्य प्रतियोगियों को लगा कि वे उनका मनोबल बढ़ाने आए हैं लेकिन वे वहाँ उनका हौसला बढ़ाने नहीं बल्कि उनसे प्रतियोगिता करने आए हैं। इसके बाद अपने बाएँ हाथ से शूटिंग करते हुए कैरोली ने सभी को मात दी और मुकाबला अपने नाम कर लिया। इस जीत के साथ हंगरी वासियों में खुशी की लहर दौड़ गई। कैरोली हीरो बन गए थे। अब इन्तजार था 1 साल बाद होने वाले 1940 ओलंपिक का। लेकिन 1940 ओलंपिक विश्वयुद्ध की वजह से रद्द कर दिया गया। कैरोली को एक बार फिर निराशा हाथ लगी। सबको लग रहा था कि अब कुछ नहीं हो सकता। लेकिन कैरोली अभी भी उम्मीद लगाए हुए थे। उन्होंने अपना अभ्यास 1944 के ओलंपिक्स के लिए जारी रखा। लेकिन इस बार भी ओलंपिक विश्वयुद्ध की वजह से नहीं हो पाया। अब कैरोली की उम्र भी बढ़ गई थी इसके बावजूद उन्होंने हार नहीं मानी। उन्होंने 1948 के ओलंपिक में अपने से कई युवा और जोशीले प्रतियोगियों को हराकर उन्होंने अपना

और अपने देशवासियों के सपने को साकार किया। उन्होंने शूटिंग में हंगरी को गोल्ड मेडल दिलाया। इसके बाद कैरोली ने 1952 ओलंपिक में भी हिस्सा लिया और एक बार फिर गोल्ड मेडल अपने नाम किया। वह हार मान सकता था लेकिन वह हार मानने वालों में से नहीं था।

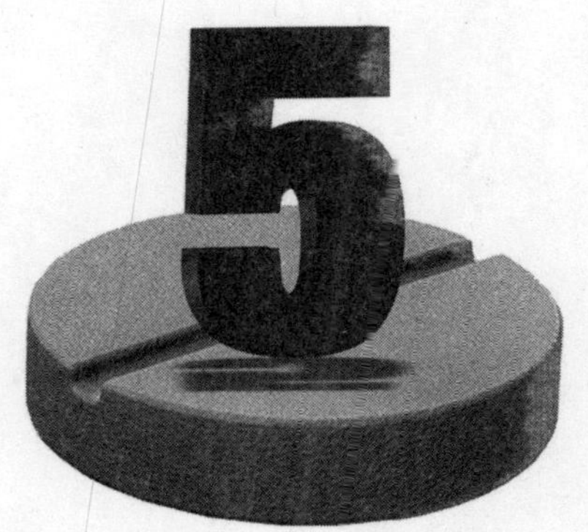

डिप्रेशन को ख़त्म करने वाली टेक्निक

कम्पन थैरेपी

हम मनुष्य हैं और जीवन में कई बार घातक, बुरी और जानलेवा स्थिति से दो-चार हो जाते हैं। बहुत ही घातक और तनावपूर्ण स्थिति में हम जड़ हो जाते हैं, लगभग मृत जैसे। आपके साथ कभी ऐसा हुआ भी होगा एक या अनेक बार या आपने सुना होगा कि एक व्यक्ति का एक्सीडेंट हुआ, लेकिन उसे एक्सीडेंट से थोड़ा पहले तो सब पता था, लेकिन फिर क्या हुआ कुछ पता नहीं। या किसी संभावित मृत्यु के पल के समय हम एकदम जड़ हो गए थे और हमें अस्पताल में होश आया। कई बार किसी प्रियजन की मृत्यु की ख़बर सुनकर भी लोग एकदम जड़ हो जाते हैं, कई बार घातक और जानलेवा स्थिति जैसे हथियार लेकर खड़े हत्यारे को सामने देखकर हम सुन्न होकर बस खड़े रह जाते हैं कुछ भी नहीं कर पाते...आख़िर ऐसा क्यों होता है? इसकी वजह है क़ुदरत का रहम। प्रकृति नहीं चाहती कि हम एक दर्दनाक मौत मरे या बहुत ही घातक स्थिति के समय हमें कोई दर्द हो या बहुत ही बुरी परिस्थिति में हमारे मस्तिष्क को कोई क्षति पहुँचे। इसलिए हम शून्य या सुन्न हो जाते हैं बिल्कुल निर्जीव की तरह। आपने कई बार टीवी पर देखा होगा कि किसी शिकारी जानवर के सामने शिकार अपने होश खो देता है और मृत दिखने लगता है, लेकिन थोड़ी देर बाद वह फिर से जीवित होकर दौड़ लगाकर भाग जाता है, जान बचाकर। प्रकृति ने सभी जीवों को दर्दनाक मौत, हादसे और घटनाओं से बचने के लिए यह ट्रिक दी है...उनके लिए यह एक त्वरित और प्राकृतिक एनेस्थेशिया है।

यदि हम जीवित बच जाते हैं और अपने मस्तिष्क को उसी वक़्त समझा लेते हैं कि अब वह घातक स्थिति जा चुकी है

और लौटकर नहीं आएगी तो उसी समय हमारा शरीर काँपकर और गहरी-गहरी साँस लेकर उस एनर्जी को रिलीज कर देता है। लेकिन अगर हम उसे रिलीज़ नहीं करते तो वह नकारात्मक ऊर्जा हमारे शरीर में ही रह जाती है और हमारे जीवन में डर,

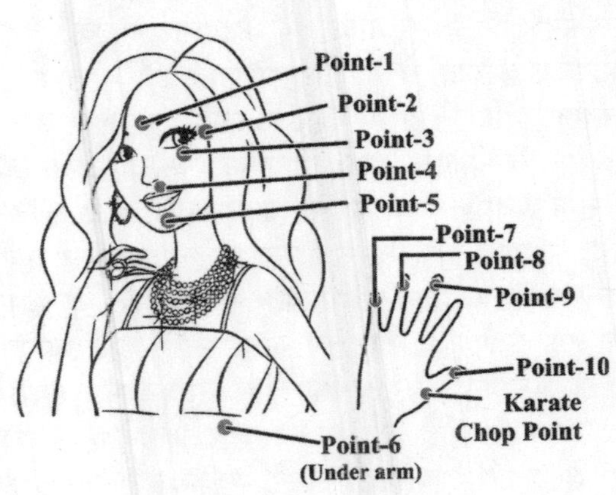

निराशा और अवसाद पैदा करती है। हम दुःखी रहने लगते हैं, हमें जीवन में अब आनन्द नहीं आता, हम बदल जाते हैं, हँसमुख से रोतलु हो जाते हैं, ज़िंदादिल से डरपोक और मुर्दादिल हो जाते हैं, सकारात्मक से नकारात्मक और आशावादी से निराशावादी बन जाते हैं।

हमें इससे बचने के लिए यह करना चाहिए कि उन बातों को एक-एक करके शांति से एकांत में ध्यान से याद करके अपने मन, मस्तिष्क से निकाल कर बाहर कर देना चाहिए यह कहते हुए कि वह बात हो चुकी है और अब उसका कोई औचित्य नहीं है और भविष्य में वह फिर घटित नहीं होगी। जब आप ऐसा करेंगे तो वही व्यक्ति, डर या परिस्थितियाँ आपके मस्तिष्क के सामने आ जाएँगे और आप काँपने लगेंगे, थोड़ा या ज़्यादा। इस कंपन को अपना मित्र समझो और इसे निर्बाध और अनवरत् होने

दो। जब आप अपने मन को समझा लेंगे कि अब कोई ख़तरा नहीं है तो फिर यह कम्पन बंद हो जाएगा और आप फिर से ख़ुश, स्वस्थ, सुन्दर और ऊर्जावान बन जाएँगे...वैसे ही जैसे आप हक़ीक़त में हैं।

डर, तनाव और अवसाद के लिए बहुत कारगर है इमोशनल फ्रीडम थैरेपी (EFT)

हमारे मन में कुछ तीव्र नकारात्मक भावनाएँ जमकर रह जाती हैं और इमोशनल ब्लॉकेज उत्पन्न कर देती हैं। यह ब्लॉकेज इतने प्रभावी होते हैं कि कई मानसिक और शारीरिक बीमारियाँ और शरीर में जहाँ-तहाँ दर्द भी पैदा कर सकते हैं। ये तीव्र भावनाएँ कुछ भी हो सकती हैं जैसे डर (परीक्षा का, इंटरव्यू का, प्रेम में असफलता का, हवाई यात्रा का) या तनाव (पारिवारिक, जॉब या बिज़नेस का), या अवसाद/डिप्रेशन, शोषित होने की पीड़ा आदि। इन इमोशनल ब्लॉकेज को हटाने के लिए EFT एक बहुत ही आसान और सरल विधि है।

5 मिनट की यह अद्‌भुत और बहुत ही आसान टेक्निक आपको तनाव, डर और अवसाद से मुक्त कर देगी। यह मूलतः एक्युप्रेशर के मेरिडियन पॉइंट्स हैं जिन पर टैपिंग करके मेरिडियन के ब्लॉक हट जाते हैं और भावनाएँ प्रवाहित हो जाती हैं, बह निकलती हैं। यह कोई कपोल कल्पना पर आधारित नहीं है बल्कि बहुत ही कारगर विधि है। डॉ. रॉजर केलाह ने अपनी किताब फाइव मिनट्स फोबिया क्योर में यह विधि इमोशनल फ्रीडम थैरेपी (EFT) के नाम से दी है। इस विधि की खोज की थी गैरी क्रेग ने। सामान्य रोगियों में यह पहले दिन से ही लाभ देती है और कुछ ही दिनों में रोगी ठीक हो जाता है। जटिल रोगी को थैरेपिस्ट की आवश्यकता होगी और वह भी अपनी समस्या से मुक्त हो जाएगा बस आवश्यकता है इसे भरोसे के साथ रोज़ाना करने की।

इस विधि में सबसे पहले अपनी उस भावना पर ध्यान केंद्रित करना है जो आपको परेशान किये हुए है। अगर आप ध्यान

केंद्रित नहीं कर पा रहे तो मन में तीन बार दोहराएँ, 'हालाँकि मैं इस भावना से दुखी/परेशान/उदास/डरा हुआ हूँ, फिर भी मैं स्वयं से प्रेम करता हूँ।' यह बात 'कराटे चॉप पॉइंट' पर टैप करते हुए दोहराएँ।

फिर अपने शरीर के चित्र में दिए 10 बिंदुओं पर बस एक क्रम में टैपिंग करना है। इसमें चेहरे से शुरू करते हुए आर्म पिट के नीचे और हाथों की उँगलियों पर यह 10 बिंदु होते हैं। इसमें शरीर के किसी भी एक भाग (राइट या लेफ्ट) में दिए गए बिंदुओं पर 1 से 10 तक टैपिंग करना है।

टैपिंग के बाद भावना की तीव्रता को महसूस कीजिये, जैसे आप डरे हुए थे तो ध्यान दीजिए आपका डर कम हुआ या नहीं या आप चिंतित थे तो आपकी चिंता कम हुई या नहीं। यदि कम न हुई हो तो दुबारा पूरी प्रक्रिया दोहराएँ, तब तक, जब तक कि मन शांत न हो जाए और आप बेहतर महसूस न करने लगें...पूर्ण आराम होने तक रोज़ाना यह क्रिया करें और जीवन में सकारात्मक ऊर्जा का प्रवाह अपने अंदर समाहित कर लें तथा नकारात्मकता को निकाल फेंके।

रिलैक्स...रिलैक्स...रिलैक्स

अगर आज इस तनाव भरी जीवनशैली में हमें सबसे ज़्यादा किसी आसन की ज़रूरत है तो वह है 'शवासन' की। रिलैक्स होने की हमें सबसे ज़्यादा आवश्यकता है। आपको यह आसन रोज़ाना 10 से 20 मिनट करना चाहिए। जब आप तनाव में हों उस वक़्त भी कर सकते हैं। इसे बैठकर भी किया जा सकता है लेकिन लेट कर करना सर्वश्रेष्ठ है।

आप इसके लिए एक थोड़ी-सी आरामदायक चादर या योगा मेट लें और उसे ज़मीन पर बिछा कर लेट जाएँ।

लेटना आपको पीठ के बल ही है। लेटकर आप अपने सभी जोड़ और मसल्स को बिल्कुल ढीला छोड़ दें। आँखें बंद रखें।

अब पैरों से शुरू करके सिर तक ध्यान करते हुए हर अंग को आपको रिलैक्स, रिलैक्स, रिलैक्स बोलते हुए आना है।

हर अंग को रिलैक्स करना है और उसे बताना है कि वह स्वस्थ है और आपको उनकी फिक्र है।

जब सभी अंग शांत या रिलैक्स हो जाएँ तो फिर आपको शांत निद्रा में चले जाना है। आप उससे पहले कोई मंत्र, प्रार्थना या दुआ कर सकते हैं।

जब आप शांति अनुभव करने लगें तो फिर आप जाग्रत अवस्था में आ जाएँ।

अब धीरे-धीरे उठें। एकदम खड़े नहीं होना है। आप पहले एक मिनट बैठें और उसके बाद खड़े हों।

सुबह ख़ाली पेट या रात को डिनर के पहले इसे करना चाहिए।

यह तनाव को तुरंत दूर करने में लाभदायक है। यह बड़े हुए बीपी को कंट्रोल करता है। शरीर के दर्द को ठीक करता है और जोड़ों और मांसपेशियों को बहुत राहत देता है। हर तनाव और अवसाद के रोगियों को यह अनिवार्य रूप से करना चाहिए, इतने ही अनिवार्य रूप से जैसे वे भोजन और पानी पीते हैं।

आपका डिप्रेशन या तनाव कहीं पोषक तत्वों की कमी से तो नहीं है?

डिप्रेशन और तनाव के कारण बहुत सारे हैं। यह शराब, दवाइयों के साइड इफैक्ट्स, सामाजिक, पारिवारिक और आर्थिक परिस्थितियाँ, परवरिश, दुर्घटनाओं या अपराध का शिकार होना, आनुवांशिक कारण, हार्मोनल आदि बहुत से कारकों की वजह से हो सकता है। ये कारण हममें से अधिकतर लोग जानते हैं। पर क्या आप जानते हैं कि पोषक तत्वों की कमी से भी तनाव और डिप्रेशन जैसे एंक्ज़ाइटी डिसऑर्डर हो सकते हैं। जी हाँ, यह एंक्ज़ाइटी डिसऑर्डर के सबसे प्रमुख लेकिन दुर्भाग्य से सबसे कम चर्चित कारणों में से एक है, विशेषकर विटामिन बी और मैग्नीशियम की कमी।

- **विटामिन बी-1 (THIAMIN)**

  विटामिन बी-1 मस्तिष्क के स्वस्थ और सुचारू कार्य करने के लिए आवश्यक है। मस्तिष्क की सही और तार्किक निर्णय लेने की क्षमता, ऊर्जा उत्पादन एवं लैक्टिक एसिड के अत्यधिक उत्पादन को रोकने के लिए भी थायमिन ज़रूरी है। शोधों से यह पता चला है कि बढ़े हुए लैक्टिक एसिड के प्रति संवेदनशीलता से एंक्ज़ाइटी अटैक की सम्भावना बढ़ जाती है।

  क्लिनिकल ट्रायल्स के आधार पर यह सिद्ध हुआ है कि ऐसे रोगियों को प्रतिदिन विटामिन बी-1 देना अत्यधिक प्रभावी है। यह एक सरल, सुरक्षित और अच्छे परिणाम देने वाला

उपचार है, एंटीडिप्रेसेंट और नींद की दवाओं की तुलना में जो सोचने-समझने की क्षमता और शरीर को कुंद कर देती हैं। विटामिन बी-1 मस्तिष्क की कार्यक्षमता और शरीर की चयापचय दर पर सकारात्मक प्रभाव डालता है।

- **नियासिन**

नियासिन एक प्राकृतिक प्रशान्तक है। यह न्यूरोट्रांसमीटर्स (सेरेटोनिन, नॉरएड्रेनलीन, डोपामाइन, GABA) पर प्रभाव डालता है और चिंता, तनाव, अवसाद कम कर मस्तिष्क को फौरन शांत करता है और दूसरे ट्रंक्विलाइज़र्स की तरह इसकी आदत या लत नहीं लगती।

- **विटामिन बी-6**

यह विटामिन GABA (Gamma Aminobutyric Acid) और सेरेटोनिन के उत्पादन के लिए आवश्यक है। इसकी कमी से एंक्ज़ाइटी अटैक आ सकता है।

- **विटामिन बी-5**

अगर रोगी को मीठा खाने की तीव्र इच्छा होती है, भूख लगने पर चिड़चिड़ा और हिंसक तक हो उठता है या रक्तचाप कम रहता है, खड़े होने पर चक्कर आते हैं तो बहुत सम्भावना है कि यह हाइपोग्लाइसीमिया के कारण होने वाली एंक्ज़ाइटी है। इसका कारण एड्रेनल ग्लैंड पर पड़ने वाला दुष्प्रभाव है जिसकी चिकित्सा विटामिन बी-5 (Pantothenic Acid) से की जा सकती है।

- **विटामिन बी-12**

कई बार चिंता और तनाव के रोगियों में इसकी अत्यधिक

कमी पाई जाती है और इसकी अधिक मात्रा देने की आवश्यकता पड़ती है।

- **मैग्नीशियम**

डिब्बाबंद खाद्य पदार्थों का अधिक उपयोग करने वालों में अक्सर मैग्नीशियम की कमी पाई जाती है। इसलिए विकसित देशों में यह सामान्य है। शरीर की 300 से ज़्यादा महत्त्वपूर्ण रासायनिक प्रक्रियाओं में भाग लेने के अलावा मैग्नीशियम को 'एंटी स्ट्रेस मिनरल' भी कहा जाता है। यह मांसपेशियों से ऐंठन और जकड़न दूर कर शरीर को आरामदायक अवस्था में लाता है, नींद बेहतर करता है तथा चिंता, तनाव दूर करने में सहायक है।

मैग्नीशियम की अत्यधिक कमी से पैनिक अटैक आ सकते हैं जिन्हें मैग्नीशियम का डोज़ देकर फौरन नियंत्रित किया जा सकता है।

- **थियानिन**

यह यौगिक ग्रीन टी में पाया जाता है। यह भी दिमाग़ की नसों को शांत करता है पर नींद नहीं लाता। मस्तिष्क जागरूक रहता है। यह तीन तरीकों से काम करता है–

1. मस्तिष्क की अल्फा तरंगों का उत्पादन बढ़ाता है जिसका प्रभाव योग और ध्यान के समान होता है। मस्तिष्क पूरी तरह शांत हो जाता है पर पूरी तरह चौकन्ना भी रहता है कोई तन्द्रा, ऊँघ या नींद नहीं आती।
2. मस्तिष्क को शांत करने वाले GABA का उत्पादन बढ़ाता है।
3. सेरेटोनिन और डोपामाइन जैसे–'ख़ुशी के रसायन' का उत्पादन बढ़ाने में मदद करता है।

- **विटामिन डी**

  धूप एक अनमोल औषधि है। सूरज की रोशनी से हमें विटामिन डी मिलता है। यह विटामिन हमारे शरीर के लगभग 200 जीन्स को प्रभावित करता है। ये वे जीन्स हैं जो कि हृदय, प्रतिरक्षा तंत्र और मस्तिष्क को स्वस्थ रखने के लिए ज़िम्मेदार हैं। विटामिन डी की प्रतिदिन हमें 1000 IU की आवश्यकता है जो कि लगभग विश्व की आधी से ज़्यादा आबादी नहीं ले रही है और परिणाम आपके सामने है कि वर्तमान काल मानव इतिहास का सबसे अवसादग्रस्त काल है।

उपरोक्त बताए गए पोषक तत्वों की कमी पूरी होते ही आप एक नए व्यक्ति बन जाएँगे, आप उत्साह और आत्मविश्वास से भरे हुए व्यक्ति बन जाएँगे वैसे ही जैसे आप इनकी शरीर में कमी होने से पहले थे।

डिप्रेशन और तनाव को ख़त्म करने वाली हर्ब्स

जैसा कि मैं पहले भी लिख चुका हूँ कि यह डिप्रेशन और स्ट्रेस का स्वर्णकाल है। अगर अप मेरे अब तक बताए अध्यायों को पढ़कर अपने विचारों को बदलने में लग गए हैं तो आपकी आयुर्वेद की कुछ बहुत ही प्रभावी और मासूम-सी जड़ी-बूटियाँ बहुत मदद कर सकती हैं। इन्हें किसी अनुभवी आयुर्वेद चिकित्सक की देखरेख में लेकर आप बहुत जल्दो डिप्रेशन और स्ट्रेस के समुद्र से निकलकर अपना जीवन आनन्द से जी सकते हैं।

जटामांसी (Nardostachys jatamansi)

यह अवसाद का निवारण करने की एक प्रसिद्ध जड़ी-बूटी है। इसके सेवन से मानसिक शांति का अनुभव होता है और यह अनिद्रा से संबंधित समस्याओं का इलाज करने में भी मदद करती है। यह हृदय को शक्ति देकर मस्तिष्क को पोषण देती है इसलिए यदि डिप्रेशन में आपको दिल की कमज़ोरी भी लगती है तो यह दवाई आपके लिए एक बेहतरीन विकल्प है। मेलेनोकोलिया (मानसिक उदासीनता) में यह बहुत प्रभावो है।

इसका पाउडर 3 से 5 ग्राम और एक्सट्रैक्ट 500 मिलीग्राम तक लिया जा सकता है।

अश्वगंधा (Winthenia somenifera)

इसमें क़ुदरती स्टेरॉएड, लैक्टोन, एल्कलॉएड, सैपोनिन जैसे तत्व तनाव और डिप्रेशन से उत्पन्न होने वाले केमिकलों को दूर करते हैं। इसका रोज़ाना सेवन करने पर यह मन को शांत रखता है और

कंसनट्रेशन (एकाग्रता) बढ़ाता है। आप अश्वगंधा का पाउडर हर रोज़ एक चम्मच सेवन कर सकते हैं। यह बाइपोलर डिसऑर्डर, ऑब्सेसिव कंप्यूल्सिव डिसऑर्डर (ओसीडी) और तनाव में बहुत उपयोगी साबित हुआ है।

इसका पाउडर 3 से 5 ग्राम और एक्सट्रैक्ट 300 से 500 मिलीग्राम लिया जा सकता है।

सर्पगंधा (Rauwolfia serpentina)

सर्पगंधा एक अद्‌भुत आयुर्वेदिक औषधि है। यह मस्तिष्क को शांत करने और निद्रा लाने की बेहद कारगर और बिना किसी दुष्प्रभाव के काम करने वाली औषधि है। तनाव और डिप्रेशन के साथ यदि ब्लड प्रेशर भी बढ़ा हुआ हो और दिल की धड़कन भी बढ़ी हुई हो तो यह शानदार असर दिखाती है। मिर्गी, हिस्टीरिया, अनिद्रा, पागलपन और अवसाद में यह औषधि हम आयुर्वेद चिकित्सक उपयोग करते हैं।

इसका पाउडर आधा से 1 ग्राम लिया जा सकता है और एक्सट्रैक्ट 20 से 50 मिलीग्राम।

शंखपुष्पी (Convolvulus microphyllus)

आयुर्वेद के महान ग्रंथ भावप्रकाश ने शंखपुष्पी के बहुत से गुण बताए हैं उनमें यह भी बताया है कि यह मानसिक रोगों को दूर करने वाली एक बेहतरीन दवाई है, यह बुद्धिवर्धक विश्व प्रसिद्ध टॉनिक है। शंखपुष्पी मस्तिष्क और नर्व को शक्ति प्रदान करती है।

इसका पाउडर 5 ग्राम और एक्सट्रैक्ट 300 से 500 मिलीग्राम लिया जा सकता है।

तगर (Voleriana wallichil)

तगर एक प्रसिद्ध आयुर्वेदिक दवाई है। इसे आयुर्वेद में नींद लाने वाली, मस्तिष्क को शक्ति देने वाली और हृदय को उत्तेजित

करने वाले गुणों के कारण डिप्रेशन और अनिद्रा में प्रयोग किया जाता है। इसका एक्सट्रैक्ट 200 से 300 मिलीग्राम तक लिया जा सकता है।

ब्राह्मी

यह एक प्रसिद्ध जड़ी-बूटी है जो चिंता और स्ट्रेस को ख़त्म करती है। दरअसल यह हमें डिप्रेशन से लड़ने में मदद करती है। इसके सेवन से मस्तिष्क में सेरोटोनिन का लेवल बढ़ता है जिससे हमारे मन को शांति मिलती हैं। साथ ही यह घबराहट, चिंता और स्ट्रेस से भी राहत प्रदान करती है। इसका पाउडर 5 ग्राम और एक्सट्रैक्ट 300 से 500 मिलीग्राम तक लिया जा सकता है।

पुदीना

पुदीना एक ऐसी जड़ी-बूटी है जो हमें काफ़ी आसानी से प्राप्त हो सकती है। इसमें विटामिन ए, सी, मेग्निशियम, कैल्शियम, मैगनीज़, आयरन, फोलेट और पोटेशियम पाया जाता है। इसकी सबसे बड़ी खूबी इसमें पाया जाने वाला मेंथॉल है जो मस्तिष्क को शीतलता प्रदान कर अनिद्रा और डिप्रेशन से राहत देता है।

केसर

केसर भी डिप्रेशन के लिए एक अच्छी औषधि है। केसर हिमालय पर पाये जाने वाले क्रोकस फूल का स्टिग्मा होता है। यह एक महँगी किंतु बहुत असरदार औषधि है।

सेंट जोहन्स वार्ट

यूरोपीय देशों में सेंट जोहन्स प्लांट का उपयोग डिप्रेशन में काफ़ी लंबे समय से किया जाता रहा है। अमेरिका के नेशनल इंस्टीट्यूट ऑफ हेल्थ ने भी इसे हल्के डिप्रेशन में प्रभावी माना है। इसकी

मात्रा ली जाती है 450 मिलीग्राम सुबह-शाम।

लेवेंडर ऑइल

लेवेंडर ऑइल को मूड ठीक करने के लिए सदियों से उपयोग किया जा रहा है। इसका उपयोग स्प्रे, तेल या लोशन के रूप में किया जाता है। इससे दिमाग़ शांत होता है और गहरी नींद आती है।

खुशियों का सूर्योदय

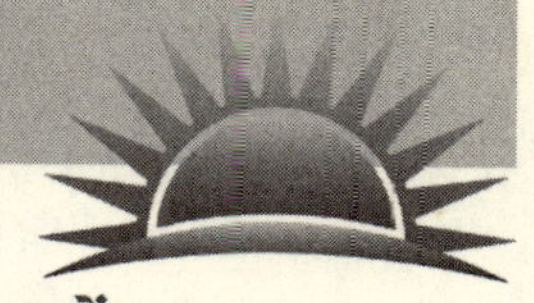

इस पर विचार करें

- सुक़रात को 'युवाओं का अनैतिक भ्रष्टाचारी' कहा गया था।
- बीथोवन वायलिन को बड़े अजीब तरीक़े से पकड़ते थे और अपनी तकनीक को सुधारने के बजाय अपनी ही संगीत रचनाएँ बजाना पसंद करते थे। उनकी टीचर ने कहा था कि, 'संगीत-रचयिता के रूप में उनका भविष्य निराशाजनक है।'
- मशहूर ओपेरा गायक एनरिको केरूसो के माता-पिता उन्हें इंजीनियर बनाना चाहते थे। उनकी टीचर ने भी कहा था कि उनकी आवाज़ बहुत कमज़ोर है, इसलिए वे गायक नहीं बन सकते।
- जब पीटर जे. डेनियल फ़ोर्थ ग्रेड में थे, तो उनकी टीचर मिसेज़ फ़िलिप्स बार-बार उनसे कहती थीं, 'पीटर जे. डेनियल, तुम किसी काम में अच्छे नहीं हो, तुम एक सड़ा हुआ सेब हो और तुम कभी कुछ नहीं बन पाओगे।' पीटर 26 साल की उम्र तक बिलकुल अशिक्षित थे। एक दिन एक मित्र रात को उनके यहाँ रुका और उन्हें थिंक एंड ग्रो रिच (सोचिए और अमीर बनिये) पुस्तक पढ़कर सुनाई। अब पीटर उन सड़क के नुक्कड़ों के मालिक हैं, जिन पर वे पहले लड़ा करते थे। अभी-अभी उन्होंने एक पुस्तक भी लिखी है—मिसेज़ फ़िलिप्स, आप ग़लत थीं!
- मशहूर उपन्यास लिटिल विमेन की लेखिका लुइसा मे एल्कॉट से उनके परिवार वालों ने कहा था कि वे लिखने के बजाय सिलाई-कढ़ाई का काम खोज लें या कहीं नौकरानी बन जाएँ।
- विन्स लॉम्बार्डी के बारे में एक विशेषज्ञ ने कहा था : 'उनमें फ़ुटबॉल का न्यूनतम ज्ञान है। उत्साह की भी कमी है।'
- फ्रेड एस्टेअर का स्क्रीन टेस्ट लेने के बाद एम.जी.एम. के

डायरेक्टर ने 1933 में एक मेमो में लिखा था, 'अभिनय नहीं कर सकता! थोड़ा गंजा है! थोड़ा नाच सकता है!' एस्टेअर ने उस मेमो को बीवर्ली हिल्स के अपने घर में अँगीठी के ऊपर मढ़वाकर टाँग रखा था।

- विकासवादी सिद्धांत के जनक चार्ल्स डार्विन ने अपना मेडिकल कैरियर छोड़ दिया। इस पर उनके पिता ने उनसे कहा, 'तुम्हें शिकार, कुत्तों और चूहों को पकड़ने के अलावा किसी बात की परवाह नहीं है।' अपनी आत्मकथा में डार्विन ने लिखा है—'मेरे पिता और सभी शिक्षक मुझे बहुत ही सामान्य लड़का मानते थे, जिसमें सामान्य से भी कम बुद्धि थी।'
- वाल्ट डिज़नी को एक अख़बार के संपादक ने विचारों की कमी के लिए नौकरी से निकाल दिया। डिज़नीलैंड बनाने से पहले वाल्ट डिज़नी कई बार दिवालिया भी हुए थे।
- थॉमस एडिसन के शिक्षकों ने साफ़ कह दिया था कि एडिसन इतने मूर्ख हैं कि ज़िन्दगी में कभी कुछ नहीं सीख सकते हैं।
- अल्बर्ट आइंस्टीन चार साल की उम्र तक बोल नहीं पाए थे। उन्होंने सात साल की उम्र तक पढ़ना नहीं सीखा था। उनकी टीचर ने उनका वर्णन करते हुए कहा था, 'दिमाग़ मंद है, सामाजिक नहीं है और अपने मूर्खतापूर्ण सपनों में खोया रहता है।' उन्हें स्कूल से निकाल दिया गया और उन्हें ज्यूरिख़ पोलीटेक्निक स्कूल में प्रवेश नहीं मिला।
- लुई पास्चर अंडरग्रेजुएट क्लास में बहुत ही साधारण विद्यार्थी थे और रसायन शास्त्र विषय में 22 विद्यार्थियों के समूह में 15वें स्थान पर रहे थे।
- आइसैक न्यूटन का प्रदर्शन ग्रेड स्कूल में बहुत ख़राब रहा था।
- मूर्तिकार रोदिन के पिता ने कहा था, 'मेरा बेटा महामूर्ख है।' स्कूल में सबसे बुरे छात्र रहे रोदिन को तीन बार कला स्कूल में दाख़िला नहीं मिला। उनके अंकल उनके बारे में कहते थे कि उन्हें कुछ नहीं सिखाया जा सकता।

- वॉर एंड पीस के लेखक लियो टॉल्सटॉय कॉलेज से भाग गए। उनके बारे में कहा जाता था कि, 'वे सीखने में असमर्थ और अनिच्छुक थे।'
- जब एफ.डब्ल्यू.वूलवर्थ ड्राई गुड्स स्टोर में काम करते थे, तो उनके मालिक ने कहा था कि उन्हें ग्राहकों की सेवा करने की तमीज़ नहीं है।
- हेनरी फ़ोर्ड सफल होने से पहले पाँच बार असफल और दिवालिया हुए थे।
- बेब रूथ को खेल विशेषज्ञ बेसबॉल का सार्वकालिक महानतम खिलाड़ी मानते हैं। वे होम रन का रिकॉर्ड बनाने के लिए मशहूर हैं, लेकिन मज़े की बात यह है कि सबसे ज़्यादा स्ट्राइक आउट का रिकॉर्ड भी उन्हीं के नाम है।
- विन्स्टन चर्चिल छठी क्लास में फेल हो गए थे। वे 62 साल की उम्र में जाकर इंग्लैंड के प्रधानमंत्री बने-वह भी पराजयों और असफलताओं के लंबे दौर के बाद। उनका महानतम योगदान 'वरिष्ठ नागरिक' बनने के बाद ही शुरू हुआ।
- अठारह प्रकाशकों ने रिचर्ड बाख़ की 10,000 शब्दों की कहानी–जोनाथन लिविंगसटन सीगल–को अस्वीकार कर दिया, जो एक 'उड़ते हुए समुद्री पक्षी' के बारे में थी। आख़िर 1970 में मैकमिलन ने इसे प्रकाशित किया। 1975 तक सिर्फ़ अमेरिका में इसकी 70 लाख प्रतियाँ बिक चुकी थीं।
- रिचर्ड हुकर ने सात साल तक अपने हास्य युद्ध उपन्यास एम.ए.एस.एच. पर मेहनत की। इसे 21 प्रकाशकों ने अस्वीकृत किया, तब कहीं जाकर मौरो ने इसे प्रकाशित करने का फ़ैसला किया। यह तत्काल बेस्टसेलर बन गया। बाद में इस उपन्यास पर एक सफल फ़िल्म और एक बेहद सफल टेलीविज़न सीरियल भी बना।

–जैक कैनफ़ील्ड और मार्क वी.हैन्सन

आभार

इस पुस्तक के लिए सर्वप्रथम ईश्वर का आभारी हूँ, जिसने मुझे जीवन दिया तथा साथ ही ज्ञान भी दिया। जिसके बिना कुछ भी संभव नहीं था। तत्पश्चात् अपनी माँ श्रीमती रईसा मुल्तानी, पिता श्री अब्दुल अज़ीज़ मुल्तानी एवं बड़े भाई श्री आबिद मुल्तानी का आभारी हूँ, जिन्होंने दरिद्रता के बावजूद मुझे उच्च शिक्षा दिलाई। मैं मेरी पत्नी डॉ. नाज़िया नईम का भी आभारी हूँ, जिनकी सहायता के बिना यह पुस्तक अधूरी थी। प्यारी बड़ी बहनें शाहिदा आपा और शाहनाज़ आपा का भी शुक्रिया। बहुत प्यारे सास-ससुर श्रीमती ज़ुबैदा ख़ान-श्री नईम ख़ान का आभार। आदरणीय प्रो. एमएल सोनी सर का भी आभार। बेजोड़ सम्पादक श्री सत्यानन्द निरुपम का विशेष आभार।

मैं आभारी हूँ अपने मित्रों का :

डॉ. अखिलेश प्रशांत, मंसूर नक़वी, मक़बूल खाँ, इस्माईल लहरी, मुकेश नेमा, मनीष जैन, जमाल अब्बासी, अब्दुल्लाह, अनुज खरे, मलय जैन, अमरेन्द्र यादव, अभिषेक सूर्यवंशी, कपिल तुलसानी, अजय तिवारी, सर्जना चतुर्वेदी, अविनाश सिंह, संदीप नैयर, डॉ. गुरमीत नारंग, डॉ. भरत रावत, कपिल सिंह।

—डॉ. अबरार मुल्तानी

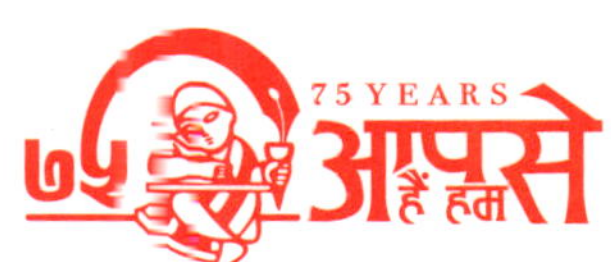
75 YEARS
आपसे
हैं हम

AF540052

दामोदर मावज़ो

समकालीन कोंकणी साहित्य-जगत के महत्त्वपूर्ण हस्ताक्षर दामोदर मावज़ो का जन्म 1 अगस्त, 1944 को दक्षिण गोवा के मजोरडा में एक तटीय गाँव में हुआ। उनकी प्रारम्भिक शिक्षा मराठी और पुर्तगाली भाषा में हुई। बॉम्बे विश्वविद्यालय (अब मुम्बई) से उन्होंने बी.कॉम. की पढ़ाई की।

अभिव्यक्ति की स्वतंत्रता, सहिष्णुता तथा मानवीय मूल्यों के प्रखर समर्थक दामोदर मावज़ो ने कहानी, उपन्यास, निबन्ध, आलोचना, पटकथा-लेखन जैसी विविध विधाओं में लेखन किया है। कोंकणी में उनकी क़रीब पचीस किताबें तथा अंग्रेज़ी में एक किताब प्रकाशित हो चुकी है। उन्होंने कई किताबों का सम्पादन और अनुवाद भी किया है। उनकी पाँच किताबें अंग्रेज़ी में अनूदित हो चुकी हैं। कुछ किताबों का मराठी में भी अनुवाद हुआ है।

सम्मान : *कार्मेलीन* उपन्यास के लिए 'साहित्य अकादेमी पुरस्कार' (1983), *सुनामी सायमन* उपन्यास के लिए विश्व कोंकणी केन्द्र का 'श्रीमती वी.वी.पाई पुरस्कार', 'गोवा राज्य सांस्कृतिक पुरस्कार' और 57वें ज्ञानपीठ पुरस्कार' (2022) से सम्मानित। *टेरेसाज़ मैन एंड अदर स्टोरीज़ फ्रॉम गोवा* को 2015 में 'फ्रैंक ओ कॉनर अन्तरराष्ट्रीय पुरस्कार' के लिए नामांकित किया गया था।

सम्पर्क : dymauzo@gmail.com

रमिता गुरव

रमिता गुरव का जन्म 6 मार्च, 1972 को हुआ। वे सेंट ज़ेवियर्स महाविद्यालय, म्हापसा, गोवा के हिन्दी विभाग में एसोसिएट प्रोफ़ेसर हैं

कोंकणी, मराठी और हिन्दी में उनके कई आलोचनात्मक लेख प्रकाशित हैं। कोंकणी एवं मराठी से हिन्दी में अनुवाद कार्य।

कोंकणी तथा हिन्दी में आकाशवाणी, म्हदय, पणजी से वार्ता, कहानी एवं कविता का प्रसारण।

सम्पर्क : ramitagurav9@gmail.com

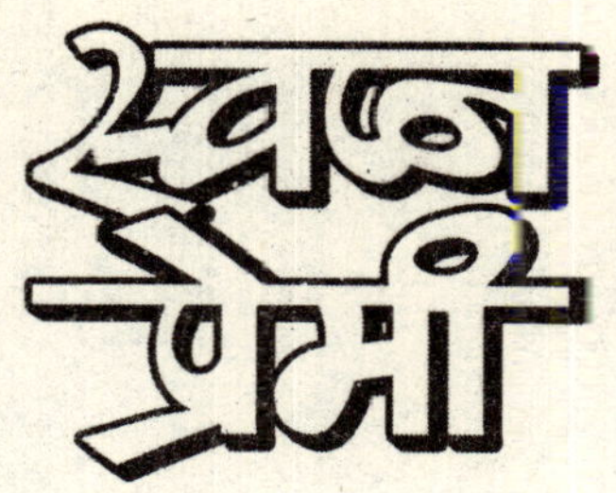

दामोदर मावज़ो

अनुवाद

रमिता गुरव

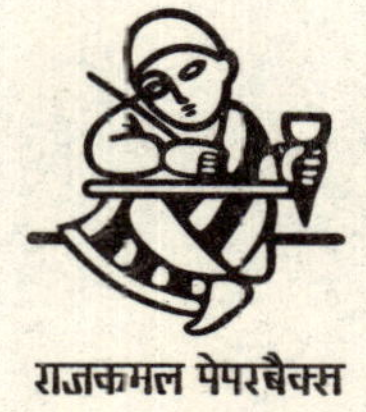

राजकमल पेपरबैक्स

राजकमल पेपरबैक्स में
पहला संस्करण : 2022

राजकमल पेपरबैक्स : उत्कृष्ट साहित्य के जनसुलभ संस्करण

राजकमल प्रकाशन प्रा.लि.
1-बी, नेताजी सुभाष मार्ग, दरियागंज
नई दिल्ली-110 002
द्वारा प्रकाशित

शाखाएँ : अशोक राजपथ, साइंस कॉलेज के सामने, पटना-800 006
पहली मंजिल, दरबारी बिल्डिंग, महात्मा गांधी मार्ग, प्रयागराज-211 001
36 ए, शेक्सपियर सरणी, कोलकाता-700 017

वेबसाइट : www.rajkamalprakashan.com
ई-मेल : info@rajkamalprakashan.com

बी.के. ऑफसेट
नवीन शाहदरा, दिल्ली-110 032
द्वारा मुद्रित

मूल्य : ₹199

SWAPNA PREMI
Stories by Damodar Mauzo
Translated by Ramita Gurav

ISBN : 978-93-93768-16-2

ख़ुद को शब्दांकित करने के लिए
मुझे चुनने की ख़ातिर
आभारी हूँ
अपनी सभी कहानियों का...

क्रम

हैप्पी बर्थ डे

"हैलो, मैं आमोद बोल रहा हूँ—आमोद देसाई। फर्नांडिस, आई मीन, कैव्हीन फर्नांडीस है क्या?"

"हैलो, मिस्टर देसाई, मैं मिसेज़ फर्नांडीस बोल रही हूँ। कैव्हीन अभी बाबा को लेकर ग्राउंड पर गया है, फुटबॉल प्रैक्टिस के लिए। कुछ ही दिनों में उनका सिलेक्शन होनेवाला है ना। एनी मैसेज?"

कैव्हीन अकाउंट्स सेक्शन में काम करता है। जब भी कभी काम की वजह से उससे मिलना होता है...तब...सिर्फ़ अपने बेटे की ही बातें बताता रहता है। क्या खेलता है, क्या दिमाग़ पाय है! कल ही कैव्हीन कह रहा था कि जूनियर फुटबॉल टीम में अगर वह चुन लिया गया तो अगले महीने उसे टीम के साथ पंजाब जाना होगा...बेटा सिलेक्ट हो इसलिए पता नहीं कितनों की जेब गरम की होगी। ये मिसेज़ फर्नांडिस भी ना...अपने बेटे का गुणगान करने का एक भी मौक़ा नहीं गँवाती। फुटबॉल प्रैक्टिस के लिए गया है! हं!

"कुछ मैसेज है उसके लिए मिस्टर देसाई?"

"जी...जी हाँ। उसे ही नहीं, आपको भी। हमारे चैतन्य का, आई मीन माई सन, उसका बर्थ डे है। परसों, शनिवार को। शाम को हमारे यहाँ एक छोटी-सी पार्टी रखी है। आप दोनों को, आई मीन आप तीनों को हमारे घर आना है। इनविटेशन देने के लिए ही आपको फ़ोन किया है।"

"शनिवार मतलब सैटर्डे ना? बाबा की प्रैक्टिस ख़त्म होने में ही साढ़े सात बज जाते हैं। सिलेक्शन..."

"नो प्रॉब्लम, मिसेज़ फर्नांडीस। देर होती है तो हो जाने दीजिए, लेकिन आइएगा ज़रूर। आई एम काउंटिंग ऑन युअर विज़िट।"

फ़ोन नीचे रखते समय आमोद की नज़र उस फुटबॉल पर पड़ गई जो वह चैतन्य के लिए लेकर आया था। कम-से-कम इसे देखकर तो चैतन्य खेलने में दिलचस्पी लेना शुरू कर देगा, इस ख़याल से आमोद उसे ले आया था। सुबह ही हर्षा ने फुटबॉल अलमारी के ऊपर से निकालकर, साफ़ करके नीचे रखा था। ज़ोर से किक मारने की तीव्र इच्छा को दबाते हुए उसने हल्के से पाँव लगाया और बॉल सोफ़ा के नीचे धकेल दिया।

"कोई किक मारे तो मेरे बेटे की तरह! बॉल को रोकने की कोशिश करे तो बॉल के साथ गोलकीपर भी सीधे नेट के अन्दर!" एक दिन फर्नांडीस बड़ी डींगें हाँक रहा था। फर्नांडीस के जाने के बाद प्यून गांवस ने कहा था, "इस फर्नांडीस ने अपने बेटे को कुछ ज़्यादा ही सिर पर चढ़ा रखा है। कहीं ऐसा न हो कि एक दिन अपने बाप को ही किक मार दे।"

"मिला क्या फर्नांडीस?" मोबाइल से अपनी सहेलियों को फ़ोन करते-करते हर्षा ने बीच में पूछ लिया।

"नहीं। लेकिन उसकी बीवी मिली। वो तो उससे भी आगे निकली..."

"क्यों, क्या कहा उसने?"

"सिर्फ़ बाबा की बातें..."

"बाबा?"

"बेटा उनका! कह रही थी कि सिलेक्शन के लिए प्रैक्टिस करने जा रहा है। अच्छा खेलनेवाले बहुत होते हैं। पर सब कहाँ सिलेक्ट हो पाते हैं? मैंने सुना है कि कैव्हीन ने किसी मिनिस्टर को पकड़ रखा है। मैं बेट लगाता हूँ, कल अगर उसका बेटा सिलेक्ट हुआ ना तो सिक-लीव डालकर कैव्हीन भी टीम के साथ पंजाब जाए बग़ैर नहीं रहेगा।"

पर चैतन्य को किसी भी खेल नें दिलचस्पी नहीं है। फुटबॉल ला दिया तो दो दिन में तीन गिलास और चार आईने तोड़ डाले।

"हाऽय इन्दिरा! अरे कब से फ़ोन लगा रही हूँ तुम्हें!"

"फिर मिस्ड कॉल कैसे नहीं मिला मुझे?"

"अरे, मैं तुम्हारे घर का नम्बर लगा रही थी। भूल ही गई...तुम्हें यहाँ-वहाँ घूमने से फ़ुरसत मिले तब ना! तो सोचा, मोबाइल ट्राय करके देखते हैं। हो कहाँ तुम?"

"गार्डन में गई होगी। बच्चों का तो सिर्फ़ बहाना है! इम्प्रेशन जमाती घूम रही होगी।"

आमोद को सुनते ही हर्षा पहले थोड़ी सकपका गई। फिर फ़ोन पर हाथ रखते हुए दबी आवाज़ में चिढ़कर बोली—

"इतनी ज़ोर से क्यों बोल रहे हो? उसे सुनाई देगा। ज़रा चुप रहो।" और फिर से उसने मोबाइल कान से सटाया—

"अरे, नहीं। आमोद चैतन्य से बात कर रहा था। पापा जब घर होते हैं ना तो बेटा चिपक के बैठता है उनसे। मुझे तक नहीं पहचानता। ऐऽ इन्दिरा, ये कैसा शोर सुनाई दे रहा है? गार्डन में हो क्या? आँ...मुझे पता था।"

"तुम भी चैतन्य को लेकर आ जाओ। गार्डन अब बहुत अच्छा बन गया है। बच्चे कितना एन्जॉय कर रहे हैं!!"

"आने का मन तो करता है। पर फ़ुरसत कहाँ है? समय ही नहीं मिलता। ऊपर से मुझे गाड़ी चलानी नहीं आती और तुम्हारी तरह मेरे पास स्कूटी भी तो नहीं है। आमोद के भरोसे तो नहीं रहा जा सकता। उसके घर पहुँचने तक शाम भी रात के क़रीब पहुँच जाती है। फिर कहाँ का गार्डन-वार्डन, बोलो?"

"अभी आ जाओ ना! ऐऽ देखो, गौरवी भी अपने दोनों बच्चों को लेकर आ गई। तुम्हारा तो एक ही है। कितने दिन हो गए उसे देखे हुए। और तुम तो उसे लेकर घूमने भी नहीं आती हो। अब उसे लेकर आ जाओ। उसे भी खेलने का मौक़ा मिलेगा। आमोद से कहो कि ज़रा पहुँचा दे तुम्हें। इतना दूर भी तो नहीं है।"

इन्दिरा का आग्रह—कितना सच्चा, कितना झूठा, भगवान जाने!

"तुम्हें पता है ना, चैतन्य को घूमना पसन्द नहीं। ख़ासकर गार्डन तो उसे बिलकुल ही अच्छा नहीं लगता। और बहुत दिनों के बाद आज आमोद ज़रा जल्दी घर पहुँचा है। उसने चैतन्य के साथ खेलने का प्रोग्राम बनाया है। ये देखो, फुटबॉल लिये खेल रहा है उसके साथ...ना...ना...। घर में ही।"

इतने में चैतन्य के शाम के नाश्ते का समय हो गया। आमोद ने उसे उठाया और डाइनिंग टेबल के पास कुर्सी पर बिठा दिया।

"ऐ, आमोद। मैंने हॉर्लिक्स बनाकर रखा है। ज़रा उसे पिलाओगे? अरे नहीं, ज़िद्दी है। पर ज़रा लाड़-प्यार करें तो पी लेता है। पापा ने पिला दिया तो..."

"अच्छा, फ़ोन क्यों किया था?" इन्दिरा शायद जल्दी में थी।

"मैं भी ना! देखो दुनिया भर की बातें करती रह गई। तुम्हें बर्थ डे के लिए बुलाना था, इसीलिए फ़ोन किया। हाँ...हाँ। चैतन्य का ही। परसों—शनिवार को। शाम सात बजे तक पहुँच जाना। बच्चों को साथ लाना। और पति को भी।"

"किस हॉल में?"

इन्दिरा ने अपने बच्चे का चौथा जन्मदिन भी हॉल में मनाया था। आजकल सब यही करते हैं। ऊपर से नाचना, गाना, गेम्स, जादू के खेल...बच्चों के मुक़ाबले बड़े ही ज़्यादा हो-हल्ला मचाते हैं।

"अरे हॉल में क्यों? हमारा फ़्लैट इतना भी छोटा नहीं है। ऊपर से हमारे पास ओपन टैरेस है। तुमने देखा है ना? हाँ, हाँ। हमने वह बन्द करके रखा है। चैतन्य इतनी शरारत करता है ना...डर लगता है। और वैसे भी हम सभी को तो बुलानेवाले हैं नहीं। सिर्फ़ अपने नज़दीकी लोगों को ही बुला रहे हैं। आना, हं...! और मिस्टर को भी बता देना। नहीं तो कहेंगे कि बताया ही नहीं।"

"इन्दिरा को लगता है कि अगर उसने हॉल में बर्थ डे सेलिब्रेट किया तो अब बाक़ी लोगों को भी वही करना चाहिए।" हर्षा ने फ़ोन नीचे रखते हुए कहा।

हॉर्लिक्स पिलाते समय चैतन्य के शरीर पर जो गिरा था उसे अपने रूमाल से पोंछते हुए आमोद ने कहा, "हॉल में सेलिब्रेट करने में उसका क्या जाता है? उसका पति फूड एंड ड्रग्स एडमिनिस्ट्रेशन में है। सब होटल्स उसकी जेब में हैं। हॉल भी मुफ़्त और केटरिंग भी मुफ़्त—ऐसा लोग कहते हैं...हं!"

"हो सकता है। पिछले साल इन्दिरा ने अपनी बेटी के लिए सोने के कंगन बनवाए थे। शायद डेढ़ तोले के होंगे। दिखाते समय ख़ुद ही बड़ी प्रशंसा कर रही थी। अब हमने चैतन्य के लिए जो सोने की चेन बनाई है ना, उसे देखकर कहीं उसकी आँखें फटी की फटी न रह जाएँ।"

"मैं कह रहा था कि तुम्हारी उस इन्दिरा को हमें बुलाना ही नहीं चाहिए था। मुझे वो ज़रा भी पसन्द नहीं। बड़ी दिखावापसन्द है। और उसका वो पति! गवर्नमेंट अफ़सर का तमगा लिये घूमता है। पिछले दिनों जब हम बर्थ डे के लिए उनके यहाँ गए थे तब जो कुछ हुआ उसे मैं नहीं भूला हूँ।"

"क्यों? क्या हुआ था?"

"भूल गईं? उन्हें बड़ी चिन्ता थी कि अभी तक हमने चैतन्य को के.जी. में क्यों नहीं डाला?

"वैसे भी इन्दिरा को मैंने पहले ही बताया था—के.जी., मांटेसरी इन सब पर हमारा रत्तीभर भरोसा नहीं है। कवि मनोहर राय ने देखो वह कितनी अच्छी बात कही है—के.जी. का मतलब है 'किलोग्राम'। इते से बच्चे का दिमाग़ उसके बोझ से दब जाता है। यही कहा था मैंने उनसे तो ऐसे हँस दिए जैसे कोई जोक सुनाया हो।"

"अरे, मैंने भी उसके पति से यही कहा था। बच्चों को छह साल की उम्र में ही स्कूल में डालना चाहिए। बाक़ी नर्सरी राइम्स और खेल हम उसे घर में ही पढ़ानेवाले हैं। पर साहब कमाल के शक्की स्वभाव के निकले! पूछने लगे—आपका बेटा कहीं प्रॉब्लमैटिक तो नहीं है ना? ऐसाऽऽ ग़ुस्सा आया था मुझे!"

"कहीं मिसेज़ अमोनकर ने उनसे इस बारे में कुछ कहा होगा क्या? इन्दिरा की उनसे अच्छी जान-पहचान है।"

"मुझे नहीं लगता। वैसे वे बड़ी अच्छी इनसान हैं। तुम्हें याद नहीं? जब प्री-प्राइमरी में एडमिशन नहीं मिल रहा था तब उन्होंने ही हमारी बात रखी और प्रायॉरिटी पर हमें दिलवाया था।"

"लेकिन बाद में उन्होंने ही हमें बुलाकर कहा था ना—बच्चे डिस्टर्ब हो जाते हैं। पढ़ाई को छोड़ बच्चों का ध्यान चैतन्य पर हो चला जाता है!"

"पर हमारे भले के लिए ही तो कहा था उन्होंने! शरारती बच्चे चैतन्य को चिढ़ाते थे। उसे तंग करते थे, इसलिए..."

"फिर ग़ुस्सा तो हमें आना चाहिए था ना? पैरेंट्स ने शिकायत की है ऐसा क्यों कहा उन्होंने?"

"उन्होंने ऐसा नहीं कहा था। पैरेंट्स शिकायत करें इससे पहले ही उसे दूसरी जगह डालिए, ये कहा था। ऊपर से उन्होंने ही सलाह दी थी। चैतन्य का मन स्कूल में नहीं लगता है। वह दूसरों के मुक़ाबले ज़रा सा अलग है। लोग उसके बारे में कुछ भी अनाप-शनाप बोलना शुरू करेंगे। उससे अच्छा है..."

"एबनॉर्मल बच्चों के लिए स्कूल होते हैं ऐसा उन्होंने ही बताया था ना? अगर हम चाहें तो वे ख़ुद हमारी बात रखने के लिए तैयार थीं—जहाँ 'डैडी'ज़ होम' कहते हैं, वहाँ! आख़िर उन्हें भी यह एबनॉर्मल ही दिखाई दिया ना?"

"फिर भी उनका उद्देश्य अच्छा था। उन्होंने ही तो कहा था कि हम 'तारे ज़मीं पर' ज़रूर देखें!"

मिसेज़ अमोनकर ने कहा था इसीलिए वे उस फ़िल्म को देखने गए थे। ईशान की छटपटाहट को देख उन्हें रोना आया था। ईशान के माता-पिता पर उन्हें बड़ा ग़ुस्सा आया था। फ़िल्म देखकर जब वे घर पहुँचे तो चैतन्य गहरी नींद में था। सोया हुआ चैतन्य कितना सुन्दर दिख रहा था! तब हर्षा ने कहा था, "हमें भी ऐसा ही एक राम निकुम्भ सर मिलना चाहिए था नहीं?"

फ़िल्म देखने के बाद चैतन्य के लिए आमोद कलरिंग बुक्स और क्रेयंस का एक बड़ा पैकेट लेकर आया था। पेंटिंग तो वहीं की वहीं रह गई। एक दिन जब भूख लगी तब वह दो क्रेयन्स ही खा गया।

"मिसेज़ अमोनकर बड़ी समझदार हैं। उन्हें बच्चे पसन्द हैं। चैतन्य का भी अच्छी तरह से ख़याल रखती थीं। अगर वो कोई स्कूल खोल देंगी, तो मैं आँख मूँदकर चैतन्य को उनके हवाले कर दूँगा।"

"ठीक है, ठीक है। तुम मिसेज़ अमोनकर को बुलाना चाहते हो ना? बुलाओ। पर बाद में वह पूछेंगी—बंटी कैसी है? तो क्या बताओगे? बताओगे कि उसे अपने फ्रेंड को दे डाला?"

"ऐसा करते हैं, बर्थ डे के दिन सिरिल से फेवर लेकर बंटी को अपने यहाँ ले आते हैं। उसे बाबा से दूर बाँधकर रख देंगे।"

हर्षा की आँखें चमक गईं, "आइडिया! आजकल पोमेरियन कुत्तों को पालने का फ़ैशन चल पड़ा है। जब लोग आएँगे तो इम्प्रेशन पड़ेगा, फ़्लैट की शोभा भी बढ़ेगी।"

"कितनी बार तुमसे कहा है कि लोग 'पोमेरियन' कहते हैं तो कहने दो। तुम सही-सही 'पोमेरेनियन' कहना।" फ़ोन डायल करते-करते आमोद ने हर्षा की ग़लती को सुधारते हुए कहा।

पिछले साल के नवम्बर में मिसेज़ अमोनकर की पोमेरेनियन कुतिया ने बच्चों को जन्म दिया था। एक पिल्ला हर्षा को देते हुए उन्होंने कहा था, "ये बंटी है। बच्चों को पेट्स बहुत अच्छे लगते हैं। चैतन्य को भी पसन्द आया तो उसे खेलने के लिए एक साथी मिलेगा।"

पहले ही दिन चैतन्य ने बंटी के सफ़ेद बालों में अपने हाथ डाल दिए और फिर उन्हें अपनी मुट्ठी में कसकर पकड़े हुए बैठ गया। किसी भी तरह मुट्ठी खोलने के लिए तैयार नहीं हो रहा था। बंटी ने पहले चिल्लाना शुरू किया। फिर उसे काट डाला, खरोंच लिया...आख़िर में जब रोएँ टूटकर उसके हाथ में आ गए तब जाकर चैतन्य ने मुट्ठी खोली। उसी रात आमोद बंटी को लेकर गया और सिरिल के पास छोड़ आया।

"मिसेज़ अमोनकर के घर का फ़ोन कोई उठा क्यों नहीं रहा? तुम्हारे पास उनका मोबाइल नम्बर है क्या?"

"नहीं बाबा! उसके बजाय रात को ट्राय करते हैं ना? तब तक तुम डॉ. केरकार को फ़ोन करो।"

डॉ. केरकार...चाइल्ड स्पेशलिस्ट। जब बाबू पैदा हुआ था तब मैटर्निटी होम ने ही उन्हें बुलावा भेजा था। जब मिले तो पता चला कि वे आमोद के स्कूलमेट थे। अच्छे डॉक्टर के रूप में उनका बड़ा नाम था। साथ ही लेखक के रूप में भी बड़े मशहूर थे।

"बधाई हो! अ हेल्दी चाइल्ड!"

ख़ुश होकर उसने सबको तीन किलो पेड़े बाँटे थे। पेड़ा मुँह में डालते हुए केरकार ने कहा था—"हर्षा और आमोद का मतलब है असीम आनन्द

और इनसे जिसने जन्म लिया है, वह है साक्षात चैतन्य!"

आमोद ने उसी शब्द को पकड़कर रखा। चैतन्य! नामकरण के समय विशेष रूप से डॉ. केरकार को बुलाया था। तब से वे उनके पारिवारिक मित्र बन गए थे।

महीना हो गया था फिर भी बेटा अपना सिर उठा नहीं पा रहा था।

"कुछ बच्चों को समय लगता है गर्दन सीधी रखने में।" और ऐसा ही हुआ। तीन-साढ़े तीन महीने बाद गर्दन स्थिर हो गई। पलटने के लिए भी छह महीने लग गए। पड़ोसी...जान-पहचान वाले ऐसे ही किसी-न-किसी कमी को निकालने में लगे रहते—

— ओ माँ! अभी तक घुटनों के बल नहीं चल रहा?

— और आँखें देखो, कैसी बड़ी-बड़ी हैं!

— इसका गोरापन भी कितना फीका है। एकदम पीला दिखता है!

— दिखने में बड़ा सुन्दर है! पर ताक़त ही नहीं है, बेजान-सा!

सब बच्चे क्या एक जैसे होते हैं? हाथ की उँगलियाँ तक एक-सी नहीं होतीं। पर बोलनेवाले का मुँह कौन बन्द कर सकता है?

हर्षा ने लोगों को घर बुलाना ही कम कर दिया। लेकिन पहला बर्थ डे बड़ी धूम-धाम से मनाया। खाने का अच्छा इन्तज़ाम किया था। आइसक्रीम भी थी। लोग ख़ुश हुए थे। बाबू पहले रोया। फिर चुप हो गया। फिर सो गया।

एक साल का हो जाने पर भी बाबू चल नहीं रहा था। दादी ने कहा, "आमोद सवा साल की उम्र में चलने लग गया था। बाप पर गया होगा।"

बर्थ डे के लिए आए हुए केरकार ने आमोद को एक ओर बुलाया था—

"क्या तुम्हें लगता है कि चैतन्य नॉर्मल है?"

"ऐसा क्यों कह रहे हो? उसका प्रोग्रेस थोड़ा-सा स्लो है, बस इतना ही।"

"मुझे क्रिटिनिज़्म का सन्देह हो रहा है..."

"क्या? क्या कहा?"

"नहीं, कुछ नहीं। लेकिन अगर प्रोग्रेस इसी तरह स्लो ही रहा तो ज़रा आकर मिल लेना। कुछ टेस्ट्स करते हैं..."

हाँ। चैतन्य का विकास बाक़ी की तुलना में धीमा था। वह कई घंटों तक

एकदम चुपचाप पड़ा रहता। बेवक़्त हँसता रहता। जब हँसाने की कोशिश करते तो हँसता ही नहीं था। जब भूख लगती तभी रोता था। बाक़ी बच्चों की तरह कभी भी चैतन्य के कारण रातें जागकर बिताने की नौबत नहीं आई। लार टपकती रहती। पर बहुत से बच्चों के साथ होता है ऐसा। पोटी या सूसू आए तो बता नहीं पाता था। लेकिन—

"मेरी माँ बताती थी कि मैं पाँच साल की होने तक बिस्तर गीला करती थी। चैतन्य में भी यह विरासत में आया होगा।" हर्षा कह देती।

पर जब हर्षा की माँ ने चिन्ता जताई तब पहली बार आमोद उसे लेकर केरकार के पास गया।

"वैसे हम चैतन्य को लेकर परेशान नहीं हैं। पर यह सही है कि उसकी ग्रोथ बहुत स्लो हो रही है। तुमने कहा था ना, इसीलिए आया हूँ। अब तुम ही जाँचो और बताओ—ये विरासत में आया है या फिर कुछ और है?"

केरकार ने चैतन्य की जाँच की और कहा, "शरीर का विकास कम हुआ है इस बात की मुझे चिन्ता नहीं है, आमोद। लेकिन—ठहरो। पहले ई.ई.जी. करते हैं।"

इलेक्ट्रो एन्सेफलोग्राम निकाला। स्कल ठीक-ठाक था।

"लेकिन खोपड़ी के भीतर दिमाग़ का विकास नहीं हुआ है इसी वजह से वह ऐसा..."

फिर और टेस्ट्स हुए। आयोडीन डिफिशिएंसी, थायरॉयड, हार्मोन्स डिफिशिएंसी, एंडोक्रायन डिजॉर्डर...

हर्षा का चेहरा रुआँसा हो गया। "हमारे नसीब में यह क्या आ गया है, डॉक्टर?"

"वह ठीक हो जाएगा ना, केरकार?"

"हार्मोन्स बढ़ाने के लिए ड्रग्स दे देंगे। लेकिन—डोंट एक्सपैक्ट मिरेकल्स। वह क्रेटीन चाइल्ड की तरह ही बड़ा होगा। यू मस्ट लर्न टु लिव विथ हिम। उसकी ज़रूरतों को समझते हुए उसके साथ पेश आना होगा..."

"कितने दिन? कितने साल?"

केरकार ने कुछ नहीं कहा। दवाइयाँ लिखकर दीं।

"तुम्हें कुछ दिखाता हूँ। कल सुबह आ जाना..." केरकार ने ऐसा क्यों कहा यह दूसरे दिन तब समझ में आया जब वह उन्हें लेकर एक पेशंट के पास गया।

"इसे देखो।"

उस कमरे के एक कोने में एक बच्चा खड़ा था। बीच में दीवार से सटाकर एक कॉट आड़ी रखी गई थी। उसी से लगकर दूसरी तरफ़ एक अलमारी सीधी रखी थी और इस तरह इनके घेरे के अन्दर बच्चे के लिए एक जगह बनाई गई थी। दो-ढाई फुट ऊँचाई का वह लड़का वीरान नज़रों से उनकी तरफ़ देख रहा था। उसके मुक़ाबले उसके शरीर पर जो कपड़े थे वही ज़्यादा अच्छे लग रहे थे। खुला मुँह, मुँह से टपकती लार और बड़ी-सी आँखें... उनसे देखा नहीं गया।

"इसकी उम्र कितनी होगी पता है? बाईस साल!"

उन्हें बिलकुल सच नहीं लगा। उन्होंने बौनों को देखा था, पर यह उन जैसा नहीं लगता था।

"ऐसे कैसे हो सकता है?" हर्षा ने पूछा।

आमोद ने उस लड़के के होंठों के ऊपर बढ़ आई पतली-सी मूँछ देख ली थी। पर उससे कुछ भी बोला नहीं गया।

"हमारा चैतन्य...?"

"नहीं। यह माइक्रोसेफली का केस है। इट इज कॉन्जेनिटल एबनॉर्मलिटी। स्कल नहीं बढ़ता है इसलिए दिमाग़ भी नहीं बढ़ पाता। फिर दिमाग़ और शरीर दोनों का विकास नहीं हो पाता।"

"उसका भविष्य क्या है, केरकार?"

"उसके शरीर को कुछ भी नहीं होगा। उम्र बढ़ती रहेगी लेकिन वह इसी तरह विकासहीन रहेगा। उसकी सब फैकल्टीस बन्द हुई हैं। उसका आई-क्यू सोलह मिला है। वह और बढ़नेवाला नहीं है।"

"और उसके माँ-बाप?" हर्षा ने तड़पकर पूछा।

"यह लड़का कम-से-कम उन्हें देखकर हँसे, उनसे बातें करे ऐसा उनका सोचना स्वाभाविक है। लेकिन ये नहीं हो सकता है।"

वहाँ से बाहर निकलते समय डॉ. केरकार ने कहा, "क्या आपको नहीं लगता कि आपके साथ जो हुआ है वह इससे बेहतर है? युअर्स इज अ क्रेटीन चाइल्ड। नसीब मानो—ये माइक्रोसेफली नहीं है।"

"केरकार, क्या चैतन्य ठीक नहीं होगा?"

"ठीक होने से आपका मतलब क्या है—जवाब इस पर निर्भर है। वह पढ़ेगा, खेलेगा, गाएगा इस आशा में मत रहना। लेकिन उसको समझने की कोशिश ज़रूर करना। उसे ख़ुशी देने की कोशिश करना उसका पैरेंटिंग तुम्हारे लिए एक चैलेंज होगा..."

और उन दोनों ने इस चैलेंज को स्वीकार किया था।

"क्यों, डॉक्टर को फ़ोन नहीं लगा क्या?"

"कब से एंगेज्ड आ रहा है। अरे देखो तो, तुमने पूछा और लग गया... हैलो, केरकार, मैं आमोद देसाई बोल रहा हूँ।"

"हैलो, आमोद! कैसे हो? और हमारा चैतन्य कैसा है?"

"वह ठीक है।"

"फिर से वाइलंट तो नहीं हुआ?"

"नहीं। मतलब ज़्यादा नहीं। बीच में एक बार..." हर्ष के बाल खींचे थे उस बारे में बात करे या न करे यह तय करने से पहले ही केरकार ने कहा—

"तुम लोग इतने प्यार से उसकी देखभाल कर रहे हो यह अच्छी बात है, आमोद। बोलो, फ़ोन क्यों किया था?"

"केरकार, हम चैतन्य का बर्थ डे सेलिब्रेट करनेवाले हैं।"

पल भर के लिए डॉक्टर केरकार चुप रहे। क्या लगा होगा उन्हें?

पहला बर्थ डे बड़ी धूम-धाम से मनाया था। उसके बाद दूसरा सीधा घर में ही मनाया गया। तीसरे जन्मदिन के समय सूतक का कारण मिल गया था। दूर के एक चाचा ने दुनिया को अलविदा कह दिया था।

चौथे जन्मदिन से पहले चैतन्य की तबीयत बिगड़ गई थी। उसे दस्त और उल्टी होने लगी थी।

डॉ. केरकार ने कहा था, "उसे किसी भी प्रकार के इन्फेक्शन से या सेहत

के लिए हानिकारक चीज़ों से बचाना होगा। उसकी प्रतिरोधक क्षमता कम है।"

पिछला साल चैतन्य के लिए अच्छा गया...सिर्फ़...

"दैट्स ग्रेट, आमोद! गो, अहेड।" केरकार का ख़ुश चेहरा आँखों के सामने लाते हुए आमोद ने उसे निमंत्रण दे दिया।

"तुम्हें आना ही होगा केरकार। ज़्यादा लोगों को नहीं बुलाया है—क़रीबी लोगों को ही!"

"ओके! कब है? किस दिन?"

"शनिवार को। परसों शाम सात बजे—घर में ही।"

"अच्छा, आता हूँ। हाँ, अगर कोई इमरजेंसी आ गई तो फिर..."

"वह समझ सकते हैं। लेकिन देर हो तब भी चले आना।" हाँ, केरकार के फ़ोन रखने से पहले उससे पूछना पड़ेगा।

"केरकार, एक बात पूछूँ?"

"ऑफ कोर्स! क्या?"

"बाबा अच्छी तरह से बिहेव करेगा इसकी हमें गारंटी है, केरकार। पर कह नहीं सकते ना! मतलब—हो सकता है—अगर कहीं वह...याद है ना पिछली बार तुमने उसे नींद का सिरप दिया था। कल—मतलब शनिवार को—लोग-बाग आएँगे। तब उसे...कुछ...आय मीन नींद की दवा दे सकते हैं?"

आमोद ऑफ़िस का काम घर लेकर आया था और तब कुछ ज़रूरी काग़ज़ात पर चैतन्य ने सूसू कर दिया था। ग़ुस्से में आकर आमोद ने चैतन्य की पीठ पर एक थप्पड़ जमा दिया। इसके बाद उसने ऐसा हल्ला मचाया कि किसी भी तरह काबू में नहीं आ रहा था। चिल्लाते हुए स्टूल उठाकर पिता पर फेंक दिया था। फिर किसी को भी पास आने नहीं दे रहा था। जब डॉ. केरकार ने आकर ज़बरदस्ती नींद का सिरप पिलाया तब शान्त हो गया था।

केरकार कुछ बोल नहीं रहा है यह देख आमोद ने जल्दी-जल्दी कहा—"वैसे हम दवाई देंगे ही ऐसा नहीं है। देंगे ही नहीं। लेकिन..."

"अगर ज़रूरत पड़ी तो 'लार्गातील' सिरप दे देना।"

"थैंक्यू..." आमोद ने चैन की साँस ली।

"क्या कहा डॉक्टर ने?" फ़ोन रखते ही हर्षा ने पूछा।

"कहा है कि दे सकते हैं। कल जब तुम डाइपर लाने जाओगी तब 'लार्गातील' सिरप लेकर आ जाना।"

"चलो अच्छा हुआ। अब मैंने सबको फ़ोन कर दिए। तुम मिसेज़ अमोनकर को फिर से फ़ोन लगाकर देखो।"

एक ही बार में लग गया।

निमंत्रण मिलते ही मिसेज़ अमोनकर ने कहा, "अरे वाह! हैप्पी बर्थ डे कहने के लिए तो मैं आऊँगी ही। चैतन्य ठीक है ना? क्या बंटी के साथ खेलता है?"

"हाँ, हाँ। खेलता है।"

"हमारे यहाँ डॉगी ने और चार पिल्लों को जन्म दिया है। चैतन्य के लिए प्रेज़ेंट के रूप में एक और लेकर आऊँ?"

"नहीं, और नहीं चाहिए। जो एक है वही काफ़ी है। और नो प्रेज़ेंट्स प्लीज़। लेकिन आप ज़रूर आना।"

फ़ोन रखते ही उसे याद आया।

"हैलो सिरिल, मैं देसाई बात कर रहा हूँ। एक एहसान करना। शनिवार को क़रीब छह बजे मैं आ जाऊँगा। मुझे बस एक रात के लिए बंटी को दे देना। इतवार को सुबह वापस पहुँचा दूँगा। ओके! प्लीज! थेंक्यू!"

हर्षा ने चैतन्य को उठाकर गोद में ले लिया और लिटा दिया फिर छोटी कैंची लेकर बालों में हाथ घुमाते हुए, बीच-बीच में कहीं बालों के उलझने से जो जटाएँ बनी थीं, उन्हें काटकर निकालने लगी।

"बाबू, तुम्हारे पाँचवें जन्मदिन पर बड़े मज़े करेंगे, है ना? मेरा राजा बेटा है तू। अच्छे बच्चे जैसा रहना अं...। कोई भी कुछ भी कहे—तुम सुनना ही नहीं, देखना ही नहीं।" सुन्दर घुंघराले बालों में से जटा को हल्के हाथों से हर्षा ने काटकर निकाल दिया।

"कितना समझदार है मेरा बेटा! लोगों के बच्चे तो एकदम पागल हैं। हाथ लगाते ही रो पड़ते हैं।"

कैंची जगह पर रखकर हर्षा ने बाबू को सोफ़े पर बिठा दिया।

"हो गई ना सब तैयारी? कुछ बाक़ी है क्या?" आमोद से पूछा।

"केटरिंग का ऑर्डर कन्फर्म किया। सिर्फ़ मल्लया को बताना बाक़ी है। किराए के मकान में अभी तक उसे फ़ोन कनेक्शन नहीं मिला है। और उसका मोबाइल नम्बर भी मेरे पास नहीं है। कल ऑफ़िस जाने से पहले सीधे उसके मकान पर जाकर उसे निमंत्रण देता हूँ। फिर सब निमंत्रण देने पूरे हो जाएँगे।"

बाबू के बालों में उँगलियाँ घुमाते हुए हर्षा ने कहा, "ज़रा शान्त हुआ-सा लगता है ना बाबू? लार टपकनी भी कम हो गई है! थोड़ा लम्बा भी लग रहा है, है ना? कल नए कपड़े पहनते ही एकदम राजकुमार की तरह जँचेगा, देखना। फिर पता चलेगा सबको—जैसा वे समझते हैं वैसा यह 'वह' नहीं है।"

दूसरे दिन सुबह आमोद ने मल्लया के फ़्लैट की बेल बजाई तब मल्लया पूजा करने बैठा था। ना करने के बावजूद उसकी पत्नी ने चाय लाकर दे दी।

वह मल्लया के किराए पर लिए गए नए फ़्लैट को सराह रहा था तभी शर्ट चढ़ाते हुए मल्लया बाहर आ गया।

"कैसे हैं, मिस्टर देसाई?"

"अपने बेटे के बर्थ डे का निमंत्रण देने आया हूँ। शनिवार शाम को... सबको आना है।"

"वाह, वाह! बड़ा सन्तोष हुआ।"

इतने में मिसेज़ मल्लया ने अन्दर से ज़ोर से चिल्लाना शुरू किया। "तुम्हारे बेटे ने देखो क्या कर डाला, देखो। पूरा गन्दा..."

मल्लया दौड़ते हुए अन्दर चला गया। और अगले ही पल तड़ाक से मारा हुआ थप्पड़ और भैं करते हुए बेटे का रोना, दोनों की आवाज़ एक साथ सीधे आमोद के कानों में घुस गई। क्या हुआ यह जानने के लिए अन्दर गया तो देखा कि फ़्लैट की एकदम नई ताज़ी दीवार पर मास्टर मल्लया ने हाथ की पेंसिल से आड़ी-तिरछी रेखाएँ खींचते हुए, अपनी चित्रकारी प्रस्तुत की थी। ऑनरशिप पर लिया हुआ फ़्लैट होता तो बात अलग थी। किराए के मकान की दीवारों पर इन आड़ी-तिरछी रेखाओं को देखकर मकान-मालिक चुप नहीं

बैठेगा, यह सोचकर परेशान होते हुए मल्लया ने सिर पर हाथ मार दिया। आमोद धीरे से वहाँ से खिसक गया।

ऑफ़िस में पहुँचते ही आमोद ने गांवस को इस घटना के बारे में बता दिया।

"आप मेरी बात सुनोगे सायब? बच्चों की ऐसी चित्रकारी से ही घर की शोभा बढ़ती है। जिनके पास नज़र होती है ना, उन्हें इसमें उनकी कला नज़र आएगी। जिनके पास नहीं है उन्हें आड़ी-तिरछी रेखाएँ..."

आमोद की आँखों के सामने वे आड़ी-तिरछी रेखाएँ एक चित्र-सी बनकर खड़ी हो गईं। आसमान के बादल? या घने पेड़? या फिर उन पोमेरेनियन के कसकर खींचे हुए रोएँ?

शाम को आमोद उत्तेजित होकर घर आया। हर्षा भी बड़े उत्साह के साथ उसी की राह देख रही थी। हॉल में लगाए हुए टी.वी. के सामने चैतन्य आँखें मिचकाते हुए बैठा था।

"मैं डाइपर लेकर आ गई हूँ। और नींद का सिरप भी ले आई हूँ। आमोद, एक बात कहूँ? हम सात बजने से पहले ही उसे दवा दे देंगे। लोगों के आने तक वह जमुहाइयाँ लेना शुरू कर देगा। फिर सुला देंगे। सोते समय बाबू कितनाऽ अच्छा दिखता है! कुछ पता नहीं चल पाता। जब नींद में हँसता है तब तो उसकी नज़र उतारने का मन करता है।"

"बेस्ट आइडिया। उसे यहाँ हॉल में ही लिटा देंगे। और ये देखो, कल सुबह बाबू का सब खेल का सामान बाहर लाकर रख देना। फुटबॉल, बार्बी, मोटरें, सॉफ्ट टॉयस..."

"हाँ। मैं अच्छी तरह करीने से सजाकर रख दूँगी।"

"करीने से सजाकर? नहीं, नहीं। फैलाकर रख देना। अस्त-व्यस्त। बच्चे वाला घर दिखना चाहिए।"

बोलते-बोलते आमोद ने जेब से पेंसिल निकाली और चैतन्य के पीछे की दीवार पर आड़ी-तिरछी रेखाएँ खींचता हुआ, कुछ भी बनाता चला गया।

"लोगों को भी पता चले। चैतन्य कितना खेलता है...दीवारों पर चित्रकारी करता है...शरारतें करता है..."

कभी-कभी बच्चों से सीख लेनी चाहिए

मिथिला का दिमाग़ कल से ठिकाने नहीं था। पूरे सप्ताह में रुपहला किनारा लिये आनेवाला एक ही दिन था—'जुम्मा'। और कल का दिन पूरी तरह ख़राब हो जाने की वजह से वह नाराज़ थी। ऊपर से बाबू अभी तक घर नहीं लौटा था इस वजह से उसका पारा और भी चढ़ा हुआ था।

कल उस मुत्तवा ने बात बिगाड़ दी। पता नहीं आज और क्या हुआ होगा?

कहीं राजेश को मांटेसरी पहुँचने में देर तो नहीं हुई?

या फिर जर्मनी से कुछ ख़बर आई है इसलिए देर हो गई?

ट्रैफ़िक में फँसने के कारण देर हुई क्या?

या फिर कल की तरह ही आज भी किसी मुत्तवा या सुरता ने रोक लिया?

कल सुबह घर से बाहर निकलते समय कितना अच्छा मूड था! राजेश भी एकदम फॉर्म में था। अगर कोई रुकावट थी तो सिर्फ़ बुर्क़े की। पर उसकी भी अब आदत हो गई थी। दूसरा कोई उपाय भी नहीं था। सऊदी में और ख़ासकर यहाँ रियाद में, शरीर पर काला चोग़ा, आँखों पर जाली लगा बुर्क़ा ओढ़े बिना तो वह घूम ही नहीं सकती थी!

राजेश के कार चलाते समय उसकी बग़ल में बैठकर सफ़र करना मिथिला को बहुत अच्छा लगता है। छह दिन घर में ही रहकर निकलने के बाद बाहर घूमने के लिए उनके हिस्से आनेवाला यही एक दिन होता है। और बुर्क़ा डाले बग़ैर तो बाहर जाया ही नहीं जा सकता। और बुर्क़े में बातें करते समय बीच में पर्दा-सा होने के कारण जो एक दूरी-सी महसूस होती थी वह मिथिला को

ज़रा भी अच्छी नहीं लगती थी। लेकिन कार में बैठते ही बुर्क़ा हटाकर चेहरा खुला रखने का मौक़ा मिल जाता था इसी से वह ख़ुश हो जाती थी।

कल जुम्मा होने के बावजूद राजेश गाड़ी को ऑफ़िस की तरफ़ लेकर गया था। उसी की कम्पनी ने रिसर्च फ़ेलोशिप के लिए उसका इंटरव्यू लिया था। इंटरनेट से दिए गए ऑनलाइन इंटरव्यू का रिज़ल्ट अब तक आ जाना चाहिए था। उसी की चिन्ता में राजेश ऑफ़िस पहुँच गया था। उसने ई-मेल खोलकर देखा। इन-बॉक्स में जेद्दा, कुवैत, अमेरिका के साथ जर्मनी से भी आए हुए कुछ मैसेज़ थे। पर सब किसी और काम से सम्बन्धित थे। जो वह चाहता था वह नहीं। निराश होकर उसने लॉग-आउट किया और कार में आकर बैठ गया।

"अभी तक नहीं आया?" मिथिला ने पूछा।

"नहीं।"

"ख़ैर, कल आ सकता है। कहीं किसी और को तो नहीं लिया है ना?"

"कैसे पता चलेगा? हो सकता है लिया भी हो।" यह कहते हुए राजेश ने गियर के साथ विषय भी बदला। "चलो, पहले बथा चलते हैं।"

बथा में उतरकर उन्होंने मसाले, पापड़ और नारियल का बूरा लिया। घूमते-घूमते 'अल-रशीद' सुपर मार्केट में पहुँच गए। इस डिपार्टमेंटल स्टोर के अन्दर घुसना मतलब किसी मेले में जाने जैसा था। तरह-तरह की चीज़ें मिल जातीं। और बाबू भी अच्छी तरह रम जाता है वहाँ। अचानक मिथिला की नज़र एक टी-शर्ट पर पड़ गई। क्रीमिश रंग और गाढ़े हरे रंग की कॉलर, बटनों की जगह पर डोरियाँ थीं। मिथिला ने झट से राजेश का हाथ पकड़कर खींच लिया। टी-शर्ट निकालकर राजेश के सीने से लगाकर देखा और लेने के लिए आग्रह करने लगी। इतने में सफ़ेद लबादा पहने वह अरब पुरुष सामने आ गया। राजेश को आई.डी. कार्ड दिखाकर उसने कहा कि वह मुत्तवा है और राजेश से आकामा माँगा। आकामा पर राजेश के साथ मिथिला और बाबू का भी फ़ोटो था। पलभर के लिए मिथिला की ओर और फिर फ़ोटो की ओर ग़ौर से देखते हुए उसने इस बात की पुष्टि की कि यही वह औरत है। और ऊपर से कड़ी आवाज़ में अरबी भाषा में बताया— 'तुम्हारी पत्नी ठीक से बरताव नहीं कर सकती है क्या? उससे कहो कि इस तरह मर्द के हाथ को

पकड़कर खींचना, सटकर चलना ये हमारे नियमों के ख़िलाफ़ है इसलिए हमें उस पर क़ानूनी कार्रवाई करनी पड़ेगी। इसे पहली चेतावनी समझ लेना। अगर दुबारा ऐसा किया तो तुम दोनों को—तीनों को—पैक करना पड़ेगा। अरबी समझ लेते हो ना?"

राजेश ने अरबी में ही 'सॉरी' कहा।

टी-शर्ट वहीं रह गई। "चलो, हम चलते हैं मिठू," राजेश की आवाज़ भारी हो गई थी। मिथिला को लगा राजेश यों ही नर्वस हो गया है। मोटर में बैठते ही मिथिला ने कहा, "सत्यानाश हो इनका! कैसे बकवास लोग हैं ये! और पाषाण युग के क़ायदे!"

"और ये जानते हुए भी दस लोगों के सामने तुमने मेरा हाथ पकड़ा?" राजेश ने वीतरागी मन से कहा। मिथिला मायूस हो गई।

"ऐसा क्या गुनाह किया? पति का ही हाथ पकड़ा था ना?"

"लेकिन तुम जानती हो ना, यहाँ हम ऐसा बरताव नहीं कर सकते?"

"पता है। क्या वे अपनी बीवियों को हाथ नहीं लगाते होंगे?"

"लगाते हैं। लेकिन इस तरह प्रदर्शन नहीं करते। तुमसे मैंने हज़ार बार कहा है कि यहाँ ज़रा मर्यादा में रहो।"

बहस बढ़ सकती थी। क्या चल रहा है यह न समझ पाने के कारण इतनी देर तक पसोपेश में पड़े बाबू ने दोनों की ऊँची आवाज़ को सुनकर रोना शुरू किया। और फिर दोपहर में हॉलिडे ड्राइव इन हॉटेल में खाने पर जाने का प्रोग्राम रद्द करते हुए राजेश ने कार सीधे अपार्टमेंट की तरफ़ मोड़ दी।

राजेश को बहुत जल्दी गुस्सा आ जाता है। पर उतना ही जल्दी ठंडा भी होता है। कहने लगा कि शाम को बाहर निकलते हैं। पर मिथिला के दिमाग़ का पारा अभी तक ठंडा नहीं हुआ था। गुस्सा उस मुत्तवा पर नहीं आ रहा था। स्थानीय एवं धार्मिक रीति-रिवाजों का पालन लोग करते हैं या नहीं यह देखना उसका काम ही था। अपना काम करते हुए ही उसने चेतावनी दी थी। पर उस काम के लिए इसे पत्नी पर गुस्सा होने की क्या ज़रूरत थी? अरब लोग स्त्रियों को बुर्क़े में रखते हैं और दूसरे लोगों के सामने उन्हें हाथ नहीं लगाते हैं। सही है! पर पीछे औरतों के साथ किस तरह का सलूक करते हैं

इसे दुनिया जानती है। माना कि सुपर मार्केट में मैंने उसका हाथ पकड़ा यह बात राजेश से बरदाश्त नहीं हुई। लेकिन घर पहुँचते ही कम-से-कम वह उसे क़रीब तो ले सकता था!...मिथिला टी.वी. के सामने ही बैठी रह गई, चैनल बदलते हुए आँखों के सामने जो भी आ रहा था उसे देखती हुई।

रात का खाना होते ही बाबू ने आइसक्रीम खाने की ज़िद पकड़ ली। मन में आया था कि राजेश से कह दे, तुम ही जाओ उसे लेकर। लेकिन बाद में मिथिला बाहर चली आई। नाइटी के ऊपर उसने काला बुर्क़ा ओढ़ लिया पर मोटर में बैठने के बाद भी बुर्क़ा उसी तरह रखकर चुपचाप बैठी रही। पार्लर में भी उसने चेहरे से बुर्क़ा नहीं हटाया।

“अब हटाओ ना उसे ऊपर!” राजेश के कहने पर भी मिथिला जड़ बनी रही।

राजेश ने तीन कोन लिये। एक बाबू को देकर दूसरा मिथिला के सामने कर दिया। तब उसका हाथ न छू जाए इसका ध्यान रखते हुए मिथिला ने उँगलियों के बीच पकड़कर कोन ले लिया। राजेश ठहाका लगाकर हँस पड़ा। अपनी नाराज़ी जताते हुए उसने उसकी ओर पीठ कर दी और बुर्क़ा हटाते हुए कोन मुँह में डाल लिया।

पाँचवाँ साल लग गया था फिर भी बाबू अभी तक माँ-बाप के बीच सो रहा था। कहानियाँ सुनाते हुए बाबू को सुलाने में ग्यारह बज जाते। मिथिला की आँख लग रही है इसका अन्दाज़ा लगाकर राजेश ने किताब एक ओर रखते हुए लाइट बन्द कर दी। बाबू की बाँह पर मिथिला का हाथ था। राजेश का हाथ जब मिथिला के हाथ पर आ गया तब मिथिला चुप रही। धीरे-धीरे हाथ ऊपर आने लगा।

“शायद अब हाथ लगा सकते हैं!” मिथिला ने ताना कसा।

“बस करो ना अब। जब हम अकेले होते हैं तब कभी रोका है क्या तुम्हें?” राजेश ने समझाने के स्वर में कहा। “जब तक सऊदी में हैं तब तक ज़रा बरदाश्त कर लेना। कल जब हम जर्मनी पहुँच जाएँगे, तब कौन होगा तुम्हें रोकनेवाला?” ऐसा कहते हुए राजेश ने उसे पास खींच लिया।

"ऐऽ, क्या कर रहे हो? बाबू है यहाँ!" मिथिला ने बात को तानते हुए कहा।

"वह सो गया है। अब मैं तुम्हारा राजा हूँ और तुम मेरी रानी!" यह कहते हुए राजेश ने बाबू के ऊपर से जाकर मिथिला को अपनी बाँहों में ले लिया।

"अब मैं तुम्हारा राजा हूँ और तुम मेरी रानी!"...जब छह साल पहले दोनों हनीमून के लिए महाबलेश्वर गए थे तब भी उसने यही शब्द कहे थे।

राजेश की तरह सुन्दर, आकर्षक व्यक्तित्व वाला, काबिल इंजीनियर पति मिलने के कारण मिथिला बहुत ख़ुश थी। ऊपर से हनीमून के लिए महाबलेश्वर का सर्द, शीतल वातावरण। वे जहाँ ठहरे थे वह भी एक थ्री-स्टार होटल था। बड़ा मज़ा आया था।

शाम को जब घूम आने के इरादे से बाहर निकले थे तब लोगों की भारी भीड़ का सामना हुआ था। मई का महीना होने की वजह से सारे होटल ठसाठस भरे हुए थे। उस भीड़ में कुछ पहचान के गोवा वाले भी मिल गए। वहाँ का वातावरण कितना प्रसन्न था! ठंडी हवा का एक झोंका आया और धीरे से मिथिला ने अपने हाथ से राजेश की कोहनी को कसकर पकड़ते हुए उसे अपनी ओर खींच लिया। राजेश एकदम उससे दूर हो गया। हाथ छोड़कर यहाँ-वहाँ देखने लगा।

"लोग देख रहे हैं! ऐसे कसकर मत पकड़ना।" राजेश ने झेंपते हुए हल्के स्वर में कहा।

मिथिला आश्चर्य से देखने लगी।

"ज़रा सा हाथ पकड़ लिया तो क्या हुआ? हम हनीमून के लिए आए हैं ना?" उसने निराश होकर कहा।

"अरे वो बात नहीं है। पर इस तरह लोगों के सामने..." राजेश सफ़ाई नहीं दे पाया।

"मैं तुम्हारी ब्याहता पत्नी हूँ!" धीरे से उसकी बाँह को चिकोटी काटते हुए मिथिला ने कहा।

"बिलकुल हो! कौन मना कर रहा है? पर ये इस तरह दुनिया को दिखाने की क्या ज़रूरत है? हम रोज़ की तरह ही चलेंगे।"

मिथिला बहस को नहीं बढ़ाना चाहती थी इसलिए चुप हो गई। लेकिन

राजेश की यह मानसिकता उसे पसन्द नहीं आई। आगे उन्हें हाथों में हाथ डाले, कन्धों पर हाथ रखे, एक-दूसरे से सटकर चल रहे चार-पाँच जोड़े देखने को मिल गए। और हर बार मिथिला ने राजेश का ध्यान उनकी तरफ़ खींचते हुए कहा था, "ऐऽ, उनको देखो!"

"तुम ही देखो! मैं कमरे में पहुँचने पर दिखाता हूँ तुम्हें..." राजेश ने हँसते हुए दृढ़ स्वर में कहा था। और सचमुच होटल के कमरे में पहुँचते ही दरवाज़े की सिटकनी लगाकर उसने मिथिला को अपनी बाँहों के सख़्त घेरे में लेते हुए इसी तरह कहा था—"अब मैं तुम्हारा राजा हूँ और तुम मेरी रानी!"

और सच पूरे हनीमून में राजेश ने मिथिला को सुख के सागर में डुबो दिया था।

लेकिन, हाँ! उस सुख में भी ज़रा सी कसर रह गई थी।

महाबलेश्वर की वह शाम। दोनों आइसक्रीम खाने गए थे। राजेश ने 'कॉकटेल आइसक्रीम' ली थी और मिथिला ने चॉकोबार।

"छी! अच्छा होगा ये सोचकर ली थी। लेकिन एकदम बकवास है!" राजेश ने मुँह बिगाड़ते हुए कहा।

"मेरा चॉकोबार तो एकदम बेस्ट है। देखो..." मिथिला ने स्टिक को उसके मुँह के पास ले जाते हुए बोला।

"हँ! जूठा है वो! तुम ही खाओ।" पीछे हटते हुए राजेश ने कहा।

तब मिथिला को बड़ा बुरा लगा था। पत्नी ने जिसे मुँह लगाया है वह भला जूठा कैसे हो सकता है?

"वाह! पति का खाना होने के बाद उसकी जूठी थाली में पत्नी खाए तो ठीक है। लेकिन जिसमें पत्नी का मुँह लगा है वह जूठा?" मिथिला ने बहस छेड़ते हुए कहा था।

"नहीं, नहीं। जो जूठा है, वह जूठा ही है! जब मेरी माँ मेरे पिताजी की थाली में खाना खाती थी तब उससे भी मैं यही कहता था। एकदम गन्दी आदत है यह।"

उस रात राजेश की बाँहों में समाते समय मिथिला को दिल की गहराइयों

से लग रहा था कि एक बार ही सही राजेश उसे ज़रा चूम ले। नहीं तो ख़ुद ही आगे बढ़कर उसके होंठ अपने होंठों में लेते हुए एक दीर्घ चुम्बन लेने की उसे तीव्र इच्छा हुई थी। पर शाम की बहस याद आते ही 'फिर कभी' सोचते हुए उसने मन मार लिया था।

हिन्दी-अंग्रेज़ी फ़िल्मों को देखकर आजकल के युवाओं पर रोमांस का ख़ुमार छाया रहता है। लेकिन मिथिला के मन में चुम्बन की अभिलाषा फ़िल्में देखकर पैदा नहीं हुई थी। यादों की सन्दूकची में ताला लगाकर बन्द की हुई एक याद कभी-कभी बाहर आने के लिए मचल पड़ती थी, और फिर... राजेश भी उसका वैसा ही आवेगभरा चुम्बन ले ले ऐसी उत्कट इच्छा जाग पड़ती थी।

वैसे वह याद भी बहुत पुरानी थी। मिथिला ने हाल ही में एस.एससी. की परीक्षा दी थी। पिताजी को मुम्बई में कोई काम था। चार दिन मुम्बई घूमेंगे यह सोचकर मिथिला भी पिताजी के साथ वहाँ गई थी। वे दादर में मामा के पास ठहरे थे। मामा का बेटा किशोर पवई आई.आई.टी. में पढ़ रहा था। मामी ने कितना कहा था उसे, 'ज़रा मिथिला को मुम्बई घुमा लाओ।' लेकिन क्लास का बहाना बनाकर उसने मना कर दिया था। मामी के साथ ही थोड़ा-बहुत घूमना हो पाया था। लेकिन मामा के कहने पर शनिवार शाम को किशोर मिथिला को नेहरू प्लेनेटेरियम दिखाने ले गया। मिथिला के लिए एक लड़के के साथ इस तरह अकेले घूमने जाने का यह पहला मौक़ा था। दिल ज़ोर से धड़क रहा था, कुछ-कुछ हो रहा था। किशोर दिखने में भी बड़ा अच्छा था—स्मार्ट और बुद्धिमान। प्लेनेटेरियम में दोनों पास-पास बैठे थे। काली ठंडी रात में, खुले आसमान के नीचे एक जवान मर्द से सटकर बैठी हुई हूँ, इस ख़याल के बोझ से ही वह जड़-सी हो चली थी। किशोर लगातार उसके कान के पास मुँह लाते हुए आसमान के सुन्दर नज़ारे के बारे में बताता जा रहा था। कल जब शादी होगी तो वह इसी तरह अपने पति के साथ घूमेगी, वह ऐसे ही कान में बुदबुदाएगा, यह सोचकर ही मिथिला को गुदगुदी हो रही थी। वापसी के समय रास्ता पार करने का बहाना बनाकर किशोर ने दो-तीन बार मिथिला का हाथ भी हाथ में ले लिया था। बाहर निकलते समय उनके बीच

जो दूरी-असहजता थी वह वापस घर पहुँचने तक किशोर के सहज व्यवहार के कारण पूरी तरह मिट चुकी थी।

गर्मी के मारे प्यास लगने के कारण किशोर ने पानी माँगा। और मिथिला ने जब पानी का प्याला आगे किया तब प्याले के साथ उसने हाथ भी पकड़ लिया। धीरे से मिथिला को बाँहों में ले लिया। किशोर का इस तरह बाँहों में ले लेना उसे अच्छा लगा या नहीं इसका निर्णय करने से पहले ही मिथिला को उसने और ज़ोर से भींच लिया। साँसें गरम हो गईं। न जाने कैसे मिथिला के होंठ खुल गए। और अगले ही क्षण किशोर के होंठों ने मिथिला का होंठ चूस लिया। एक अलग ही अनुभव, अनोखा स्वाद... जीभ से जीभ का स्पर्श हुआ और एकदम सामने के दरवाज़े का लैच खुलने की आवाज़ सुनाई पड़ी।

झट से दोनों अलग हो गए। किशोर पानी का घूँट लेते हुए इस भाव से बाहर चला गया था मानो कुछ हुआ ही नहीं। लेकिन मिथिला भीतर तक हिल गई थी। अनजाने में अपने हाथों बहुत बड़ा गुनाह हो गया है इस विचार ने उसे बहुत व्यथित कर दिया। उसे किशोर पर बड़ा गुस्सा आ रहा था। और फिर मामा-मामी के रुकने के लिए किए गए आग्रह के बावजूद वह दूसरे ही दिन पिताजी के साथ वापस गोवा चली गई थी।

धीरे-धीरे वह अपराधी भावना मिटने लगी। किशोर इंजीनियर बनकर अमेरिका पहुँच गया था। वैसे भी उसके प्रति जो क्षणिक आकर्षण था वह बहुत जल्द ख़त्म हो गया था। पर उस दिन का वह अद्भुत अनुभव मन-मस्तिष्क की गहराई में जड़ें जमा गया था। जब भी मिथिला अकेले या स्वप्नावस्था में होती तब उसे याद करते हुए अपने ही होंठों पर जीभ घुमाती, नीचे का होंठ दाँतों के बीच हल्के से दबा लेती, धीरे-धीरे चूसती... आगे जब शादी होगी तब इस स्वर्ग-सुख का फिर से अनुभव लेने का मौक़ा मिलेगा इस आशा के साथ वह उस क्षण में डूबी रह जाती।

लेकिन प्रत्यक्ष में ऐसा कुछ नहीं हुआ। राजेश की श्रृंगार संकल्पना में मानो चुम्बन के लिए कोई स्थान ही नहीं था। शादी के बाद एक साल गुज़र गया फिर भी राजेश के होंठों ने उसके होंठों को छुआ तक नहीं। आख़िर एक दिन मिथिला ने ही पहला क़दम उठाया था...

राजेश उस दिन मुम्बई से वापस आया था। सऊदी अरब में एक जर्मन कम्पनी में चीफ़ इंजीनियर की पोस्ट के लिए जो इंटरव्यू दिया था उसमें चुन लिए जाने के कारण ख़ुश था। उस रात दोनों ने सेलिब्रेट किया। ख़ुशी के मौक़े पर राजेश कुछ ज़्यादा ही मूड में होता है यह बात मिथिला समझ गई थी।

जब वह राजेश की बाँहों में थी तब उसने उसके गालों को अपने होंठों से छू लिया और फिर धीरे से उसका चेहरा घुमाते हुए सहजता से होंठों पर होंठ रख दिए। जब राजेश चेहरा घुमाने लगा तब दोनों हाथों से उसका चेहरा कसकर पकड़ते हुए मिथिला ने उसका निचला होंठ अपने होंठों में ले लिया। तब राजेश ने उसे हल्के से धकेलते हुए कहा, "छी! क्या कर रही हो मिठू?"

मिथिला के पूरे उत्साह पर पानी फिर गया। पर हार मान जाती तो वह मिथिला कैसे होती?

"छी क्यों कह रहे हो? मुझे किस करो ना! प्लीज़!"

मिथिला के गाल पर होंठ रखते हुए राजेश ने 'च्यूक' करके आवाज़ निकाली। "लो, लेकिन यह मुँह में मुँह डालना मुझे अच्छा नहीं लगता।"

"क्यों? देखो तो..."

"नहीं रे! मुझे घिन आती है। वह मुँह का थूक..." राजेश ने नाक-भौं सिकोड़ते हुए कहा और मिथिला का मन ही टूट गया।

"क्या बेतुकी बात कर रहे हो तुम! प्यार में जब पास आते हैं तब वह थूक नहीं रह जाता, उसकी मिठास कुछ अलग ही होती है..."

मिथिला को बीच में ही टोकते हुए राजेश ने पूछा, "तुम्हें कैसे पता चला? तुमने कभी किस किया है?"

मिथिला ने कुछ नहीं कहा। राजेश की बातों में शक नहीं था। 'तुमने कभी किस ही नहीं किया है तो तुम कैसे जान पाओगी?' इस अर्थ में वह बोल गया था। बहस को बढ़ाया तो राजेश के मन में शक पैदा हो सकता है यह सोचते हुए मिथिला ने ज़बान पर ताला लगा लिया और राजेश के हवाले हो गई।

राजेश शुरू में अकेले ही रियाद गया था। और फिर तीन महीने बाद वह मिथिला को ले आया था। राजेश के साथ मिथिला बहुत ख़ुश थी। छोटी-मोटी खिटपिट तो होती रहती थी। पर क़िस्मत को कोसने जैसा कुछ नहीं हुआ था।

यहाँ तक कि बाबू की डिलिवरी के समय जब वह मैके गई थी तब राजेश की चिन्ता के मारे बाबू के तीन महीने का होते ही उसे लेकर वह रियाद वापस आ गई थी।

रियाद का बन्धन भरा माहौल कभी-कभी बहुत चुभता था। बिना बुर्क़ा डाले बाहर नहीं जा सकती थी। जुम्मे को छोड़ छुट्टी नहीं मिलती थी। औरत अकेले घूम नहीं सकती थी। पति के साथ चलते समय भी उसे पति के पीछे चलना पड़ता था। गार्डन में जाएँ तो वहाँ एक तरफ़ मर्द तो दूसरी तरफ़ औरतें होती थीं। बच्चों के स्कूल भी लड़कियों के लिए अलग और लड़कों के लिए अलग थे। कहीं-कहीं तो मांटेसरी का भी ऐसा ही हाल था। लेकिन बाबू जिस मांटेसरी में जाता है वहाँ लड़के-लड़कियाँ साथ-साथ पढ़ते हैं। अगले साल बाबू फ़र्स्ट में जाएगा इसलिए लड़कों वाले स्कूल में जाना पड़ेगा। राजेश को बताना चाहिए कि इंडियन स्कूल में बात करके रखे।

अभी तक बाबू क्यों नहीं आया यह सोचते हुए वह घड़ी देख ही रही थी कि उसी पल गाड़ी का जाना-पहचाना पीक-पीक-पीक करता हॉर्न सुनाई पड़ा। मिथिला जल्दी-जल्दी दरवाज़े के पास आ गई। लेकिन उसने दरवाज़ा नहीं खोला। जब वह नई-नई सऊदी में आई थी तभी वह पहला सबक सीख गई थी। राजेश की राह देखते हुए वह दरवाज़े पर खड़ी थी। राजेश भीतर आ गया और उसके पीछे-पीछे ही बेल बज उठी थी। सऊदी के पुलिस मुत्तवा ने राजेश को स्पष्ट शब्दों में कहा था—अपनी पत्नी से कह देना, ऐसे खुले दरवाज़े के सामने खड़ी रहकर राह देखना या पति के बाहर जाते समय टाटा करना ये सब क़ानून के ख़िलाफ़ है। फिर से ऐसा हुआ तो कार्रवाई करनी पड़ेगी।

राजेश के पैरों की आहट पास सुनाई देते ही बेल के लिए न रुकते हुए मिथिला ने दरवाज़ा खोल दिया।

"देर क्यों हुई?"

"बिना वजह देर होती गई। पहले ऑफ़िस के बाहर ही एक्सिडेंट होने की वजह से गाड़ी बाहर निकालने में दम निकल गया और फिर हर सिगनल पर रेड—दो-दो मिनट रुकना पड़ा।"

"आज भी सो गया क्या?" कहते हुए मिथिला ने राजेश के हाथों से सोये हुए बाबू को अपने पास ले लिया।

"जर्मनी से कोई मेल-वेल आया क्या?"

"नहीं रे! मैंने तो अब आशा ही छोड़ दी है।" जूते निकालते हुए राजेश ने कहा।

"तुम मैसेज भेजकर एक बार पूछो तो सही!"

"नहीं मिठू। ऐसा करना एटिकेट्स के ख़िलाफ़ होगा।"

"एटिकेट्स या नेटिकेट्स?"

राजेश से ही सीखे हुए शब्द से मिथिला ने वार कर दिया।

"छोड़ो उस बात को। ज़रा जल्दी से खाना लगा दो। अभी साइट पर जाना पड़ेगा। आने में देर हो सकती है। परेशान मत होना।" कहते हुए राजेश उठ गया। मिथिला ने बाबू को वैसे ही बिस्तर पर लिटा दिया और फिर पहले राजेश को खाना परोसा।

राजेश के जाते ही उसने बाबू को उठाया। कपड़े निकाले, नहलाया, खिलाया और फिर उसका खाना होने तक ढाई बज गए।

"आज बाबू को क्या पढ़ाया है?" ऐसा कहते हुए मिथिला ने उसका बैग खोला। बैग में रंगीन चित्रों की एक किताब मिली। वह बाबू की नहीं थी।

"बाबू, यह बुक किसकी है? टीचर ने दी है क्या?"

"नहीं मम्मी। वह ना रे...नसलीन की है। उशने दी है मुझे।" राजेश को सुनकर बाबू भी मुझसे 'रे' कहकर बात करता है। ग़नीमत है 'मिठू' कहकर नहीं बुलाता, मिथिला ने मन ही मन कहा।

"बाबू, ऐसे दूसरों की बुक्स नहीं लेते हैं...!"

"मैंने नहीं लिया। उशने दिया मुझे।"

"देने पर भी 'नो थैंक्यू' कहना और वापस करना, हँ...! बोलो, क्या कहना है?"

"नो तांऽकू," बाबू ने कहा और ख़ुद पर ख़ुश होकर ताली बजाई।

"और ये क्या है?" मिथिला को बैग में एक पत्र भी मिला।

"वो ना तिचल ने दिया है। पापा और मम्मी को देने को कहा..."

पत्र खोलकर देखा तो पता चला कि प्रिंसिपल का पत्र था।

'डियर पैरेंट्स, आपके बच्चे के मिसबिहेवियर की तरफ आपका ध्यान दिलाने के लिए, बच्चे के साथ कल दोपहर बारह बजे आप दोनों का स्कूल के ऑफ़िस में हाज़िर होना ज़रूरी है।' इस अर्थ वाला वह पत्र पढ़कर मिथिला को अचरज हुआ।

"बाबू...तुमने स्कूल में क्या किया?"

"ए.बी.शी. किया।"

"और क्या किया? किसी को मारा तो नहीं ना?"

"नहीं मम्मी।"

"तो फिर? टीचर को कुछ कहा क्या?"

"ना मम्मी। तिचल ने ही मुझे डाँटा।"

"भला क्यों? क्या किया तुमने?"

"नसलीन की आँख में ना, कुछ गया था। मैंने फूंक किया..."

"फिर?"

"तिचल ने मुझे दूल बैठने को कहा।"

मिथिला ने सोचा कि बाबू से कुछ पूछने से अच्छा है कि कल टीचर से ही पूछ लेंगे।

आम तौर पर टी.वी. देखते हुए मिथिला का समय बीत जाता। लेकिन आज टी.वी. में मन नहीं लग रहा था। बस, राजेश जल्दी घर आ जाए यह सोचते-सोचते मिथिला ने समय निकाल दिया। वैसे रोज़ जल्दी घर पहुँचनेवाला राजेश आज ज़रा देर से ही पहुँचा। जब आया तब बड़ा गुस्से में था।

"सत्यानाश हो इन सूरतों का।"

"क्या हुआ राजेश?" ये अब और कौन-सी नई मुसीबत आ गई, सोचते हुए मिथिला ने पूछा।

"साइट पर जाते समय मैंने हाइवे पर साइड लाइट दिए बिना लेन बदल दी इसलिए मुझे चालान थमा दिया। मैंने कहा कि मैंने दी थी तो बोले लेट दी थी।"

"फिर?"

"भला इस देश में हम उलटा जवाब दे सकते हैं? पाँच सौ रियाल का चालान कटा!"

"भर दिया?"

"नहीं। कल भरना है। इसलिए कल ऑफ़िस पहुँचने में भी देर हो जाएगी।"

पाँच सौ रियाल का मतलब कम पैसे नहीं थे। पाँच हज़ार रुपये। इस देश में आए ही थे पैसे कमाने के लिए। और उन पैसों को अगर इस तरह बेकार में ख़र्च करना पड़े तो राजेश को इस तरह ग़ुस्सा आना स्वाभाविक था।

राजेश के आते ही उसे उस पत्र के बारे में बताकर अपने मन का बोझ हल्का करने की राह देखती मिथिला ने राजेश के हाथ-पाँव धोकर, हाथ में पेपर लिये बैठने तक अपने आप को रोके रखा। फिर पूरी बात बताते हुए पत्र उसके सामने रख दिया। पढ़ते ही राजेश के माथे पर सिलवटें पड़ गईं।

"कल वो मुत्तवा का क़िस्सा हुआ। आज यह सुरता वाला। कल और क्या देखना पड़ेगा पता नहीं।" यह कहकर राजेश खाना खाने उठ गया।

साढ़े चार साल के बाबू ने सही बरताव नहीं किया मतलब आख़िर किया क्या था उसने? पर इसे जानने का कोई रास्ता नहीं था। बाबू से पूछना भी बेकार था। बाबू ने अगर कुछ किया भी होगा तो वह नादानी में ही किया होगा। पर किया क्या...?

राजेश ने सुबह ऑफ़िस में फ़ोन करके आधे दिन की छुट्टी ले ली। पहले जाकर कल जो चालान कटा था उसका जुर्माना भर आया। ख़ुश दिख रहा था!

"अच्छा हुआ कि मेरे लाइसेंस पर कोई रिमार्क नहीं आया। नहीं तो हमेशा के लिए दर्ज हो जाता।"

"जाने दो। कम-से-कम दिन की शुरुआत तो अच्छी हुई।" मिथिला ने आशाभरे स्वर में कहा। दोपहर होने तक लग रहा था कि सेकंड का काँटा भी निढाल हुआ-सा आगे बढ़ रहा है।

बारह बजने के पहले ही दोनों स्कूल में पहुँच गए। ठीक बारह बजे प्रिंसिपल ने उन्हें ऑफ़िस में बुला लिया। माथे पर गात्रा और बदन पर अरबी जामा पहने एक अरब शख़्स पहले से ही वहाँ बैठा था। बिना किसी प्रस्तावना

के प्रिंसिपल ने दोनों को सम्बोधित करते हुए अंग्रेज़ी में कहा—

"वी हैव अ सीरियस कम्प्लेंट अबाउट युअर सं'स मिसकंडक्ट।"

राजेश और मिथिला कुछ समझ नहीं पाए। चिन्तित हो गए। राजेश ने झूठ-मूठ की हिम्मत दिखाते हुए ज़बान खोली, "व्हाट हैज ही डन, सर?"

प्रिंसिपल ने पल भर के लिए उस अरब की ओर देखा और फिर गम्भीर स्वर में कहा—

"युअर सन हैज किस्ड मि. शहाबुद्दीन्'स डॉटर नसरीन।"

राजेश भौचक्का-सा देखता रह गया। साढ़े चार साल के बाबू ने नसरीन का किस लिया—मतलब पप्पी ली। इतना ही ना! डर लगा था कि कहीं बाबू ने किसी को मारा-पीटा तो नहीं! या फिर नादानी में कहीं किसी को कुछ चुभो दिया, ख़ून वग़ैरह निकाल दिया! बस एक पप्पी ही तो ले ली है ना? लेकिन ये देश है ही ऐसा! इतने से गुनाह के लिए भी बाबू को जेल में डालने से पहले आगे-पीछे नहीं सोचेंगे। या फिर इसकी सज़ा के रूप में माँ-बाप को पैक तक कर सकते हैं।

मिथिला को इस सबसे जैसे कोई लेना-देना ही नहीं था। अचानक सिर पर का बोझ उतर जाने के कारण उसे एकदम हल्का महसूस हुआ। चेहरे पर मुस्कान छाने लगी। उसने झट से चेहरे पर बुर्क़ा ओढ़ लिया।

बड़ी मासूमियत के साथ ये सब देख रहे बाबू के हाथ को अपने हाथों में लेकर बड़े प्यार से दबाया। राजेश का बेटा होते हुए भी बाबू ने चार लोगों के बीच नसरीन को किस किया था। किसी भी बात की परवाह न करते हुए!

"वी कैन रस्टीकेट योर चाइल्ड फॉर दिस एक्ट।" प्रिंसिपल ने सख़्त आवाज़ में कहा। "पर चूँकि ऐसा पहली बार हुआ है इसलिए चुप रहेंगे। आप उसे समझाइए। अगर उसने दुबारा इस तरह का मिसकण्डक्ट किया तो हम बरदाश्त नहीं करेंगे।"

राजेश ने चैन की साँस ली। "आइ एस्योर यू दैट, सर।" और उस अरब व्यक्ति की ओर देखते हुए माफ़ी भरे स्वर में राजेश ने कहा, "सॉरी, सर!"

सॉरी, माई फुट! मिथिला को राजेश पर बड़ा ग़ुस्सा आ रहा था। बाबू को ज़ोर से झप्पी देकर उसका अभिनन्दन करने का मन कर रहा था और ये

साहब उस अरब व्यक्ति से सॉरी कह रहे थे!

सस्ते में छूट गए यह सोचते हुए राजेश मिथिला और बाबू को लेकर बाहर आ गया। वैसे मिथिला हमेशा बाबू को पीछे बिठाती थी। लेकिन आज उसने बाबू को आगे ही बिठाया।

"क्यों बाबू, तुमने उस नसरीन को पप्पी दी?" कार स्टार्ट करने से पहले ही राजेश ने पूछा।

"हाँ, पापा। लेकिन पहले नसलीन ने मुझे दी।" बाबू ने मासूमियत से कहा।

'ऐसा नहीं करते' या 'फिर कभी ऐसा मत करना,' कुछ इसी तरह की बात करने के लिए राजेश का मुँह खुलने से पहले ही मिथिला ने बाबू को अपनी बाँहों में लेते हुए पूछा, "क्यों बाबू, पप्पी मीठी थी क्या?"

बाबू शरमा गया और गर्दन हिलाकर ही 'हाँ' बोल गया।

"मेरा सोना बेटा!" कहते हुए मिथिला ने उसे बाँहों में इस तरह भर लिया कि दबाव से बाबू कसमसा उठा।

"बस भी करो मिठू। तुम ऊपर से उसका लाड़ कर रही हो?" गाड़ी स्टार्ट करते हुए राजेश ने कहा। "शुक्र मानो कि उन्होंने चेतावनी देकर छोड़ दिया! वापस फिर से किया तो..."

"करने दो फिर से! क्या करेंगे? ज़्यादा से ज़्यादा स्कूल से निकाल देंगे। एनीवे, तीन महीने बाद यहाँ से जाना ही है उसे। हम लोग उसे सीधे इंडियन स्कूल में डाल देंगे।"

"उसे अच्छी तरह समझाने की बजाय उलटा तुम बहस छेड़ रही हो?"

"कभी-कभी बच्चों से बड़ों को सीख लेनी चाहिए, राजेश!" मिथिला ने कहा। लेकिन ट्रैफ़िक की आवाज़ में शायद उसने नहीं सुना या फिर उसे बहस नहीं करनी थी। गाड़ी आगे बढ़ती रही।

घर पहुँचने तक रोज़ की तरह बाबू सो चुका था। लॉक खोलने के पहले ही अन्दर फ़ोन बज उठा। दरवाज़ा खोलते ही राजेश फ़ोन की तरफ़ भागा और मिथिला बाबू को लेकर बेडरूम में चली गई। बाबू को कॉट पर लिटा दिया

और उसके जूते निकालकर उठ ही रही थी कि राजेश दौड़ता हुआ अन्दर आ गया। उसका चेहरा ख़ुशी से दमक रहा था। मिथिला का हाथ पकड़कर उसने अपने पास खींच लिया। कसकर पकड़ते हुए उसे ऊपर उठा लिया और फिर घुमाते हुए बताने लगा—"गुड न्यूज़ मिठू—मुझे फेलोशिप मिल गई है। फ़ैमिली के साथ बुलाया है। अब हम सब जर्मनी जाएँगे।"

मिथिला एकदम उत्साहित हो गई। उसकी ख़ुशी अब दोहरी हो गई थी।

राजेश को अपनी बाँहों में भींचते हुए मिथिला ने कहा, "कांग्रेट्स राज..." और उसने अपना सिर उसके कन्धे पर रगड़ दिया।

राजेश ने भी मिथिला को ज़ोर से अपनी बाँहों में पकड़ लिया।

"और कसकर पकड़ो..." मिथिला के ऊष्ण शब्द राजेश के कानों से टकरा गए। गालों से गाल सट गए। गरम साँसें एक-दूसरे में घुल गईं। अपने आप होंठ खुल गए।

"मेरा राज..." इन शब्दों के साथ ही मिथिला के होंठों ने उसके गालों पर अपनी मुहर जमा दी।

राजेश ने भी मिथिला के गालों पर अपने होंठ टिका दिए। होंठ फिसलते हुए होंठों पर आ गए। मिथिला ने होंठ चूस लिया। अनजाने ही राजेश ने भी मिथिला का होंठ आवेग से पकड़ लिया। एक अनोखा अनुभव, एक अद्भुत रोमांच, दो जिह्वाएँ उद्दीप्त हो उठीं...

"मम्मी!" बाबू उठकर आश्चर्यचकित नज़रों से उनकी तरफ़ देख रहा था। दोनों झट से अलग हो गए।

"मम्मी, क्या कलती हो?"

"अं! कुछ नहीं सोना! पापा की आँख में ना कुछ पड़ गया था।" मिथिला ने कहा।

"पापा, तुमने मम्मी को पप्पी दी?" बाबू ने चोरी पकड़ ली है यह देखकर राजेश पहले तो सकपका गया। फिर हँस पड़ा।

"हाँ। लेकिन पहले मम्मी ने मुझे दी!"

और मिथिला भी तृप्त मन से हँस पड़ी!

इनसानों के देस में

रामनगर पहुँचने तक ऐसा कुछ नहीं हुआ था जिसे असामान्य कहा जा सके। सभी बैल अच्छी तरह एकदम क़तार में चल रहे थे। बीच-बीच में ज़रा दौड़ पड़ते थे। बुद्धू के गले में बँधे घुँघरुओं से निकल रही मधुर ध्वनि के ताल पर, हाथों में पकड़ी पतली लचीली छड़ी से उन्हें हाँकते हुए पीछे से हलसिद्धू दौड़ रहा था।

बस...एक दिन और! फिर गोवा! हर एक बैल के पीछे चालीस तो मिल ही जाएँगे! मवेशियों को एक बार खताल के हवाले कर देने के बाद पैसे गिन लेंगे और फिर वापसी के लिए सामान भी ख़रीदेंगे।

गोवा की वह हरी-भरी भूमि, जिसके बारे में उसने अब तक कई लोगों से सिर्फ़ सुना था, अब बस कुछ ही समय में वह उसकी आँखों के सामने आनेवाली थी। सम्मोहित हुए से हलसिद्धू ने हाथ की छड़ी को सट् से बुद्धू की पीठ पर जमा दिया। इस पर जब बुद्धू छलाँग लगाकर दौड़ने लगा तब सामने चल रहे बैल के पिछवाड़े को उसके सिर का धक्का लगा। सामनेवाला बैल अपनी पूँछ ऊपर उठाते हुए एक तरफ़ दौड़ पड़ा। इतने में पीछे से तेज़ी से आ रहे एक ट्रक ने उसे धक्का दे दिया। चोट लगते ही वह ज़ोर से रँभाता हुआ रास्ते पर गिर पड़ा। ट्रक बिना रुके चला गया।

सिद्धू के हाथ-पाँव ठंडे पड़ गए। अब क्या करे? उसने बाक़ी बैलों को जल्दी-जल्दी हाँककर, रास्ते की बग़ल में जो खुली जगह थी, वहाँ इकट्ठा किया और फिर वापस रास्ते पर आ गया। मदद की गुहार लगाती हुई नज़रों

से बैल सिद्धू की ओर देख रहा था। उसकी कमर की हड्डियाँ पूरी तरह टूट चुकी थीं। आगे के पैर हिलाते हुए मानो वह अपने जिन्दा होने का सबूत दे रहा था, बस! सिद्धू ने वहीं उसकी बग़ल में बैठक जमा दी।

रास्ते से गुज़रनेवाले राहगीर पल भर के लिए रुक जाते, तरस खाते, और फिर अपने रास्ते चल पड़ते। कुछ देर बाद वहाँ से गुज़रनेवाले एक ट्रक के ड्राइवर ने पलभर के लिए ट्रक रोका और फिर दनादन गालियाँ बरसाता हुआ सिद्धू पर ही बिफर पड़ा—"खींचकर बाजू में कर दो उसे। दिखाई नहीं देता, ट्रैफ़िक के रास्ते में आ रहा है?"

घर से निकलने से पहले पिता ने बहुत सारी ज़रूरी हिदायतें दी थीं। खताल ने भी काफ़ी बातों के बारे में सावधान रहने के लिए कहा था। पर रास्ते में अगर इस तरह की दुर्घटना हो जाए तो क्या करना है यह किसी ने नहीं बताया था।

आँ...ऊ करते हुए, आने-जानेवाले के सामने हाथ जोड़ते, पैर पड़ते हुए, सिद्धू ने बैल को किसी तरह खींचकर सड़क के किनारे ला दिया। अधपेट रहकर दिन निकालने की नौबत आने के कारण बैल एकदम हड्डियों का ढाँचा-सा बन गया था, फिर भी तीन लोगों के लिए भारी साबित हुआ। बैल की दीन-हीन नज़र से नज़रें मिलाने से सिद्धू कतराने लगा। यहाँ-वहाँ देखने लगा। दूर एक झोंपड़ीनुमा घर दिखाई दिया। बाक़ी बैलों को रास्ते से दूर एक सुरक्षित जगह पर रखकर सिद्धू उस घर की तरफ़ चल पड़ा। एक बूढ़ा बाहर ही बैठा हुआ था। सिद्धू ने उससे पानी माँगा। वैसे माँगा था बैलों के लिए। पर बूढ़ा पानी गिलास में लेकर आया। उसे पीने के बाद सिद्धू ने बैल के साथ जो हादसा हुआ था उसके बारे में बता दिया। तब उसने पानी से भरी प्लास्टिक की एक बोतल दे दी।

सिद्धू ने बोतल बैल के मुँह में ख़ाली की। पर कितना पानी उसके मुँह में और कितना बाहर गिरा यह कह पाना मुश्किल था।

"गोवा लेकर जा रहे हो बैल को?"

बूढ़ा उसकी बग़ल में आकर खड़ा हुआ।

सिद्धू ने गर्दन हिलाई।

"खताल कौन है?"

"क़ासिम।"

"अब क्या करनेवाले हो?"

सिद्धू चुप रहा।

"मेरी बात सुनो। यह बैल तो अब खड़ा होने से रहा। टैं बोलने से पहले अगर इसे जल्द ही किसी खताल के हाथ बेचोगे तो कम-से-कम चार पैसे तो मिल ही जाएँगे! यहाँ से आधे घंटे की दूरी पर करीम रहता है। उसे बुलाऊँ क्या?"

सिद्धू फिर भी चुप रहा। बैल ने अपना सिर ज़मीन पर टिका दिया था। गिरी हुई हालत में भी वह अपनी याचनाभरी दृष्टि से सिद्धू की ओर लगातार देख रहा था। शायद 'ख़त्म कर दो मेरी यातनाएँ,' कह रहा था।

"मैं क़ासिम को जानता हूँ। मैं भी पहले मवेशियों को पहुँचा आने का काम करता था। मेरा खताल नबी है। इस नबी के पास रहकर ही क़ासिम तैयार हुआ है। जब मैं गोवा जाता था तब उससे मिलना तो होता ही था। अब मुझसे नहीं हो पाता।"

सिद्धू अपनी ही चिन्ताओं में फँसा था।

"आप्पा! खताल से क्या कहूँगा? वो मुझे..."

"क़ासिम से कहो कि दरगाह वाले अशरू मियाँ ने ही तुम्हें ऐसा करने के लिए बोला था। वह इस ओर आएगा ही। तब मैं भी उसे बोल दूँगा। ग़लती तुम्हारी नहीं है। और तंग रास्ते पर इस तरह का कुछ न कुछ होता रहता है यह वह भी अच्छी तरह से जानता है।"

अशरू मियाँ की इन बातों ने सिद्धू को ज़रा धीरज दिया। करीम के आने तक दिया-बाती का समय हो गया था। आते समय वह छोटा-सा ऑटो रिक्शा भी लेकर आया। छोटे-से रिक्शा में उस बड़े बैल को वह दबा-दबाकर ठूँसने लगा।

"तकलीफ़ होगी उसे। दर्द होगा।"

सिद्धू की तड़प देखकर करीम ने उपहास-भरी हँसी हँसते हुए कहा—

"पालने नहीं, मारने ले जा रहा हूँ।"

जब करीम जाने के लिए मुड़ा तब सिद्धू ने धीरे से बूढ़े से पूछा—

"और पैसे?"

"तुमने अब अगर पैसे माँगे तो मिट्टी के मोल ले जाएगा। मैंने उसे क़ासिम को ही देने के लिए कहा है। क़ासिम का ये रोज़ का रास्ता है। वह भी जानता है उसे। तुम क़ासिम को बोल देना कि मैंने ही कहा था तुम्हें।"

सिद्धू की जान में जान आ गई।

वह रात हलसिद्धू को वहीं बितानी पड़ी। अशरू मियाँ से जो एक बड़ा बरतन वह ले आया था, उसमें उसने थोड़ी खली को पानी में भिगो दिया। यल्लमा के प्रसाद को जैसे बाँटा जाता है वैसे उस बरतन को सभी बैलों के सामने घुमाया। फिर बरतन में पानी डाला। एक-दूसरे को धकेलते हुए बैलों ने जितना मिल सकता था उतना चाट डाला। बाद में उसने बैलों को इकट्ठा करके घेरे में बिठा दिया। बीच में उसका बुद्धू भी बैठा था, जुगाली करता हुआ।

अम्मा ने सिद्धू को रास्ते में खाने के लिए जो सामान दिया था, उसने उसे एक कपड़े की पोटली में डालकर बुद्धू के सींगों पर इस तरह लटका दिया था जैसे खूँटी पर टाँगते हैं। सिद्धू ने उसे वहाँ से निकाला। जिस बोतल से बैलों को पिलाया था उसी में पानी भरकर ले आया और बग़ल के घोडगा पेड़ के नीचे उसने अपना आसन जमा दिया। लगा जैसे पेट में किसी ने बहुत बड़ा गड्ढा खोद दिया है। लहसुन की चटनी के साथ ज्वार की तीन रोटियाँ खाने के बावजूद एक और खाने का मन कर रहा था। पर इस इच्छा को दबाते हुए उसने पोटली को बन्द किया। वैसे आधी रोटियाँ अभी तक बची हुई थीं। लेकिन वापसी के समय खाने के लिए कुछ बचाकर भी रखनी थीं ना? पानी पीकर डकार लेता हुआ वह पेड़ के नीचे लेट गया।

बिलकुल ऐसा ही एक पेड़ उसके दरवाज़े पर भी था। इससे थोड़ा बड़ा ही था। पर पिछले साल पतझड़ में सब पत्तों के झड़ जाने के बाद अब दस महीने बीतने पर भी, अभी तक उस पर कोई नया पत्ता नहीं उगा था। बारिश जो नहीं हुई थी! वह क्या करता? उसकी हज़ार टहनियाँ थीं, पर सब अब बेजान होकर सूख गई थीं। वहाँ पूरी तरह सूखा पड़ा था। यहाँ इस पेड़ पर देखो कितने अच्छे पत्ते हैं! और कहते हैं, गोवा पहुँचने पर तो चारों ओर हरियाली ही हरियाली होगी!

"जब बड़े हो जाओगे तब गोवा जाकर बस जाना और इनसान जैसे जीना।"

आप्पू ने सिद्धू से कहा था। जो आप्पू से नहीं हो पाया वह बेटा कर पाए यह उसकी इच्छा थी।

खानपुर के बाद हाइवे के पास से सात मील अन्दर उसका गाँव था जहाँ एक भी पाठशाला नहीं थी। आप्पू के पिता ने कभी बाबासाहेब आंबेडकर के भाषण सुने थे। उन्होंने ही आप्पू से कहा था—

"पढ़ो और इनसान बनो।"

आप्पू स्कूल गया, प्राथमिक शिक्षा ले ली, लेकिन इनसान नहीं बन पाया। आगे चलकर महार बस्ती के बहुत से बच्चे स्कूल जाने लगे। हाईस्कूल में भी पहुँच गए। पर जो गाँव में रह गए उनमें से कोई भी इनसान नहीं बन पाया। खानपुर-बेलगाँव पहुँचनेवाले बच्चे गाँव में रहनेवालों से अधिक तरक़्क़ी कर गए। पर आप्पू ने इससे भी अलग दुनिया देख ली थी। उसकी पहचान के दो-चार लोग गोवा में रहते थे। इस बहाने आप्पू दो-तीन बार गोवा होकर आया था। वहाँ का जीवन देखकर आप्पू ने सिद्धू से कहा था—

"सिद्धू ज़्यादा पढ़-लिख नहीं पाए तो कोई बात नहीं। लेकिन जब बड़े हो जाओगे तब ज़रूर गोवा जाकर रहना और इनसान बनना।"

गोवा जाकर रहूँगा और इनसान बनूँगा यह सपना देखकर ही सिद्धू बड़ा हुआ। पर यह साकार होने के कोई आसार नज़र नहीं आ रहे थे।

जब एक दिन खताल गाँव में पहुँचा तब सिद्धू की आशा पल्लवित हुई। गाँव में सूखा पड़ा था। किसानों पर फ़ाक़े की नौबत आ गई थी। उनके पेट-पीठ एक हो गए थे। खाते-पीते घरों में भी सिर्फ़ एक जून की रोटी मिल पाती थी। जहाँ इनसानों का यह हाल था वहाँ मवेशियों की खोज-ख़बर लेने कौन जाता? बूढ़े मवेशियों की तो बात ही छोड़िए, जवान मवेशियों के शरीर पर भी हड्डियाँ-पसलियाँ गिनी जा सकती थीं। ऊपर से बारिश की उम्मीद में इन बैलों के कन्धों पर जुआ रखने के कारण उसकी रगड़ से बैलों के कन्धों पर घाव बन गए थे। ये दुबले-पतले बैल अब किसी काम के नहीं रह गए थे। जिन मवेशियों को अपनी सन्तान की तरह बड़ा किया था आज वही बोझ बन गए थे।

किसान की बेबसी, लाचारी खताल के लिए ख़ुशी को सौगात लेकर आती है। उसका काम ही होता है—विवश किसानों के मवेशियों को सस्ते दाम पर ख़रीद लेना और दूर-दराज़ के कसाई ख़रीदारों को महँगे दामों में बेच देना। सिर पर पगड़ी पहने दढ़ियल क़ासिम गोवा से मोटरसाइकेल पर सवार होकर बड़ी शान से गाँव में आता था। पहले उसने गाँव के ज़रूरतमन्द लोगों की हैसियत का जायज़ा लिया और फिर बैलों का दाम तय किया। हाथ में जो भी पड़ा वही बहुत है यह मानकर लोगों ने उसे ले लिया।

सिद्धू के पास भी बैल था। सिद्धू उसे देना नहीं चाहता था। पर आप्पू बैल को रखने नहीं देगा इस बात को वह जानता था। लेकिन आश्चर्य की बात यह हुई कि आप्पू ने ही कह दिया कि बैल नहीं देना है।

मवेशियों को हाँकते हुए गोवा लेकर जाने के लिए खताल को एक आदमी की ज़रूरत थी। क़ासिम जब गाँव आया था उसी समय आप्पू ने इस बात को ताड़ लिया था।

"यह है हलसिद्धप्पा! इसकी तगड़ी सेहत तो देखो! बैलों को लेकर जाने का काम यह कर लेगा।"

और भी चार लोग बैलों को लेकर जाने के इस काम पर नज़र जमाए हुए थे। पर जवान हलसिद्धू की देहयष्टि और उसका उत्साह देखकर खताल ने उसी को चुन लिया था। इसके बाद आप्पू ने सिद्धू को अपनी योजना बता दी थी...उस खताल को बैल बेचने के बजाय उसके द्वारा ख़रीदे हुए बारह बैलों के साथ बुद्धू को भी गोवा लेकर जाना था। क़ासिम के बारह बैल उसके हवाले करने के बाद अच्छा सा ग्राहक देखकर बुद्धू को वहीं किसी को बेच आना था। वहाँ दुगनी क़ीमत मिल सकती थी। आप्पू का दिमाग़ कितना तेज़ है यह देख सिद्धू बड़ा ख़ुश हुआ था। खताल पशु-चिकित्सक से बारह के लिए ही काग़ज़ात बनाकर ले आया था। पर आप्पू ने कहा था—क्या बारह और क्या तेरह! किसी के ध्यान में नहीं आएगा।

बैलों के खुरों में नाल ठुकवाना, उनके सींगों पर पहचान के लिए हरा रंग लगाना, वेटरिनरी सर्टिफ़िकेट तैयार करना—ये सभी काम खताल के आदमी ने ही कर दिए थे। लोगों ने बैलों को खताल के हाथों सुपुर्द करने से पहले बैलों

के गले के घुंघरू, घंटियाँ वग़ैरह निकालकर रख ली थीं। पर सिद्धू ने बुद्धू के गले के घुँघरू वैसे ही रहने दिए थे। यह सोचकर कि जब बेचा जाएगा तब बाद में निकाल लेंगे।

अम्मा ने ज्वार की ढेर सारी रोटियाँ बनाई थीं। लहसुन की चटपटी चटनी तैयार की थी। इन्हें बनाते समय मुँह की बड़-बड़ भी जारी थी।

"सौन्दत्ती येल्लमा का मेला पास आ रहा है। पाँच रातें वहाँ गुज़ारनी होंगी। जैसे ही काम ख़त्म हो जाएँ वैसे ही तुम्हें आना होगा। मेले में उस अनशी को भी ले जाएँगे येल्लमा के चरणों में। तुम आने में देर न करना। इस सफ़र से अगर कुछ पैसों की कमाई हो गई तो फिर मेले के बाद अनशी को ब्याह कर लाना घर में।"

आख़िर अनशी को बहू बनाकर लाने की उसकी चाहत को आप्पू और अम्मा ने स्वीकार किया बस यही सोचकर सिद्धू ख़ुश हो उठा था।

पिछले साल येल्लमा के मेले के एक दिन पहले जब वह माँगबस्ती में पहुँचा था तब दोनों हाथों से गोबर के उपले पाथते हुए अनशी को उसने पहली बार देखा था। अनशी ने घाघरे को पैरों के बीच से पीछे लेकर कमर में खोंस रखा था। फटी अँगिया से यौवन बाहर फुदक रहा था। अस्त-व्यस्त हुए बाल आँखों पर उतर आए थे। हलसिद्धू की बँधी हुई नज़र को देखकर वह सतर्क हो गई थी। गोबर सने हाथों से ही माथे पर उतर आईं लटों को ऊपर उठाते समय उसके गाल भी गोबर से सन गए थे। यह देखकर सिद्धू को हँसी आ गई थी। और यह देख अनशी शरमा गई थी। फिर येल्लमा के मेले के समय जिस छोटी पहाड़ी पर उन्होंने डेरा जमाया था, वहीं उसने अनशी को दोबारा देखा था। पहले दोनों आँखों-आँखों में ही बातें करते रहे। आख़िरी रात को सिद्धू उसे खींचकर बग़ल की झाड़ियों में ले गया और उसे ज़ोर से बाँहों में कसते हुए कहा था—

"तुम अपनी अम्मा से कह देना। मैं भी घर में बता दूँगा।"

लेकिन जब उसने घर में यह बात उठाई तब आप्पा ने झट से कह दिया—

"ऐसे कैसे हो सकता है? वह माँग है, हम महार।"

अम्मा ने बात को और आगे खींचा—

"वैसे माँग हैं तो हमसे नीचे, लेकिन हमें अपने से निचला कहते हैं।"

सिद्धू ने मर्म-स्थल पर प्रहार किया—

"बाबासाहब ने यही सिखाया है हमें?"

और फिर रिश्ता पक्का हो गया। अब चार पैसे जमा होते ही ब्याह होगा।

ट्रक ने जब बैल को धक्का मार दिया था तब लगा था कि अब उसे ही ऊपर से खताल को पैसे देने पड़ेंगे। चलो! अच्छा हुआ जो ये अशरू मियाँ मिल गए। दरगाह वाले अशरू मियाँ! आँ...मतलब यहाँ पास ही दरगाह होगी। कल तड़के उठते ही दरगाह पर मत्था टेकने जाना चाहिए। पीर कोई भी हो। उसके पास मन्नत माँगनी चाहिए—जल्दी ब्याह होने दो। अनशी को लेकर तुम्हारे चरणों में आऊँगा।

जब से उस रात अनशी को कसकर पकड़ा था तब से हर रात यही हाल हो रहा था...उसने करवट बदली। दोनों पैरों को मोड़ते हुए पेट की ओर कर लिया। दोनों हाथ जाँघों के बीच में ले गया और टटोलने लगा, सहलाने लगा। उसकी साँसों की रफ़्तार तेज़ हो गई।

जब उसकी आँख खुली तब चाँद अभी भी चमक रहा था। दरगाह पर जाकर बाहर से ही हाथ जोड़कर चला आया। जुगाली करते हुए बैठे बैलों को उठाया। गोबर और मूत की बास नाक में भर गई। गाँव में होते तो इतना गोबर इकट्ठा करने पर पच्चीस-तीस उपले पाथ लिये जाते। यह सोचते-सोचते सुबह होने से पहले ही वह बैलों को हाँकने लग गया।

गोवा जैसे-जैसे पास आता जा रहा था, वैसे आसपास का परिसर भी हरा-भरा होता जा रहा था। सिद्धू की तरह बैल भी शायद गोवा पहुँचने के लिए उत्सुक हो उठे थे। उनकी चाल में भी फुर्ती आ गई थी। रास्ते में जब कोई तंग मोड़ आ जाता तब सिद्धू चतुराई से मवेशियों को किनारे कर लेता। इसके बावजूद पीछे से आ रहे कुछ ट्रकों की बेवजह रफ़्तार धीमी हो जाती और उनके चालक गालियाँ देते हुए चले जाते।

दोपहर होने तक रास्ता तप गया था। आप्पू ने जो एक जोड़ी जूते दिए थे उन्हें सिद्धू ने बैल के सींगों पर लटका दिया था। अब उन्हें निकालकर पैरों में

पहन लिया। डामर के रास्ते पर चलने की उसे भी आदत नहीं थी और बैलों को भी। पर बैलों के पैर इस रास्ते पर न फिसलें इसलिए उनके ख़ुरों में पहले ही नाल ठुकवाई गई थी। सिद्धू के पास जूते नहीं थे। उसे आदत ही नहीं थी। आप्पू के पास सिर्फ़ वही एक जोड़ी जूते थे। वे भी चमड़े के। इन्हें वह किसी मन्दिर से उड़ा लाया था पर पहनता नहीं था। लेकिन नियम से झाड़-पोंछकर, तेल लगाकर रखता था। साल में एक बार कभी पहनकर ऐंठ दिखाता था। कभी माँगने पर भी सिद्धू को नहीं देता था। पर इस बार उसने ख़ुद निकालकर दिए थे। रास्ता तपने पर पहनने के लिए कहा था। पर पहनकर एक घंटा चलने के बाद ही जूते काटने लगे। ध्यान बैलों से हटकर बार-बार जूतों की ओर जाने लगा। तब उसने जूते निकाल दिए। फिर से उन्हें प्लास्टिक के थैले में डाल लिया और थैला सींगों पर लटका दिया। गोवा की सीमा जाँच-चौकी पर काग़ज़ात की जाँच हुई।

"किसके हैं? क़ासिम खताल के? बारह हैं ना? जाओ।"

जाँच-चौकी पर प्रत्येक बैल को वैक्सीन लगाई गई। एक-एक करके बैल गिने गए। क़ासिम ने बारह का कमीशन खिलाकर रखा था। तेरह होते तो शायद झंझट में फँस जाता। उस एक बैल के मर जाने से वह बच गया था।

चलो, पहुँच गए गोवा! अब यहीं कहीं काम ढूँढ़ना होगा। मकान देखना होगा। इनसान बनना होगा!

आप्पू ने कहा था, खताल जो पैसे देगा उन पैसों को लेने के बाद ख़ाली हाथ मत आना। आते समय उन पैसों से शराब की बोतलें ले आना। गोवा में शराब सस्ती है। खानपुर जाकर बेचोगे तो दुगने पैसे मिलेंगे।

आप्पू की व्यावहारिक वृत्ति सीखने लायक है। लेकिन थोड़े पैसे तो ख़र्च होंगे ही। आप्पू-अम्मी के लिए और अनशी के लिए भी गोवा से कुछ तो ले जाना ही होगा।

क़ासिम खताल उसे नाके पर मिलनेवाला था। अभी भी चार घंटों का रास्ता बाक़ी था। शाम हो चली थी। कुछ ही देर में अँधेरा छानेवाला था। उससे अच्छा है कि यहीं कहीं रात गुज़ारने का इन्तज़ाम करते हैं। तड़के निकले तो दोपहर से पहले पहुँच जाएँगे।

सिद्धू ने रास्ते के पास ही खुली जगह ढूँढ़ ली। बैलों को वहाँ इकट्ठा किया। बीच में बुद्धू को बिठा दिया। खाने की पोटली खोल दी। और कल की तरह ही पाँव मोड़कर, पेट से सटाता हुआ, अनशी को याद करते हुए सो गया।

सुबह होने से पहले ही बुद्धू के गले की घंटियाँ उसकी चाल के ताल पर बज उठीं। चारों ओर भरपूर हरियाली। रास्ते पर पानी ही पानी। बस्ती-बस्ती में सार्वजनिक नल। अनशी को यहाँ कोई दिक़्क़त नहीं होगी। कहते हैं कि यहाँ के लोग बहुत अच्छे हैं। यहीं रहेंगे। इन्सान बनेंगे!

एक मन्दिर के पास सभा चल रही थी। कोई एक कुर्ताधारी नेता आवेश में आकर भाषण दे रहा था। लोग तालियाँ बजा रहे थे। सिद्धू ने चाल धीमी की। धूप आँखों में आ रही थी। पेट में चूहे दौड़ रहे थे। यहीं पोटली खोलें और एकाध रोटी खा लें? या फिर पहुँचने पर खाएँ?

काहे की होगी यह सभा? चुनावों की?

"प्राणियों से प्रेम करो। जानवरों को कष्ट मत दो। अगर कोई देता है तो उसे रोको। क़ानून तुम्हारे साथ है। चोरी-छिपे जो शिकार करते हैं उनकी शिकायत करो। जीभ के चोंचले पूरे करते समय जानवरों को भी दर्द होता है, इस बात को हम भूल जाते हैं। मुर्ग़ों-बकरों की बलि बन्द होनी चाहिए। जो गाय-वाय मारकर खाते हैं उन्हें भी रोकना होगा।"

सभा में आया हुआ कोई एक गला फाड़कर चिल्ला उठा—

"वहाँ रास्ते पर देखो। मवेशियों को क़त्लख़ाने ले जा रहे हैं!"

माइक पर बोल रहे नेता को और जोश आ गया।

"देखिए, गोमाता को हम देवता मानते हैं। बैल को नन्दी कहते हैं। ये मवेशी हमारे खेत जोतते हैं, इसलिए हमें पेटभर खाना खाने को मिलता है। और हम? इन बैलों को हत्या करने के लिए ले जा रहे हैं? क्या ये देखकर भी हाथ नीचे रखकर चुप रहेंगे?"

सिद्धू को उनकी भाषा समझ में नहीं आई। सभा में शामिल लोग तैश में आकर दौड़ने लगे। वे कहाँ दौड़ रहे हैं, इसे देखते-देखते उसने पाया कि वे रास्ते पर पहुँच गए हैं। किसी ने डंडा लेकर तो किसी ने यों ही शोर मचाते हुए

मवेशियों को हाँककर भगाना शुरू किया। बुद्धू भी दौड़ने लगा। बड़ी कोशिश से सिद्धू ने उसे रोका। तब तक लोग दौड़कर आ गए। सिद्धू को खींचकर किनारे कर दिया और बैल को भगा दिया। बुद्धू जब दौड़ रहा था तब उसके सींग पर लटकती हुई खाने की थैली उछलकर नीचे गिर गई। सिद्धू थैली उठाने के लिए दौड़ा। लेकिन लोगों ने उसे पकड़ लिया।

"बैलों को मारने ले जा रहे हो? तुम्हें सबक सिखाना ही होगा। एक झन्नाटेदार थप्पड़ सिद्धू के गाल पर रसीद हो गया।"

"गाय-बैलों की हत्या करता है? पहले तेरी करते हैं।"

फिर से किसी की लात सिद्धू पर पड़ गई। फिर किसी और की। पागल मधुमक्खियों की भाँति लोग उस पर टूट पड़े। प्राणियों से प्रेम करनेवाले इन लोगों ने सिद्धू को जी भरकर पीटा।

लेकिन इन इनसानों ने भला उसे क्यों पीटा था यह बात सिद्धू आख़िर तक समझ नहीं सका!

कौए का श्राप

टोना-टोटका जैसी चीज़ों की तरफ़ मैं कभी भी नहीं गया। वजह साफ़ है, मेरा उन पर रत्ती भर विश्वास नहीं है। लेकिन बाबूसो की बात एकदम उलटी है। वह मेरा ही सगा चचेरा भाई है। आए दिन प्रसाद लगाकर* भगवान की राय लेने भागता है और रही-सही कसर ओझा या भगत के पास जाकर पूरी करता है। और इन सबका नतीजा भुगतनेवाला होता हूँ मैं। कल से मुझे एक भी सवारी नहीं मिली है। वैसे यह टूरिस्ट सीजन है। स्टैंड पर एक भी टूरिस्ट टैक्सी ख़ाली नहीं है। लेकिन परसों मिला हुआ पाँच सौ रुपये का एक छोटा-सा भाड़ा अगर छोड़ दें तो मेरी गाड़ी पूरी तरह बेकार खड़ी है।

"मुझे पक्का पता है, इस बाबूसो ने ही कुछ टोना-टोटका किया होगा।" नाराज़ होते हुए मैंने घर वापस जाने के लिए दरवाज़ा खोला तो बेर्नाद ने कहा, "थोड़ी देर रुककर तो देखो! अगर कोई टैक्सी ढूँढ़ने आ गया तो किसी को तो यहाँ होना चाहिए ना?"

"सुबह से मैं यहाँ खड़ा हूँ। क्या एक भी बन्दा फटका मेरे पास? उकता गया हूँ अब!"

"छोड़ो ना! हर दिन एक जैसा थोड़े होता है? आज तुम्हारा वक़्त सही नहीं है। नसीब गांडू तो क्या करेगा पांडू?" हिन्दी बोलनेवाले टूरिस्टों

* किसी काम या बात पर देवता की राय—स्वीकृति या निषेध—जानने के लिए देवमूर्ति पर पुजारी द्वारा फूल या पत्ता चढ़ाना और उसके गिरने का इन्तज़ार करना। फूल या पत्ते के गिरने के आधार पर ही देवता की स्वीकृति या अस्वीकृति का निर्णय करने की रीति है।

से सीखी हुई कहावत को फेंकते हुए अपने आप पर ख़ुश होनेवाले बेर्नाद को देखकर मेरा जी और भी ख़राब हो गया और मैंने गाड़ी घर की ओर घुमा दी।

वैसे मैं नसीब-वसीब माननेवालों में से नहीं हूँ। कहते हैं कि नसीब पर भरोसा रखनेवाले हमेशा हार जाते हैं। सचमुच, हाथ-पैर हिलाना ज़रूरी है। लेकिन क्या इसका मतलब यह है कि कभी नसीब आज़माकर देखना ही नहीं चाहिए? अगर वक़्त अच्छा हो तो कितनों का नसीब खुल भी तो जाता है! दूर क्यों जाएँ? बाबूसो को ही देखिए ना। एकदम दीवाली के दिन ही उसे मटका* लग गया था। एक झटके में पन्द्रह हज़ार कमाए कि नहीं?

आँ, मटके से याद आया! कल्याण आया होगा। गाड़ी वासू की टपरी के पास ले जाकर खड़ी कर दी। दो सिगरेट ली। वहीं माचिस की तीली जलाते-जलाते क्लोज पूछा। परसों मिले भाड़े के पूरे पाँच सौ रुपये मैंने बत्तीस पे लगा दिए थे। लेकिन आया चौंसठ। एक झटके में पाँच सौ चले गए। सनक में गाड़ी रेस करते हुए ही बाहर निकाली। तो—'कें, कें...' आवाज़ आई। मेरे आने तक शायद हरामी कुत्ता गाड़ी के नीचे आकर बैठ गया था। आसपास के लोग मेरी तरफ़ अजीब निगाहों से देख रहे थे। रास्ते के कुत्ते पर दया दिखाकर उन्हें क्या हासिल होना था, पता नहीं। अच्छा हुआ कि वो मोन्तेरो यहाँ नहीं है। पिछले महीने गाड़ी को घर से निकालकर ज़रा मोड़ के पास पहुँचा ही था कि रास्ते की एक बिल्ली गाड़ी के नीचे आ गई। तब कितना हो-हल्ला मचाया था उसने! कह रहा था 'पेटा' का सदस्य है। मेरी समझ में कुछ भी नहीं आया। बाद में मन्दार ने बताया कि वह पशु-प्रेमी है। 'होगे तुम पशु-प्रेमी लेकिन अपने घर में', मैंने मन में कहा था। लेकिन वह बहुत ग़ुस्से में था—"ये मत समझना कि तुमने रास्ता ख़रीद लिया है। फिर से अगर तुम्हारी गाड़ी के नीचे कोई कुत्ता या बिल्ली आ गई तो मैं तुम्हें छोड़नेवाला नहीं हूँ। आं...बता देता हूँ।" इसे न कोई काम है न धन्धा। रिटायर होने के बाद यहाँ घर बनाकर रह रहा है। जो पड़ोसी मिले हैं वे भी उसी की तरह हैं!

गाड़ी लॉक करके घर में घुसते ही 'शागोती' की तेज़ महक नथुनों में

---

* एक तरह का जुआ।

घुस गई। अपने यहाँ तो आज चिकन-मटन नहीं लाया था। बाबूसो की रसोई में पक रही होगी। बाद में एक दिन नली ने कहा था, "लगता है आज भी बाबूसो को 'मटका' लग गया है।"

"ऐसा क्यों कह रही हो?"

उस पर नली ने कहा था, "साँझ ढले मैंने बाबूसो को देसी मुर्ग़ा लेकर आते हुए देखा था। रोहिदास ने मुँह पर ही पूछा था उससे—मटका लग गया क्या, क्यों रे? तो देवर जी के मन में लड्डू फूट पड़े और वे अन्दर चले गए।"

बाबूसो के बारे में कुछ कह पाना मुश्किल है। मटका लगने की ख़ुशी में मुर्ग़ा ले आया या फिर कोई टोना-टोटका कर रहा है, भगवान जाने! फूटी आँखवाला कहीं का! चार कमरे दिए हैं न तुम्हें? फिर रहो न आराम से! पर नहीं। साहबज़ादे को बराबर हिस्सा चाहिए। मैंने सीधे कह दिया—हक़ चाहिए तो जाओ कोर्ट में। मैं तुम्हें और जगह देनेवाला नहीं हूँ। मैं क़ानून को मानता हूँ, और तुम्हें जितना मिलना चाहिए था उससे थोडा भी कम नहीं दिया है। लेकिन लगता है बाबूसो के लिए अब क़ानून से भी बड़ा भगत हो गया है।

हाथ-पाँव धोते ही ज़रा ताज़गी आ गई। नली को आवाज़ देकर चाय बनाने के लिए कहा और आरामकुर्सी पर जाकर बैठ गया। कहते हैं कि ये हमारे दादा का वल्तेर है। पुर्तगालियों के ज़माने का। मेरे दादा कुछ न कुछ करते रहते थे। पक्के सौदागर थे। पहले चोरी-छिपे पुर्तगाली सीमा के उस पार से नीबू, हरी धनिया, नारंगी जैसा सामान लाकर गोवा में बेचते थे। चार पैसे इकट्ठा होते ही कहते हैं कि उन्होंने पैसों की अदला-बदली, विनिमय का धन्धा शुरू किया। मुम्बई या सीमा पार से कोई आता तो उससे इंडियन रुपये लेकर उसे इश्कूद* देना और गोवा से अगर कोई बाहर जानेवाला हो तो उससे इश्कूद लेकर उसे रुपये देना। यह धन्धा बड़ी तेज़ी से चल निकला। पैसा जमा होने लगते ही उन्होंने सोने का व्यापार शुरू किया। गोवा का सस्ते दामवाला सोना लेकर वे चोर रास्ते से होते हुए सीमा पार करते और उसे वहाँ डेढ़ गुना ज़्यादा दाम में बेचते।

---

* पुर्तगाली मुद्रा।

दादा के दो बेटे थे। मेरे पिताजी बड़े बेटे थे। दादा को उनका बड़ा सहारा था। लेकिन बाबूसो के पिताजी पहले से ही दादा के विरोधी थे। 'ये ब्लैक का धन्धा मुझे नहीं करना है,' कहकर दूर एक खदान में सुपरवाइज़र की नौकरी करने चले गए थे। यह घर दादा ने बनवाया था। लेकिन ज़मीन के लिए कोमुनिदाद* वालों को भेंट-चढ़ावे पहुँचाकर फुसलाने से लेकर छत पर खपरैल छाए जाने तक, मकान बनाने का सारा काम मेरे पिताजी की देखरेख में ही हुआ था। मुझे यह सब पिताजी ने ही बताया था और वह भी बाबूसो के सामने। पर बाबूसो स्वार्थी निकला। घर दादा का है, बस, इतना ही दिमाग़ में लेकर बैठ गया। जब सर्दी-जुकाम से पीड़ित होकर चाचा चल बसे तब बाबूसो की शादी तक नहीं हुई थी। शादी हुई और बाबूसो अपना हिस्सा माँगने के लिए खड़ा हो गया। भला क्यों दूँ मैं उसे आधा हिस्सा? मैंने कहा, एक तरफ़ के चार कमरे तुम ले लो और जमाओ अपना संसार। बड़भागे ने बीच का दरवाज़ा ही ग़ुस्से में बन्द कर दिया। नली भी माँ बनी थी। कपिल के छह महीने का होने से पहले ही बाबूसो ने सामने दूसरा दरवाज़ा बनाकर अलग ड्योढ़ी कर ली थी। मैंने कहा, चलो अच्छा हुआ। उससे अच्छे सम्बन्ध बनाए रखकर मुझे क्या फ़ायदा होनेवाला था? मुझे पता है, नली ने देवकी से अपने सम्बन्धों को नहीं तोड़ा है। मर्दों के पीठ-पीछे उनकी बातें होती रहती हैं। घर में शक्कर, दूध, मिर्च कम-ज़्यादा हो तो वे चुपचाप एक-दूसरे के काम आती हैं। मैं अनदेखा कर देता हूँ। नली की जचगी में देवकी ने ही मदद की थी और माधुरी के समय जब देवकी जच्चा बनी थी तब उसका साथ नली ने ही दिया था। मैंने बस इतना ही कहा था—अति मत होने देना।

"विमल का फ़ोन आया था।" चाय का कप मेरे हाथों में थमाते हुए नली ने कहा।

"कह रही थी कि नन्दिनी का रिश्ता पक्का हो गया है।"

"किसका?"

"बड़ी बेटी का। तुम्हारी भानजी का। इतवार को आनेवाली है। तुम्हें घर पर ही रुकने के लिए कहा है।"

---

* गोवा की ऐसी परम्परागत संस्था जिसके अधीन गाँव की ज़मीन के अधिकार होते हैं।

"मैं क्या नौकरी करने जाता हूँ, जो इतवार को घर पर रुकने के लिए कहा है?"

"तुम बताओ ना उसे ये सब..."

"तुम ही बता दो! उसे कह देना कि अगर उस तरफ़ पहुँच गया तो मैं ख़ुद ही जाकर मिल लूँगा।"

विमल की बात निकलते ही चाय पीने की इच्छा ही ख़त्म हो गई। शादी होने तक विमल कितनी अच्छी थी। बहुत दान-दहेज देकर शादी की थी। लेकिन पहला बच्चा होते ही यह कहकर पैसे माँगने आ पहुँची कि हालात ठीक नहीं है। मेरा माथा ठनक गया था। पर ग़ुस्से को पी गया। जो भी हो आख़िर बहन थी वह मेरी! मैंने बिना कुछ कहे दस हज़ार रुपये उसके हाथों में थमा दिए। लेकिन कहा, सब कुछ क़ानूनी तरीक़े से हो तो अच्छा है। वकील से काग़ज़ात बनवाए और विमल और उसके पति के भी दस्तख़त ले लिए। होशियारी का काम साबित हुआ ये। क्योंकि 'तुम लोग हिस्सा माँगो' ऐसा कहकर बाबूसो ने उसके कान भर दिए थे। पति को साथ लिये जब विमल मिलने आई तब मैंने उसे सीधे कह दिया—"यह घर और पीछे की ज़मीन पिताजी की है। उनका बेटा होने के नाते इस घर और ज़मीन पर मेरा अधिकार है।" इस पर वह एकदम आगबबूला हो उठी। "दादाजी ने गोवा मुक्त होने से पहले सोने की सिल्लियाँ लाकर रखी थीं। माँ ने ही बताया था मुझे। कम-से-कम उसका हिस्सा तो दे दो मुझे!"

"बस चार सिल्लियाँ थीं। शादी के समय तुम्हें जो गहने पहनाए थे वे उन्हीं से बने थे।"

"और माँ के बदन पर जो इतने सारे..."

"विमल, अब तुम मेरा सिर मत खाना आँ! मैं इस घर का बड़ा बेटा हूँ। माँ के बदन पर जो गहने थे उन पर उसकी बहू का अधिकार है। तुम्हारी सास के गहनों पर तुम्हारा।"

विमल का पति जब कोर्ट में जाने की बातें करने लगा तब सब स्पष्ट कहना ही पड़ा। 'अपना हिस्सा पा चुके हैं', यह बतानेवाले काग़ज़ात पर उनके दस्तख़त दिखाते ही दोनों की बोलती बन्द हो गई। इस बात को अब दस-एक

साल हो गए होंगे। अब बेटी की शादी का बहाना बनाकर विमल फिर से हाथ फैलाएगी। क्या कहूँ उसे? भानजी को कानों की बालियाँ या फिर और कुछ नहीं तो, नाक की लौंग तो देनी ही पड़ेगी। लेकिन उनके लिए क्या यह काफ़ी होगा? आज सोने की क़ीमतें कहाँ पहुँच गई हैं!

मेज़ पर रखा हुआ मोबाइल बजने लगा। मैंने नहीं उठाया। विमल का ही होगा।

इतने में नली आ गई। "ये क्या रिंग सुनते हुए बैठे हो? संगीत समझा है क्या इसे?"

बताने जा रहा था कि फ़ोन मत उठाओ लेकिन उससे पहले ही नली ने फ़ोन उठा लिया।

"लो। तुम्हारा ही है। कोई बेर्नाद बोल रहा है।"

फ़ोन ले लिया। "क्या हुआ बेर्नाद?"

"मैंने बोला था ना तुम्हें? ये देखो, सवारी आ गई है। लॉन्ग डिस्टैंस। चांस लो। जल्दी आओ।"

"कौन आया है? कहाँ जाना है?"

"चार सवारियाँ आई हैं। बाहर वाले टूरिस्ट। उन्हें बागलकोट जाना है। उनका कोई मर गया है। अभी रात को ही निकलकर सुबह तक वहाँ पहुँचाकर आना है। पाँच हज़ार देने के लिए रेडी हैं। ज़्यादा माँगोगे तो भी शायद एग्री कर सकते हैं। जाओगे ना?"

मैं अनमना महसूस कर रहा था। दो दिनों तक सवारी न मिलने के कारण जी उचट-सा गया था। लेकिन पिछले शुक्रवार को जब शिवा ओझा के पास गया था तब उसने मुझे चेतावनी दी थी। "चार दिनों तक रोज़ का रास्ता छोड़कर दूर मत जाना। गाड़ी के साथ जान को भी ख़तरा है।" लेकिन इस बात को अब चार दिन हो गए थे। दरअसल मेरा इन ओझाओं पर ज़्यादा विश्वास नहीं है। और इन चार दिनों में कुछ भी न होने के कारण ओझागीरी पर से मेरा विश्वास और भी कम हो गया है। लेकिन ओझा के चार दिनों का मतलब गिने हुए चार ही हैं ये कैसे कह सकते हैं? पहाड़ी के उस पार जाना है। रात का सफ़र है। लोग भी अनजाने हैं। उसे याद आया, पिछले दिनों कुछ लोगों ने बोस्त्याव

को मारकर रास्ते पर फेंक दिया था और उसकी गाड़ी लेकर भाग गए थे।

"सॉरी बेर्नाद। आज नहीं हो पाएगा। किसी और को बोल देना।" यह कहकर फ़ोन रख दिया।

मैं ओझा के पास पहुँच जाऊँगा ऐसा मैंने कभी सोचा न्ही था। लेकिन जब से बाबूसो ने कोर्ट में जाने की तैयारियाँ शुरू की थीं तब से मन बड़ा अस्वस्थ हो उठा था। नीलकंठ के सामने जब दिल की बात रखी तब उसने कहा, "शिवा ओझा का टोटका एकदम असरदार होता है। बाबूसो को कौड़ी-कौड़ी के लिए मोहताज किए बग़ैर नहीं छोड़ेगा।" सोचा, देख तो लें.

लम्बी उलझी हुई जटाएँ, सिन्दूर पोता हुआ चौड़ा माथा, गले में मोटी मणियों और रुद्राक्ष की मालाएँ और गोल-गोल घूमनेवाली लाल-भड़कीली आँखें! लेकिन शिवा का यह अवतार देखकर मुझे दिलासा मिला था।

"जहाँ तुम रहते हो वह मकान किसका है?"

"मेरा।"

"बड़े-बुज़ुर्गों का। इसलिए तुम्हारा।"

"हाँ सायबा।"

"घर के पीछे ज़मीन भी है..." बता रहा था या पूछ रहा था, समझ में नहीं आ रहा था।

"हाँ सायबा। बुज़ुर्गों की ही है।"

"भाई हिस्सा माँगने खड़ा हुआ है।"

"चचेरा भाई।"

"हाँ, वही। वह टोटका कर रहा है..."

"हाँ सायबा।"

कहीं नीलकंठ ने इसे सब पहले से ही बताकर तो नहीं रखा है ना?

"मकान की क़ीमत नहीं मिलती है..."

"कुछ ख़ास नहीं सायबा।"

"लेकिन ज़मीन की है..."

"हाँ सायबा।" वह बिल्डर क़ीमत तय कर रहा है इसका भी इसे पता है?

"दूसरा घर वहाँ आना चाहता है..."

"..."

"लेकिन भाई का टोटका आड़े आ रहा है..."

"हाँ सायबा।"

"पहले भाई का बन्दोबस्त करना होगा..."

"हाँ सायबा।"

"मुर्ग़ा लाकर दो।"

"ला देता हूँ सायबा।"

ज़बान पर शब्द आ रहे थे कि 'तुम ही लाओ। पैसे मैं दे दूँगा।' लेकिन भगत को शायद अच्छा न लगे यह सोचकर क़बूल किया था। और जाने से पहले हाथ पर भभूत रखते हुए उसने वह चेतावनी भी दी थी जिसमें कहा गया था—चार दिन कहीं दूर मत जाना, गाड़ी और जान को ख़तरा है।

वापस लौटते समय दिमाग़ में वही बात आ रही थी। 'दूसरा घर वहाँ आना चाहता है।' क्या शिवा को अन्तर्ज्ञान से पता चला? एक साल से 'न्यू होम बिल्डर्स' का नोरोन्हा उसके पीछे लगा था। घर के साथ-साथ पूरी जगह भी चाहता है। कह रहा था कि रहने के लिए दो फ़्लैट और उसके साथ ही पच्चीस लाख देगा। एक फ़्लैट बाबूसो को देने के लिए मैं तैयार हूँ। लेकिन बाबूसो सुनना ही नहीं चाहता है। कहता है कि आधे पैसे उसे मिलने चाहिए। ये कुछ ज़्यादा हो गया। एक फ़्लैट को छोड़ उसे और कुछ भी देने के लिए मैं तैयार नहीं हूँ। बाबूसो का टोटका नए घर के रास्ते में आ रहा है। शिवा ओझा ने ज़बान दी है कि वह उसका बन्दोबस्त कर देगा। अब जल्दी ही उसे मुर्ग़ा पहुँचाना चाहिए।

"बेर्नाद ने क्यों फ़ोन किया था?" चाय का ख़ाली कप उठाने आई नली ने पूछा।

"सवारी लेकर जाने के बारे में पूछ रहा था। मैंने ना कह दिया। वो जाने दो। यह बताओ, बाबूसो ने मुर्ग़ा कहाँ से लाया था पता है?"

"अब मुझे कैसे पता होगा? क्यों?"

"यों ही। लेकिन अगर मुझे एक मुर्ग़ा चाहिए तो कहाँ मिलेगा?"

"मुझसे वह साफ़ नहीं हो पाएगा, आँ! पहले ही कहे देती हूँ। उसकी जगह बाज़ार से एक ब्रॉयलर लेकर आओ—कटा हुआ मिल जाएगा।"

"खाने के लिए नहीं जी! मुझे ज़रूरत है। ज़रा पता करो ना! मारुती को बताकर रखना। जायू के यहाँ से भी मिल सकता है। उन मुलामेन से भी पूछना। उसके दरवाज़े के सामने जब देखो मुर्गे घूमते रहते हैं।" नली आगे कुछ पूछने जा रही है यह देखते हुए मैंने उसे रोककर कहा, "अभी और कुछ मत पूछो, और किसी से कुछ कहने भी मत जाना। जो बता रहा हूँ उसे सुनो, समझीं?"

"समझ गई। खाने के लिए बुलाने आई थी तो इतना कुछ सुनना पड़ा।" ग़ुस्से में बड़बड़ाते हुए नली चली गई।

बाक़ी कुछ भी हो, लेकिन नली के हाथ का बना खाना इतना लज़ीज़ होता है कि क्या कहें! बाँगड़ा मच्छी का हुमण, छोटी मच्छी का सूखा सालन और बाँगड़ा फ्राई। पार्टी जैसा मज़ा आया। डकार ले ही रहा था कि पड़ोस में शोर सुनाई दिया।

"देवकी की आवाज़ है ना ये?" नली ने चिन्तामग्न स्वर में पूछा। इतने में माधुरी दौड़ती हुई आ गई। "काका, देखिए ना, डैडी को क्या हो रहा है। ज़रा आइए ना!"

लगा, बीच का दरवाज़ा खोल दूँ। लेकिन दोनों ओर से सिटकनियाँ लगी होने के कारण बाहर से जाना पड़ा। देखा तो बाबूसो की आँखें उलट-सी गई थीं। मैंने सीधे गाड़ी निकाली और डॉक्टर को साथ लेकर ही आया।

"लगता है हार्ट अटैक हुआ है। जितनी जल्दी हो सके इसे अस्पताल ले जाना होगा।"

108 के लिए न रुकते हुए मैंने डॉक्टर की मदद से बाबूसो की मोटी देह को गाड़ी में रख दिया। डॉक्टर ने हिदायत दी थी कि गाड़ी ज़्यादा नहीं हिलनी चाहिए इसलिए धीमी रफ़्तार से गाड़ी चलाते हुए अस्पताल ले आया। साथ में देवकी तो थी ही। बाबूसो को सीधे आई.सी.यू. में ले गए।

"चौबीस घंटे निकलने चाहिए। एक अटैक आकर चला गया है।" डॉक्टर ने बताया।

रात को नली माधुरी को अपने घर ले आई थी जिसके कारण देवकी की

चिन्ता दूर हुई थी। सुबह नली अस्पताल में आ गई। मेरी समझ में कुछ नहीं आ रहा था। जो बाबूसो मुझे फूटी आँख नहीं सुहाता था उसके लिए आज मैं इतना कुछ कर रहा था!

अगले दिन शाम तक बाबूसो की तबीयत सुधरने लगी। डॉक्टर ने कहा, "घरवाले उससे मिल सकते हैं लेकिन उसे ज़्यादा बात नहीं करनी है।" देवकी की जान में जान आ गई। फिर नली माधुरी को लेकर अन्दर गई। बाबूसो ने माधुरी से बात की लेकिन नली की ओर मुड़कर भी नहीं देखा। उससे जाकर मिलने की मेरी बिलकुल इच्छा नहीं थी। लेकिन तीसरे दिन उसके चेहरे पर लगा हुआ ऑक्सीजन मास्क निकलते ही, नाम के लिए ही सही, उसकी ख़बर लेने के लिए मैं भीतर गया। दवा की बोतलें ऊपर लटक रही थीं और हाथ में सुइयाँ चुभी हुई थीं। आँखें बन्द हो थीं। "रहने दो। मत उठाना।" कह ही रहा था कि देवकी ने धीरे से बाबूसो के कान में कहा, "जेठ जी आए हैं।"

बाबूसो ने आँखें खोलकर मुझे देखा और उसकी मुद्रा एकदम उग्र हो गई। मुँह फेरते हुए उसने आँखें बन्द की। देवकी को उसकी यह हरकत अच्छी नहीं लगी। मेरी भी समझ में नहीं आ रहा था कि क्या करें।

"ये क्या कर रहे हो?" देवकी ने उसके कान के पास जाकर धीरे से कहा। इस पर बाबूसो भड़क उठा, "उससे कहो कि यहाँ से चला जाए।"

मैं जाने के लिए मुड़ा।

"मुझे पता है। वह मुझे मरा देखने आया है। लेकिन कह दो उसे, मैं मर भी गया तो उसका पीछा नहीं छोड़ूँगा।"

मैं बाहर आ गया। बाबूसो को मैं कई सालों से जानता था इसलिए उसकी इन बातों से मुझे कोई आश्चर्य नहीं हुआ। लेकिन इस नाजुक हालत में भी उसने...

"बुरा न मानना आँ! आपने इतना कुछ किया—लेकिन ये भी ना...कुछ समझते ही नहीं। बीमार हैं यह समझकर इनकी बातें भूल जाइए।" देवकी बाहर आकर विनम्र स्वर में कहने लगी।

मैं ज़रा ग़ुस्से में ही घर आ गया।

"क्या हुआ?" नली ने पूछा।

"होगा क्या? सच, कभी किसी की मदद के लिए जाना ही नहीं चाहिए।"

शायद घर में माधुरी थी, इसलिए नली ने और कुछ भी नहीं पूछा।

कर भला तो हो बुरा, इस बात का अनुभव मुझे पहले भी कई बार हो चुका था। माधुरी जब पाँचवीं में पहुँची थी तब उसने अपना स्कूल बदल दिया था। नए बड़े स्कूल में भी सालाना परीक्षा में जब वह अव्वल आई थी तब की बात है ये। वैसे मुझे माधुरी से कुछ ज़्यादा ही लगाव था। वह बच्ची भी बड़े लाड़-प्यार से बातें करती। मैंने पाव-भर पेड़े लिये और कपिल को साथ लिये बाबूसो के घर की ओर चला गया। मेरा अन्दाज़ा था कि इस वक़्त बाबूसो घर पर नहीं होगा। लेकिन जाते ही देखा, सामने ही बाबूसो बैठा था।

"क्या काम है?" शंकित नज़रों से बाबूसो ने पूछा।

"माधुरी को पहला स्थान मिला है ना? पेड़े लेकर आया था।" यह कहकर पेड़ों का डिब्बा मैंने माधुरी के हाथ में दे दिया तो बाबूसो ने झट से उसे छीन लिया और खोलकर कपिल के सामने रखते हुए कहा, "पहले तुम लो।"

"उसे रहने दो। पहले माधुरी को दो," मैंने कहा।

बाबूसो मेरी ओर नज़रें जमाकर देखने लगा। फिर ख़ुद ही एक पेड़ा निकालकर कपिल के मुँह में डाल दिया। कपिल के पेड़ा खाने तक उसके चेहरे को देखता हुआ बाबूसो उसी तरह खड़ा रहा। कपिल के पेड़ा खाते ही बाबूसो की रुकी हुई साँस को छूटते हुए मैंने सुना। इतना सब कुछ हो जाने तक मैं यह जान ही नहीं पाया था कि बाबूसो मुझ पर किस हद तक शक कर रहा है। तब से बरसों तक मैंने बाबूसो के घर में पैर तक नहीं रखा था।

तड़के अस्पताल से फ़ोन आया। बाबूसो गुज़र गया था। सोचा था कि कल की घटना के बाद बाबूसो पर मैं अब नज़र भी नहीं डालूँगा। लेकिन नली ने कहा कि 'रीति-रिवाज को पीठ नहीं दिखा सकते।' तब उसका कहना मानते हुए मैं अस्पताल चला गया। देवकी को घर लेकर आया। शव ले आया। अड़ोस-पड़ोस के लोग जमा हुए और फिर अन्तिम यात्रा की तैयारी हो गई। पुरोहित ने आते ही पूछा, "क्रिया-कर्म कौन करनेवाला है?"

सब मेरी तरफ़ देखने लगे।

बीच में उठते हुए देवकी के भाई ने कहा, "क्या मैं कर सकता हूँ?"

"घर का आदमी होते हुए बाहर वाले की क्या ज़रूरत?" पुरोहित ने मेरी तरफ़ देखते हुए कहा। उसके बाद मैंने भी 'ना' नहीं कहा। रीति-रिवाज के नाम पर तो करना ही होगा ना?

घड़ा फोड़ दिया और अचानक मुझे याद आ गया। आज शनिवार था। कल मैं मुर्ग़ा पहुँचा दूँगा ऐसा शिवा ओझा से कहा था। इस गड़बड़ में भूल ही गया। अरेरे...छट्! मैं नहीं पहुँचा इसलिए शिवा ने ख़ुद ही लाकर मुर्ग़े की बलि दे दी क्या? भाई का बन्दोबस्त कर दूँगा ऐसा कहा था उसने। यह उसी का काम है क्या? क्योंकि कल ही डॉक्टर ने कहा था कि बाबूसो की तबीयत सुधरने लगी है और शुक्रवार आते ही बाबूसो ख़त्म हो गया...पूछताछ करनी पड़ेगी।

"तीन दिन तक बाहर नहीं निकल सकते।" नली ने बताया, इसलिए घर पर रुकना ही पड़ा। तीसरे दिन विधि सम्पन्न किए और चौथे ही दिन शिवा के पास चला गया।

"मुर्ग़ा नहीं मिला?" शिवा ने ताना दिया।

"वो बात नहीं है। लेकिन बाबूसो...मेरा चचेरा भाई गुज़र गया। क्रिया-कर्म भी मुझे ही करना पड़ा।"

कुछ क्षण शिवा चुपचाप छत की ओर देखता रहा।

"भाई तुम्हारा...अपनी मौत मरा है।"

"हाँ सायबा।"

"अपने आप?"

"..."

"लेकिन तुम छूटे। है कि नहीं?"

"हाँ सायबा।"

"उसका बन्दोबस्त हो गया। मुर्ग़ा जल्दी पहुँचा देना।"

"हाँ सायबा...लेकिन..."

"लेकिन क्या?"

"बाबूसो ने मरने से पहले कहा था—मरने के बाद भी मेरा पीछा नहीं छोड़ेगा।"

"डरना मत। वह मेरी ज़िम्मेदारी। हवन करना पड़ेगा। उसके लिए एक हज़ार लगेंगे। मान्य है?"

"हाँ सायबा।"

"उसकी आत्मा शान्त होनी चाहिए। बारहवें के दिन कौआ पिंड छूता है कि नहीं यह बता देना।"

"हाँ सायबा।"

घर वापस आ गया। लेकिन मन चिन्ताग्रस्त था। मरने के बाद भी मेरा पीछा नहीं छोड़ने की बाबूसो ने धमकी जो दे रखी थी। दसवें दिन पुरोहित ने सामान की सूची दे दी।

"पुरोहित जी, वह मेरा चचेरा भाई था।" मैंने थोड़े अनमने भाव से लेकिन स्पष्ट ही पूछा—"ये इतना सामान लाना ज़रूरी है क्या? मैं इतना ख़र्चा नहीं उठा सकता हूँ।"

"मृत व्यक्ति की आत्मा को शान्ति दिलाने के लिए ये सब करना ही पड़ेगा।"

"यह सब करने के बाद आत्मा शान्त हो गई इसका पता कैसे चलेगा?" मैंने शंका ज़ाहिर की।

"आत्मा कौए के रूप में आएगी। जब वह कागुल* ले जाएगा तो तुम समझ जाओगे।"

बाबूसो के साले ने बारहवें दिन का संस्कार हरवले तीर्थ पर करने की जब सलाह दी तब मैंने ही कहा, "नहीं, बारहवाँ घर में ही सम्पन्न करते हैं।"

सोचा, बाबूसो की आत्मा इस घर की आस में यहीं आसपास होगी। उसकी आत्मा हरवले का कौआ कैसे हो सकती है? उसकी आत्मा तो यहीं भटक रही होगी! आख़िर उसने कहा ही था—

'मरने के बाद भी पीछा नहीं छोड़ूँगा...'

और अगर कौए ने कागुल को छुआ ही नहीं तो? नीलकंठ ने कहा, "ऐसा

* कौए को दिया जानेवाला भोजन।

कभी भी नहीं होता है। कौआ थोड़ी देरी करता है कागुल ले जाने में, लेकिन फिर प्रार्थना करने, मन्नत माँगने के बाद वह छूता ही है।"

चलो, मान लेते हैं कि कागुल को छू देगा लेकिन उसके बाद भी कैसे पता चलेगा कि उसकी आत्मा शान्त हुई? ओझा ने ज़रूर कहा था कि 'वह उसकी ज़िम्मेदारी है।' लेकिन इस ओझागीरी पर मेरा अन्धा विश्वास नहीं है। अगर...अगर कौए का बन्दोबस्त मैं ही कर दूँ तो?

दीना की फार्मेसी में जाकर रैटोल ख़रीदने से पहले मैंने उसी से पूछा, "क्या ये सिर्फ़ चूहों का ज़हर है? इससे कौए भी मर सकते हैं क्या?"

"चूहे, बिल्ली, कौए...खाएँगे तो सब मर जाएँगे। लेकिन पहले खाना चाहिए उनको!" दीना खिल्ली उड़ाते हुए हँस दिया।

"मज़ाक़ क्यों कर रहे हो उसके साथ? उनके घर कल-परसों ही डेथ हुई है। कौन गुज़र गया रे?" जेब से प्रिस्क्रिप्शन निकालकर दीना को थमाते हुए मोंतेरो ने पूछा।

"मेरा चचेरा भाई।"

"सॉरी। माई सिम्पथीस टु यू।" कहते हुए मोंतेरो ने विश करने के लिए अपना हाथ आगे बढ़ाया। यह देखकर दीना ने भी अपना हाथ आगे किया।

श्राद्ध का भोजन परोसा गया। विधि सम्पन्न होने तक ढाई बज गए। ब्राह्मण राह देख रहे थे। 'कृष्णार्पण' कहा और कौए के लिए भोजन लेकर पीछे की ओर चला गया। उसे छत की मुँडेर पर रखने से पहले मैंने दूसरों की नज़रें बचाकर अपना काम बख़ूबी पूरा कर दिया। नली तक को कुछ पता नहीं चलने दिया।

कौए पास ही थे। लेकिन छू नहीं रहे थे। पक्का उनमें से एक बाबूसो की आत्मा होगी। 'ख़बरदार जो कोई हाथ लगाया तो' बाक़ी कौओं को उसने ऐसी धमकी दी होगी।

"नहीं लिया?" पुरोहित ने पूछा। उसी ने फिर देवकी को छत के पास बुलाया और प्रार्थना की, "बाबा बाबूसो, चिन्ता न करो। ये देखो, तुम्हारी पत्नी देवकी तुम्हें बता रही है। बेटी को किसी बात की कमी नहीं होने देगी। धैर्य से पूरा घर-संसार सँभालेगी। पहले तुम तृप्त हो जाओ।"

देवकी ने धीरे से कहा, "हाँ सायबा।"

और आश्चर्य! हम मुड़ ही रहे थे कि कौए ने झपट्टा मारकर कागुल ली और उड़ गया। देखते-देखते बाक़ी कौए भी दौड़ते हुए आ गए। मेरे दिल को सुकून मिल गया। शान्त मन से मैं भी खाना खाने बैठ गया।

सुबह बड़ा ख़ुश होकर बाज़ार की ओर चला गया। एक देसी मुर्ग़ा लिया। शिवा ओझा को दे आया और बस अभी टैक्सी लेकर स्टैंड पर पहुँचा ही था कि घर से फ़ोन आ गया।

"जल्दी घर आ जाओ।" नली ने कहा।

"क्या हुआ?"

"तुम्हें कुछ लोग ढूँढ़ने आए हैं। तुम आओ और देखो।"

बाहर जीप को देखकर मन में शक पैदा हुआ।

"तुम्हें पुलिस स्टेशन पर आना पड़ेगा। तुम्हारे ख़िलाफ़ शिकायत दर्ज हुई है।"

वहाँ इतना ही जान पाया।

सात कौए और दो कुत्ते मर गए थे—छत पर से जो कागुल नीचे गिरा था उसे खाकर!

पशु-प्रेमी मोंतेरो ने उसकी संस्था की ओर से एफ़.आई.आर. दर्ज कराई थी। केले के जिस पत्ते पर कागुल का पिंड रखा था उससे और छत के नीचे से मिली हुई जूठन का सैम्पल पुलिस ने इकट्ठा किया था।

फार्मेसीवाले की भी गवाही ली थी।

"लेकिन...वे तो कौए हैं..."

पर मेरी एक भी बात न सुनते हुए उन्होंने मुझे ज़बरदस्ती जीप में बिठा दिया।

"काँव...काँव..."

मैंने ऊपर देखा। बाबूसो मुझे देखकर कुत्सित हँसी हँस रहा था।

कहानीकार की कहानी

तीन दिनों की साहित्यिक संगोष्ठी के लिए जब दिल्ली पहुँचा तब जनवरी की चुभनेवाली ठंड का सामना हुआ। मुम्बई से शाम की फ़्लाइट लेने के कारण गेस्ट हाउस पहुँचने तक अँधेरा छा चुका था। रिसेप्शन पर चाबी लेते समय रजिस्टर पर नज़र दौड़ाई। जान-पहचान के सात-आठ नाम छोड़कर बाक़ी बचे सब नाम अनजाने थे। अभी भी डेलिगेट्स आने बाक़ी थे।

कॉरिडोर में ही कन्नड़ लेखक के. जालप्पा से मुलाक़ात हुई। "गुड ईवनिंग, सर। आपसे दुबारा मिलकर बड़ा अच्छा लगा।" जालप्पा से हाथ मिलाया। उसके पास ही चूड़ीदार सूट पहने हुए तीस साल के आसपास की एक स्त्री और क़रीब साठ साल का एक मोटा-सा आदमी खड़ा था।

"शी इज अ तमिल राइटर, मिस जयममता...।"

"हैलो! आई एम दामोदर।" यह कहते हुए मैंने अपना हाथ आगे बढ़ा दिया लेकिन तभी मेरे ध्यान में आया कि उसने अपने हाथ जोड़ लिए थे। पलभर के लिए वह भी झेंप गई। लेकिन मेरे हाथ पीछे खींचने से पहले ही उसने अपना हाथ आगे बढ़ा दिया। हाथ का स्पर्श एकदम ठंडा लगा। मुझे लगा कि दिल्ली की सर्दी से ज़्यादा शायद यहाँ के साहित्यिक वातावरण में नर्वस होने की वजह से ऐसा लगा होगा। मैंने प्रश्नार्थक दृष्टि से बग़ल में खड़े लुंगी पहने हुए उस बुज़ुर्ग व्यक्ति की तरफ़ देखा तो उसने कहा, "ही इज माई अंकल, जे. सोमेश्वरम।"

वह घुन्ना-सा खड़ा था। मैंने हाथ आगे बढ़ाया। उसने निर्विकार चेहरे से

उसे अपने हाथ में ले लिया। बिना किसी के बताए ही मैं जान गया कि वह अंग्रेज़ी, हिन्दी नहीं समझता है।

"क्या ये भी लिखते हैं?" मैंने उससे पूछा।

"नहीं, नहीं। ये मेरे गार्जियन के रूप में आए हैं।" मुझे यह अजीब-सा लगा। लेकिन मैंने कुछ नहीं कहा। सबसे पहले मैं फ्रेश होकर कपड़े बदलना चाहता था। बैग उठाकर मैंने कहा, 'फिर मिलते हैं' और अपने कमरे की दिशा में मुड़ गया। कॉरिडोर के दोनों तरफ़ कतार में एक-दूसरे के सामने कमरे थे। मैं कमरा नं. 205 के अन्दर चला गया। पहले हीटर ऑन किया। धीरे-धीरे कमरे में गरमाहट फैलने लगी। हवाई जहाज़ में खाना खा लेने के कारण भूख नहीं थी। घंटे भर पढ़ता रहा और फिर मैं नींद की आग़ोश में चला गया।

मॉर्निंग वॉक, नहाना, तैयार होना वग़ैरह सब होने तक आठ बज चुके थे। अगले सत्र में जो प्रपत्र पढ़ना था उस पर मैंने ज़रा नज़र दौड़ाई। इतने में दरवाज़े पर दस्तक हुई।

"मि. दामोदर!"

"यस!" दरवाज़े पर जालप्पा खड़ा था।

"टाइम फॉर ब्रेकफास्ट। चलते हैं।" मैं तैयार बैठा था। बाहर निकला तो वह तमिल लेखिका और उसके अंकल दिखाई दिए।

"गुड मॉर्निंग, सर।" उसने कहा।

"गुड मॉर्निंग, —अं—अपना नाम क्या बताया था आपने?"

"जयममता..." जालप्पा ने कहा और हँसते हुए आगे बोला, "मतलब जया और ममता दोनों ही!"

"ओह! संगोष्ठी के आयोजकों को टफ टाइम तो नहीं देंगी ना?" मैंने भी मज़ाक़ किया।

"इनको देखकर तो ऐसा नहीं लगता है। नाम को छोड़ दें तो कुछ भी कॉमन नहीं है।" उसे अगर बुरा लगा हो तो बात को हँसी में उड़ाते हुए शायद जालप्पा ने कहा था।

उस पर दृष्टि डालने पर सचमुच उसमें देखने लायक कुछ नज़र नहीं आता था। साधारण रंग-रूप, निस्तेज चेहरा, गालों पर मुँहासे, लम्बी गर्दन,

बालों को घुमाकर बनाया गया जूड़ा। नीले-से चूड़ीदार सूट पर गुलाबी स्वेटर। पूरे पहनावे में रंगों का कोई मेल-जोल ही नज़र नहीं आ रहा था। उसकी चाल-ढाल में स्त्री की शोभा बढ़ाने लायक कोई भी सुन्दरता नहीं थी। कल जब मिली थी तब तो एकदम चुप, बेजान-सी लग रही थी। लेकिन जालप्पा का कमेंट सुनकर ऐसे बोल उठी जैसे अचानक उसे अपना सुर मिल गया हो। "क्यों नहीं है? दे आर पैशनेट अबाउट देअर काइंड ऑफ़ पॉलिटिक्स। आई एम पैशनेट अबाउट माई लिटरेरी लाइफ़।"

"दैट्स ग्रेट!" मैंने थोड़ी प्रशंसा करते हुए कहा।

तीस के आसपास की वह तमिल लेखिका, चालीस पार का जालप्पा, पचास पार कर चुका मैं और साठ का उसका अंकल मानो अलग-अलग चार दशकों के प्रतिनिधि थे जो अब मेस की दिशा में चल पड़े थे। इतने में अचानक अंकल उसके पास आया और जल्दी-जल्दी कुछ कहने लगा। अभी-अभी उस लेखिका ने खुलना शुरू किया था लेकिन अब फिर से मुरझाया चेहरा लिये उसके पीछे चली गई।

"वह उसकी चौकीदारी करने आया है।" जालप्पा ने बताया। इतने में मुझे मेस की तरफ़ जाता हुआ गिरधर रॉय दिखाई पड़ा। जालप्पा से कहा कि मैं ज़रा आगे चलता हूँ और अपने पुराने यार से मिलने के लिए तेज़ डग भरता हुआ मैं आगे बढ़ा। बातें करते-करते जब मेस में पहुँच गए तब देखा कि वह तमिल लेखिका एक मेज़ पर अकेले बैठी हुई नाश्ता कर रही थी।

उसके सामने बैठते हुए मैंने गिरधर से उसका परिचय करा दिया, "शी इज अ तमिल राइटर—जयममता।"

"कॉल मी जयता। सिम्पली जयता।"

"वाह! बड़ा सुन्दर नाम है यह!"

"मेरा पैन नेम है वह।"

इतने में मुझे उसके अंकल की याद आई, "वैसे आपके अंकल कहाँ हैं?"

"वो देखिए। अभी तक भकोस रहे हैं।" मैंने उस तरफ़ देखा तो पाया सचमुच वह जल्दी-जल्दी खाना मुँह में ठूँसे जा रहा था। उसने आगे कहा, "एक बार खाना शुरू होने के बाद फिर सिवाय खाने के उन्हें और कुछ भी

नहीं दिखाई देता है। जब हम यहाँ अन्दर आए थे तो बस वहीं एक ख़ाली जगह बची थी और उसे देख वे सीधे वहाँ जाकर जम गए इसलिए मैं बच गई। अब जब खाना ख़त्म हो जाएगा तब आएँगे महाशय मुझे एस्कॉर्ट करने।"

उसकी बातों में अंकल के प्रति साफ़ नज़र आ रही तिरस्कार की भावना ने हम सुननेवालों को भी असमंजस में डाल दिया। अपने चाचा के बारे में—चाहे वह जैसा भी हो—अजनबियों के सामने इस तरह की बातें करना मुझे बिलकुल पसन्द नहीं आया। इतने में जालप्पा अन्दर आया और ताली बजाते हुए जयता ने उसे पास की सीट पर बैठने के लिए बुला लिया। फिर वह उसके साथ बातें करने में व्यस्त हो गई और मैं अपने हिन्दी लेखक मित्र के साथ।

इंडिया इंटरनेशनल सेंटर में हो रहे सेमिनार में हमें ले जाने के लिए कोच आनेवाला था। सुबह की हल्की धूप से शरीर सेंकते हुए, हम राह देखते-देखते बातें कर रहे थे। इतने में बग़ल के एक ग्रुप में से किसी ने जयता से जो सवाल पूछा था वह मेरे कानों में पड़ गया। "क्या आप पहली बार दिल्ली आई हैं? कैसे लग रहा है यहाँ आपको?"

"मस्त! पिंजरे से आज़ाद हुए पंछी जैसा लग रहा है मुझे! खुले आकाश को तरसनेवाला मन, पंख फैलाकर हवा में उड़ान भरना चाहता है। लेकिन... वो देखिए, मेरे गले में रस्सी डाल उसका एक सिरा अपने हाथों में पकड़कर खड़े मेरे अंकल मुझे उड़ने ही नहीं दे रहे। मेरे पैर ज़मीन पर टिके रहें इसलिए बार-बार इस तरफ़ देखते हुए मुझ पर नज़र रख रहे हैं।"

मैं पास ही था। कुतूहल से मैंने उनकी तरफ़ दृष्टि फेरी। जालप्पा थोड़ा असहज दिखा। बाक़ी सब ठहाका मारकर हँस पड़े थे। लेकिन अंकल—शायद उसको पता भी नहीं चला था कि उस पर कमेंट किया गया है—घुन्ना-सा खड़ा होकर देख रहा था।

कोच आते ही सबसे पहले जयता ऊपर चढ़ गई। बूढ़ा पीछे रह गया। मेरे सामने ही जालप्पा था। सोलह साल की लड़की जिस तरह अपने जवान दोस्त को बुलाती है वैसे ही उसने उसे इशारे से इस तरह पास बुला लिया। मानो कह रही हो, 'यहाँ आओ। मैंने तुम्हारे लिए जगह रखी है!' पूरे रास्ते में वह जालप्पा से बातें करती रही।

आई.आई.सी. पहुँचने पर उतरने के बाद जालप्पा सीधे मेरे पास आ गया। "कब से मैं आपसे बात करना चाहता था। लेकिन ये मेरा पीछा ही नहीं छोड़ रही थी। मेरा एक काम है।" ये कहकर अपने हाथ का एक लिफ़ाफ़ा मेरे हाथ में थमाते हुए बोला, "यह मेरी एक नई कहानी है—अनूदित। मेरे एक दोस्त ने हिन्दी अनुवाद किया है। कहानी और अनुवाद दोनों के बारे में आपकी राय जानना चाहूँगा, कभी भी—जब भी आपको समय मिले—पढ़ लीजिए।"

पिछले दिनों 'लिटिल मैगज़ीन' में उसकी एक कहानी प्रकाशित हुई थी। उसके बारे में मैंने अपनी विस्तृत राय उसे भेजी थी। और उसे वह बहुत अच्छा लगा था। कहानी अपने फोल्डर में रखते हुए मैंने 'हाँ' कहा। इतने में जयता आ गई।

"क्या है ये?"

जालप्पा के माथे पर हल्की सी शिकन आ गई।

"लगता है मुझे बतानेवाली बात नहीं है!" उसके चेहरे पर मायूसी छा गई।

"सब आपको बताना ज़रूरी है क्या? चलिए हम अन्दर चलते हैं। पहले ही देर हो गई है।" कहते हुए जालप्पा उसे लेकर आगे बढ़ गया। पीछे-पीछे अंकल अपनी लुंगी सँभालते हुए निर्विकार चेहरे से चलने लगा।

उद्घाटन समारोह साहित्यिक आयोजन की दृष्टि से बहुत सफल रहा। बीजभाषण थोड़ा लम्बा खिंच गया। लेकिन उकताहट महसूस नहीं हुई। खाने के बाद सेमिनार का आरम्भ हुआ। दूसरे सत्र में मेरा पेपर था। सामने देशभर से आए हुए छोटे-बड़े लेखक-प्रतिनिधि बैठे हुए थे। ग़ौर से देखने पर भी जालप्पा कहीं दिखाई नहीं दिया। शाम को गेस्ट हाउस पहुँचते ही उसकी कहानी पढ़ लेनी चाहिए यह सोचते हुए मैंने मन सेमिनार की तरफ़ केन्द्रित किया।

कहानी अच्छी थी। हिन्दी अनुवाद में कुछ त्रुटियाँ थीं। मूल कन्नड़ कहानी बढ़िया होगी इसमें कोई शक नहीं था। कहानी को पढ़कर नीचे रखा और तभी दरवाज़े पर दस्तक हुई। देखा, बाहर जालप्पा था।

"सॉरी सर, डिस्टर्ब किया?"

"क्या जालप्पा! तुम जानते हो, मुझे यह सर-वर कहलाना पसन्द नहीं है।"

"सॉरी सर, आई मीन—सॉरी! मैं पूछने आया था—खाने पर साथ ही चलते हैं ना? कितने बजे निकलेंगे आप?"

"आठ से साढ़े नौ तक कहा है उन्होंने। मेस तो पास ही है। नौ बजे तक जाने के बारे में सोच रहा था। ठीक है?"

"ठीक है।" और फिर हिचकते हुए कहने लगा, 'एक विनती थी—जाने से पहले क्या आप घंटेभर के लिए मेरे कमरे में बैठ सकते हैं?"

"जालप्पा, मैंने अभी-अभी तुम्हारी कहानी पढ़ी। बहुत..."

"सर, आई मीन—दामोदर, हम बाद में आराम से बैठकर बात करें क्या? मैं तब तक नहा-धोकर तैयार हो जाता हूँ।"

"तुम नहाकर यहीं क्यों नहीं आ जाते?"

पलभर के लिए जालप्पा झिझका फिर बोला, 'मेरे पास आर.सी. है। सोचा था कि इस ठंड में एक-एक पेग लगा लेंगे और फिर खाना खाने चल देंगे।"

वैसे मैं व्हिस्की का ख़ास शौक़ीन नहीं हूँ। और किसी के बुलाने पर पीने बैठनेवालों में से भी मैं नहीं हूँ। लेकिन जालप्पा को मना करना मेरे लिए थोड़ा मुश्किल हुआ।

"मैं कमरा नं. 208 में हूँ। आठ बजे तक आ जाइए।"

आठ बजे बाहर निकलकर जालप्पा के दरवाज़े पर दस्तक देते ही आगे का दरवाज़ा खुल गया। शायद मेरे कमरे के सामने का कमरा जयता का था। वहाँ खड़ी रहकर वो मुझे देख रही थी। मैंने हाथ उठाते हुए उसे विश किया। इतने में जालप्पा ने दरवाज़ा खोला। ज़रा आगे आते हुए उसने वहीं से पूछा—"अगर कुछ प्राइवेट बातें नहीं हो रही हैं तो क्या मैं आ सकती हूँ?"

'बिलकुल आ सकती हैं।' मेरे यह कहने से पहले ही जालप्पा ने जल्दी-जल्दी कहा, "ना, ना। हमें कुछ प्राइवेट बातें करनी है।" और मुझे अन्दर लेते हुए उसने दरवाज़ा बन्द कर दिया।

"तुमने उसे इस तरह मना क्यों किया?" अनजाने में मेरी बातों में उसके प्रति सहानुभूति उतर आई थी।

"नहीं सर। आप कल्पना भी नहीं कर सकते। वह तो एकदम पीछे ही पड़ जाती है। मुझे तो अब उससे डर लगने लगा है। पता है आपको? सेमिनार में मुझे एक शब्द भी ठीक से सुनने नहीं दिया उसने! आपके पेपर के समय तो 'बाहर चलते हैं' कह-कहकर उसने मेरी नाक में दम कर दिया। कहने लगी कि सैंडल टूट गए हैं, नए लेने हैं। रास्ता नहीं जानती है, हिन्दी भी नहीं आती है इसलिए तरस खाकर मैं साथ चला गया। यह मुझे लेकर सीधे करोलबाग़ गई। सैंडल ख़रीदने के बाद जब कहा कि वापस चलते हैं तो 'प्लीज़, प्लीज़' कहते हुए मुझे कपड़ों की दुकान में ले गई। वहाँ क़रीब घंटाभर निकाला। उसके बाद इसे प्यास लग गई। जूस पीने के बाद स्नैक्स भी मँगवा लिये। आख़िर जब वापस पहुँचे तब तक दिन का कार्यक्रम ख़त्म हो गया था। ऊपर से उसका यह अंकल! आई.आई.सी. में हम दोनों को एक साथ आते देखकर आँखें फाड़कर देख रहा था। छी! कितने शर्म की बात!"

"जाने दो जालप्पा! वह बेचारी पहली बार दिल्ली आई है। अगर उसका ज़रा घूमने का मन हुआ तो क्या ग़लत हुआ? उसे समझने की कोशिश करो।"

जालप्पा को जैसे उसके बारे में बात ही नहीं करनी थी। उसने बिना कुछ कहे आर.सी. के दो पेग बनाए और पानी की बोतल उठा ली।

लेकिन कहानी का विषय आते ही उसका चेहरा खिल गया। जालप्पा की कहानी के बहाने कन्नड़ कथा-जगत की नई प्रवृत्तियाँ, साहित्यिक क्षेत्र की गतिविधियाँ, मशहूर साहित्यकारों के बीच की राजनीति आदि से सम्बन्धित बातें करते-करते नौ बज गए। 'अब चलते हैं' कहते हुए मैं खड़ा हुआ, फिर भी 'वन फॉर द रोड' कहकर जालप्पा ने आधा-आधा पेग बना ही डाला।

जब हम मेस में पहुँचे तब तक अधिकतर लोग खाना खाकर उठ गए थे। जयता का अंकल हाथ धोने चला गया था और जयता का खाना भी ख़त्म हो रहा था। जालप्पा ने जानबूझकर ज़रा दूर की ही मेज़ ढूँढ़ निकाली। जयता की नज़र से यह बात नहीं छूट पाई। मुझे लगा कि वह खाना कुछ ज़्यादा ही धीरे-धीरे खा रही थी।

जालप्पा बातें करते-करते खाना खा रहा था। पर मेरा ध्यान बरबस जयता की ओर चला जा रहा था।

खाना ख़त्म करके जयता के जाने तक जालप्पा का खाना जारी रहा। मेस से जानेवाले हम आख़िरी लोग थे। गेस्ट हाउस के कॉरिडोर में पहुँचे तो देखा, जयता खड़ी थी।

"आप ही के लिए रुकी हुई थी। मुझे ज़रा घर एस.टी.डी. कर आना है। क्या आप मुझे कम्पनी दे सकते हैं?" वह हम दोनों को सम्बोधित करते हुए बातें कर रही थी। लेकिन चाहती थी कि जालप्पा उसके साथ जाएँ।

मैं जालप्पा से कहने जा रहा था कि वह उसके साथ चला जाए। तब तक जालप्पा ने ही उससे पूछा, "अगर घर ही फ़ोन लगाना है तो अंकल को साथ लेकर क्यों नहीं जा रही हैं?"

"यू नो, आई हेट हिम। वह सोने गए हैं यह देखकर ही मैं वापस चली आई हूँ। चलिए न मेरे साथ, प्लीज़!"

मुझे उस पर तरस आ गया। "कमऑन जालप्पा! चलते हैं न साथ। पास ही तो है।"

"सॉरी सर। मैं थक गया हूँ। आप चले जाइए। मैं सोने जा रहा हूँ।" और जालप्पा सचमुच चला गया। पलभर के लिए वह जिस तरफ़ गया था उस ओर देखने के बाद वह मेरे पास आ गई। "थैंक्यू सर।"

मेरे 'आता हूँ' कहने से पहले ही उसने मुझे शुक्रिया कह दिया था। "प्लीज़, मुझे सर मत कहिए।" मैंने कहा।

"आप इतने सीनियर लेखक हैं—मैं आपको नाम से कैसे बुला सकती हूँ?"

"उम्र की श्रेष्ठता के बजाय कला की श्रेष्ठता का सम्मान करना चाहिए। मैं उम्र में बड़ा हो सकता हूँ लेकिन तुम्हारी तरह ही एक लेखक हूँ। नाम लेकर बुलाओगी तो मुझे अच्छा लगेगा।"

पब्लिक फ़ोन बूथ की तरफ़ चलकर जाते हुए उसने पहला सवाल किया, "मुझे टालकर आप ऐसी कौन-सी प्राइवेट बातें कर रहे थे?"

"कुछ ख़ास नहीं, उसकी कहानी के बारे में..."

"मुझे पता है। आप मेरे ही बारे में बातें कर रहे थे।" उसने दुखी स्वर में लेकिन दृढ़ता से कहा।

"प्लीज़ तुम्हें यों ही ग़लतफ़हमी हो रही है।" इतने में मुझे अच्छा कारण सूझ गया।

"सच कहूँ, हम लोग ड्रिंक्स लेना चाहते थे। वहाँ भला हम तुम्हें कैसे बुला सकते थे? समझ गईं?"

क्षणभर के लिए वह दुविधा में पड़ गई। विश्वास करें या नहीं?

"आपने ड्रिंक लिया है?"

"हाँ। क्यों विश्वास नहीं हो रहा?"

"आँ करके दिखाइए!" उसने ज़िद की और बच्चों की तरह मुँह खोलकर आँ करते हुए मैंने भी उसे सूँघकर देखने के लिए कहा। वह बग़ल में आ गई और मेरा मुँह सूँघ लिया। उसने जो इत्र लगाया था उसकी तेज़ गंध मेरे नथुनों में भर गई।

"मुझे बिलकुल पसन्द नहीं।" उसने कहा।

"पर तुम्हें कौन लेने के लिए कह रहा है?" मैंने उलटा जवाब दे दिया।

"आइ मीन, मुझे ड्रिंक्स लेनेवाले लोग पसन्द नहीं हैं।" उसकी बेबाकी देखकर मैं थोड़ा सकपका गया। उसकी समझ में भी यह बात आ गई। उसने झट से बात को सँभालते हुए कहा, "मैं आपके बारे में नहीं कह रही थी। आई लाइक यू।"

मैं और भी सकपका गया। "वैसे मैं पीता नहीं हूँ। कभी-कभार किसी को कम्पनी देने के लिए ज़रा गिलास हाथ में ले लेता हूँ, बस।"

अनजाने में मैं सफ़ाई देने लग गया था।

वह हँस पड़ी। "मैंने क्यों कहा, पता है? मेरे पिताजी शराब पीते हैं और फिर अनाप-शनाप कुछ भी बड़बड़ाने लग जाते हैं। मुझे बड़ा ग़ुस्सा आता है...लेकिन ऐसी ठंड में ड्रिंक लेना अच्छा होता है ना?"

कैम्पस के गेट तक पहुँचने पर शुभदा के साथ बातें करते हुए आ रहे बलराज ने मुझे पुकारा, "हैलो दामोदर, नाइट वॉक?"

"यस, आप वापस आ रहे हैं और मैं जा रहा हूँ, बस इतना ही फ़र्क़ है।"

"वेल, अच्छा, करो वॉक—यंग कम्पनी में..." और साठ पार की शुभदा के साथ बलराज आगे बढ़ गया।

"बांग्ला लेखिका के साथ पंजाबी लेखक को ढलती उम्र का अहसास हुआ होगा शायद।" जयता के इस कमेंट को सुन मुझे हँसी आ गई और उसकी विनोदवृत्ति के प्रति मन में प्रशंसा-भाव भी पैदा हुआ।

चलते-चलते जयता पास आ गई। "ठंड के मारे शरीर को कँपकँपी लग रही है..." एक तो दिल्ली की कड़ाके की ठंड वाली रात। ऊपर से हल्की सी हवा भी बहनी शुरू हुई थी।

"दामोदर, यू माइंड? क्या मैं आपका हाथ पकड़ सकती हूँ?"

और जवाब का इन्तज़ार किए बिना जयता ने मेरा हाथ अपने हाथों में ले लिया। सच उसका हाथ एकदम ठंडा पड़ गया था। मैंने उसका हाथ अपने दोनों हाथों के बीच ले लिया और अच्छी तरह रगड़ डाला। इससे थोड़ी गरमाहट पैदा हुई।

"थैंक्यू, दामोदर। अच्छा लगा।" उसने कहा। लेकिन मेरा हाथ नहीं छोड़ा। एक हाथ में मेरा हाथ लिये वह चलती रही।

"मेरी बेटी तुम्हारी ही उम्र की है।" मैंने ऐसा क्यों कहा यह मेरी ही समझ में नहीं आया। उसने एकदम मेरी नज़रों में नज़रें डाल दी।

"सो वॉट?"

मैं फिर से सकपका गया। इतने में टेलीफ़ोन बूथ आ गया। उसने घर पर फ़ोन लगाया और काफ़ी देर तक बातें करती रही। बढ़ते जा रहे बिल को मैं देख रहा था। जब बिल नब्बे पर पहुँचा तब मैं उसका ध्यान इस ओर खींचने के लिए इशारों से इंडिकेटर दिखाने लगा। लेकिन वह बोलती रही। मैंने भी घर फ़ोन किया और हालचाल जान लिए। मेरा बिल सोलह रुपये का तो उसका बिल एक सौ छब्बीस रुपये का हुआ।

"मैं बिल की परवाह नहीं करती हूँ। मेरे पति के पास पैसा सड़ रहा है।" वापस आते समय वह बताने लगी।

"क्या करता है तुम्हारा पति?" आम तौर पर किसी लेखक की निजी ज़िन्दगी में दख़ल देना मुझे पसन्द नहीं है। लेकिन यहाँ ख़ुद जयता ही अपनी

निजी ज़िन्दगी के पन्ने खोलकर रख रही थी। उसका पति बिल्डर था। ऊपर से उसके ससुर का हार्डवेयर का धन्धा था। बँगला था, कारें थीं, दो बेटियाँ थीं। एक बेटी ऊटी के एक बड़े महँगे बोर्डिंग में पढ़ रही थी तो दूसरी अभी भी मांटेसरी में जा रही थी। सास-ससुर घर पर ही थे। सब लोग कट्टर सनातनी थे। मायके और ससुराल दोनों जगह ज़रा भी साहित्यिक वातावरण नहीं था। बेटी लिखती है, इस बात का माता-पिता के लिए कोई महत्त्व नहीं था और सास-ससुर भी बहू के लेखन की क़द्र नहीं करते थे। जयता का लिखना सास-ससुर को पसन्द नहीं था। लेकिन पति का कहना था, जब तक उसका लेखन घर के काम-काज के आड़े नहीं आता, और जब तक दूसरों को तकलीफ़ नहीं पहुँचती है तब तक उसे लिखने दीजिए। इसलिए सुबह उठने के बाद घर का सारा काम-काज निपटाकर, बच्चों को स्कूल भेजने के बाद, दोपहर का खाना बनाने के बाद, फ़ुरसत के समय में जयता लिखती थी।

"दरअसल मेरा घर...मेरा क़ैदख़ाना है। बस...काग़ज़ और क़लम है... इसीलिए मैं जी रही हूँ।"

"क्या मुझे तुम्हारी कहानियाँ पढ़ने के लिए मिल सकती हैं? साथ लेकर आई हो क्या?" मेरा कौतूहल जागृत हो गया।

"हाँ। लेकिन तमिल भाषा में लिखी कहानियाँ आप कैसे पढ़ पाएँगे? अभी तक उनका हिन्दी या अंग्रेज़ी में अनुवाद नहीं हो पाया है।"

"क्या तुम अपनी कोई कहानी मुझे सुना सकती हो?" मैंने पूछा।

"मेरी अंग्रेज़ी उतनी अच्छी नहीं है। हिन्दी तो बिलकुल नहीं आती है।"

"कोई बात नहीं। जैसे तुमसे हो सके सुना देना।"

"अभी?"

"अभी!"

"कौन सी सुनाऊँ?"

"जो तुम्हें पसन्द हो—कोई भी।"

जयता कहानी सुनाने के लिए तैयार हो गई। गेस्ट हाउस के कॉरिडोर में रखी एक बेंच पर हम बैठ गए। साढ़े दस बज चुके थे। जैसे-तैसे उसने कहानी सुनानी शुरू की।

"मूल कहानी फ़र्स्ट पर्सन में है। वैसे ही सुनाऊँ?"

"सुना दो।"

"जैसे बन पड़ता है वैसे सारांश बता देती हूँ।'

मैं उसकी कहानी सुनने लगा।

"जब मैं बहुत छोटी थी तब पिताजी ने मुझे एक गुड़िया दी थी। मुझे वह बहुत पसन्द थी। मैं हमेशा उसे पास रखकर सोती थी। बढ़ती उम्र के साथ मैं जवान हो गई और मुझ पर बन्धन लगने लगे। एस.एससी. होने के बाद पढ़ना छोड़कर मुझे घर बैठने के लिए कहा गया। मेरे साथ खेलने-बोलने के लिए कोई दोस्त नहीं था। इस कारण मैं अकेले ही रहती थी। एक दिन अचानक मुझे पता चला—वह गुड़िया दरअसल एक लड़का थी। मेरी ही उम्र का। पहले-पहले मैं उससे शरमाने लगी। लेकिन बाद में पास बैठाकर उसके साथ बातें करने में मज़ा आने लगा। रात को भी उसे अपने पास ही सुलाती। उसके साथ मुझे बड़ा सुरक्षित महसूस होता। एक दिन पड़ोस की एक लड़की ने गुड़िया खेलने के लिए माँगी। माँ ने उसे देने के लिए उठाया। मैं आगबबूला हो गई। माँ ने कहा, 'अरे, अब गुड़िया के साथ खेलने की तुम्हारी उम्र नहीं रही। अब दे दो उसे वह खेलने के लिए।' मैंने कहा, 'वह मेरा है। उस पर किसी दूसरे का हक़ नहीं है।' माँ ने आश्चर्य से भौंहें ऊपर कीं। 'वह तुम्हारा है इसका क्या मतलब है? वह तो गुड़िया है!' मुझे लगा जैसे मेरी चोरी पकड़ी गई हो। लेकिन बात को सँभालते हुए मैंने कहा, 'उसे तुम गुड्डा कहो या गुड़िया—मुझे अपनी चीज़ दूसरे के साथ शेयर करना पसन्द नहीं है।' और मैं गुड़िया लेकर अन्दर चली गई। उस रात मैंने महसूस किया कि वह गुड्डा कुछ ज़्यादा ही ख़ुश होकर मेरी बाँहों में समा गया था...मेरी एक मौसी चार कोस दूर एक गाँव में रहती थी। उसके बाल-बच्चे नहीं थे। वह मुझसे बड़ा प्रेम करती थी। मुझे भी वह बहुत अच्छी लगती थी। एक दिन वह हमारे घर आ गई। माँ से कहने लगी, 'इन दिनों मेरी सेहत ठीक नहीं रहती है। अकेलापन सताता है। बेटी का विवाह तय होने तक तुम उसे हमारे घर में रख दो। मुझे बड़ा अच्छा लगेगा।' माँ ने पिता से कहा। वह भी मुझे भेजने के लिए तैयार हो गए। मुझसे किसी ने भी नहीं पूछा। फिर भी मैंने ना कहा। 'कल पति के

घर जाना पड़ेगा। उतनी ही दूर रहने की आदत हो जाएगी।' माँ ने कहा। मौसी के घर रहने मैं जाना नहीं चाहती थी ऐसी बात नहीं थी। लेकिन उस गुड्डे को छोड़कर मैं नहीं जाना चाहती थी। मैंने उसे साथ लेकर जाने के लिए बैग में भी भर दिया। लेकिन माँ ने यह कहकर उसे बाहर निकाल दिया कि 'लोग तुम पर हँसेंगे'। मैंने भी सोचा—मौसी के घर में उसे क़रीब लेकर सोने का मौक़ा कहाँ मिलेगा। मैंने उसे अपनी अलमारी में साड़ियों के बीच में रख दिया और मैं मौसी के घर चली गई। मौसी मुझ पर जान लुटाती थी। जो माँगती वह खाने को देती। साथ ही घुमाने भी ले जाती। मेरा जवान शरीर अब निखरने लगा था। किसी की नज़र न लगे इसलिए मौसी नज़र उतारती थी। मौसी का वह गाँव वाला घर! एक रात मुझे नींद नहीं आ रही थी। गुड्डे की याद सता रही थी। हल्का होने के लिए मैं पिछले दरवाज़े की तरफ़ चली गई। घर के पिछवाड़े जो छोटा बग़ीचा था ग़ुसलख़ाना वहीं था। मैं वहाँ जाकर वापस आ गई। बग़ीचे में शीतल चाँदनी छाई हुई थी। मन्द-मन्द हवा बह रही थी। उस प्रसन्न वातावरण में मैं रम गई। इतने में किसी का हाथ मेरे कन्धे पर आ गिरा। देखा, मौसा खड़ा था। देखते-देखते उसने मुझे बाँहों में ले लिया और कुछ समझ में आने से पहले ही उसने मेरी देह को अपनी हवस का जरिया बना लिया। मेरी इच्छा न होते हुए भी! मैं रो रही हूँ यह देखते हुए भी! और इतने में मौसी वहाँ आ गई। मौसा जल्दी-जल्दी उठकर अन्दर चला गया। मैं वैसी ही रोती रह गई। मौसी ने मुझे उठा लिया। मेरे कपड़े ठीक किए। अन्दर लेकर गई। बाद में मौसा उसे अपनी तरफ़ से सफ़ाई देने लगा कि मैंने ही उसे बाहर बुलाया था। लेकिन मौसी सब समझ गई थी। दूसरे दिन मौसी ने मुझे समझाया। माफ़ी माँगी। कहा कि यह बात बाहर किसी को मत बताना। जल्दी ही मुझे माँ के पास वापस छोड़कर मौसी वापस चली गई। मुझे बड़ा घिनौना लग रहा था। लेकिन क्या करना चाहिए यह समझ में नहीं आ रहा था। मैंने ऐसे बरताव किया जैसे कुछ हुआ ही नहीं। कमरे के अन्दर जाते ही सबसे पहले मैंने अलमारी खोली। देखा, 'वह' नहीं था। मेरे हाथ-पाँव ठंडे पड़ गए। कहीं माँ ने किसी को दे तो नहीं दिया? उससे पूछा तो उसने बताया, 'मैंने उसे अटारी पर रखा है।' मैंने बिना रुके हुए पूरी अटारी छान मारी। मेरी ही एक

पुरानी साड़ी के पल्लू के नीचे गुड्डा मिल गया। उसे लेकर मैं अपने कमरे में आ गई। दरवाज़ा लगाया और देखा, वह गुड़िया अब लड़की हो गई थी! अभी-अभी जवान हुई, जिसकी छाती निकल आई थी। देखकर हँस पड़ी। मुझे बड़ा धक्का लगा। लेकिन बाद में मैंने सोचा, अगर 'वह' यहाँ होता तो मुझ पर जो बीती थी उसे मैं किस मुँह से बता पाती? 'उसके' बजाय 'इसे' बताना आसान है। दिल खोलकर बात कर पाऊँगी। वह मैली हो गई थी। इसलिए मैं उसे लेकर ग़ुसलख़ाने में गई। और—ख़ून दिखाई दिया! उसकी माहवारी शुरू हुई थी। मैंने उसे बाँहों में जकड़ लिया और ज़ोर-ज़ोर से रोने लगी। उसने मेरी आँखें पोंछते हुए कहा—'चुप रहो, पागल, हमें औरत का जन्म मिला है। हमारे नसीब में यही है।'

जयता चुप हो गई। मैं चकित होकर सुन रहा था। वो बेवकूफ़-सी, बेकार बड़बड़ करनेवाली, सतही-सी लगनेवाली औरत और इतनी बढ़िया कहानी? मैं कुछ कहने की स्थिति में नहीं रह गया था!

"पसन्द आई? मैं ठीक से नहीं बता पाई हूँ। मूल तमिल में बहुत अच्छी बनी है।"

"जयता, कहानी बहुत सुन्दर है। मूल कहानी के बढ़िया होने में कोई शंका नहीं है। ग्रेट! हैट्स ऑफ़ टु यू। दरअसल मैं तुम्हारी और भी कहानियाँ सुनना चाहता हूँ। लेकिन अब बहुत रात हो गई है। अब चलते हैं।"

हम जहाँ बैठे थे वहाँ से मैंने देखा, जालप्पा दरवाज़ा खोलकर बाहर आ गया था। हमें बेंच पर बैठे हुए देखा और वापस अन्दर गया और दरवाज़ा बन्द कर लिया। सच, जालप्पा को भी यहाँ होना चाहिए था। कहानी सुनने के बाद जयता के बारे में उसकी राय शायद बदल जाती। कल उससे बात करनी चाहिए यह सोचते हुए मैं उठ गया।

जयता मानो बेमन-सी वहाँ से उठ गई।

"दामोदर, इफ़ यू डोंट माइंड—क्या हम ज़रा वॉक करें?"

"आर यू मैड जयता? देखो, तुम ठंड से काँप रही हो!"

"अगर आप साथ हो, तो ठंड की क्या परवाह!"

लगा कि अब जयता बात को हद से ज़्यादा आगे बढ़ा रही थी। मैंने दृढ़

स्वर में कहा, "सॉरी, बहुत रात हो गई है। तुम चाहो तो सुबह छह बजे मैं मॉर्निंग वॉक के लिए जाऊँगा तब यू कैन ज्वाइन मी।"

"नो सर! आई एम अ लेट राइज़र।" यह कहकर वह अपने कमरे में जाने के लिए मुड़ गई। लेकिन तभी पलभर के लिए रुकी और मेरी तरफ़ हाथ बढ़ाकर कहा, "थैंक्यू दामोदर फॉर युअर अटेंशन! एंड गुड नाइट।"

सुबह मैं मॉर्निंग वॉक करके कमरे में आया ही था कि दरवाज़े पर दस्तक हुई। दोनों हाथों में चाय के कप सँभाले जालप्पा भीतर आ गया। एक कप हाथ में लेते हुए मैंने दिल से कहा, "तुमने चाय लाकर सुबह की शुरुआत बहुत अच्छी की है जालप्पा।"

"थैंक्स।" मन में दबाकर रखी उत्सुकता को तुरन्त होंठों पर लाते हुए उसने पूछा, "कल रात काफ़ी देर तक बातें कर रही थी ना? कैसे लगी?"

"अप्रतिम!" मैंने कहानी के सन्दर्भ में कहा।

"यू मीन आप बोर नहीं हुए?"

"नॉट एट ऑल। जालप्पा, क्या तुमने उसकी कोई कहानी पढ़ी है?"

"नहीं।"

"यू शुड जज अ राइटर बाइ हिज राइटिंग्स। नॉट बाइ हिज ऑर हर बिहेवियर।"

"लेकिन सर, आपको पता है? साइकियाट्रिक केस है यह। दवा ले रही है इसलिए ठीक है। मुझे तो बहुत डर लगता है उससे...बैठे-बैठे स्कैंडलाइज़्ड हो जाऊँगा इसलिए..."

"तुम्हें किसने बताया कि वह साइकिक है?" मैंने पूछा।

"उसी ने बताया।"

"तो फिर उसके खुले स्वभाव की तारीफ़ करने की बजाय उसे बुरा-भला कहना ठीक नहीं है। वह साइकिक है इसका अन्दाज़ा उसे है, यह बहुत बड़ी बात है।"

जालप्पा को मेरी बात सही नहीं लगी। 'वह दूसरों को पागल कर देगी' ऐसा बड़बड़ाते हुए जालप्पा चला गया। कहीं उसने जालप्पा के साथ कोई

ऐसी-वैसी हरकत तो नहीं की? ऐसा विचार मेरे मन में आए बिना नहीं रहा।

गुड मॉर्निंग की सलामियाँ लेते-देते हुए मैं नाश्ता लेने मेस में पहुँचा तब जयता और उसका अंकल दोनों एक-दूसरे के सामने बैठे हुए गम्भीरता से कुछ बोल रहे थे। बग़ल वाली ख़ाली मेज़ के पास बैठकर मैंने ब्रेड पर जैसे ही बटर लगाना शुरू किया कि जालप्पा आ गया।

"गुड मॉर्निंग सर, आई मीन दामोदर—मुझे लगा था कि आज जयता आपका पीछा नहीं छोड़ेगी।"

"क्यों? मैं तुम्हारी तरह जवान थोड़े हूँ!" ब्रेड का एक टुकड़ा तोड़ते हुए मैंने कहा।

"वह? उसे कोई भी चलता है।' जालप्पा बोलकर चला गया। लेकिन फिर उसे ही अहसास हुआ—"आई एम सॉरी सर। आपको 'कोई भी' कहने का मेरा इरादा नहीं था। आई मीन—शी इज सच अ बोर! उसे कोई भी पास फटकने नहीं देता है। आते ही उसने उस शर्मा के गले पड़ने की कोशिश की थी। फिर मुझे आज़माने की कोशिश की। अब..."

"अब वह मेरे नज़दीक आ रही है, यही ना?'

"मैं ऐसा नहीं कह रहा हूँ। लेकिन वह..."

"देखो जालप्पा, दूसरों के बारे में इस तरह जजमेंट देना मुझे पसन्द नहीं है। एक लेखिका के रूप में मैं उसका सम्मान करता हूँ।"

"ज़रूर सर। लेकिन जब वह बिना पूछे अपनी निजी ज़िन्दगी के बारे में बताना शुरू कर देती है तब कोई क्या करे? डार्लिंग की तरह गले पड़ जाती है तब क्या करें?"

"जो सुनना ही नहीं चाहेगा उसे वह क्या बता पाएगी? एक-दो बार कोशिश करेगी फिर छोड़ देगी...मेरे बारे में अगर पूछ रहे हो तो—मैं सुन लूँगा, समझ लूँगा...क्या पता, इस दौरान अपनी नई कहानी के लिए मुझे कोई पात्र मिल जाए!"

सेमिनार में जाने के लिए मैं कोच में जाकर बैठ गया। जयता बस में चढ़ी और

'गुड मॉर्निंग, दामोदर' कहते हुए मेरे ही पास आकर बैठ गई। पीछे अंकल भी चढ़ गया था, वह आख़िरी सीट पर जाकर अकेले ही बैठ गया। जालप्पा चढ़ा और हमें साथ में बैठे देखकर इस भाव के साथ हँसा, 'देखा? मुझे पता था!'

"क्या जालप्पा मुझसे नाराज़ है?"

"यह मुझसे क्यों पूछ रही हो? उसी से पूछो।" मैंने कहा।

"आज मैं बहुत हल्का महसूस कर रही हूँ। लगता है जैसे बोझ निकल गया है। जानते हैं क्यों?"

"क्यों?"

"आई हैव स्ट्रक अ डील विद माई अंकल। आगे से वे मेरी निगरानी नहीं करेंगे।"

"क्यों?" हालाँकि इस विषय में मेरी कोई रुचि नहीं थी फिर भी उसका मन रखने के लिए मैंने पूछ लिया।

"ये मेरा अंकल है ना, एक नम्बर का लालची है। मेरे पति के चाचा हैं वे। बुरी आदतों के कारण अपनी सारी जायदाद गँवा चुके हैं। अब मेरे ससुर और पति के टुकड़ों पर पल रहा है वह आदमी। उसे मेरी निगरानी करने के लिए भेजा गया है। जानते हैं? मैं पहली बार घर से बाहर निकली हूँ। इससे पहले मुझे राज्य-स्तरीय पुरस्कार मिला था तब भी उन्होंने मुझे नहीं भेजा था। इस संगोष्ठी की महत्ता समझाने के बाद 'सिर्फ़ इस बार! दोबारा कहीं नहीं भेजेंगे।' यह अच्छी तरह बताकर यहाँ भेजा है। वह भी इस बुड्ढे के साथ। ख़र्चे के लिए उसे बीस हज़ार दिए हैं।"

"और तुम्हें नहीं दिए?" बीच में ही मैंने पूछा।

"दिए हैं। पति ने बीस हज़ार दिए हैं। जो मन करे वह लेने के लिए कहा है। ससुर ने उसको जो पैसे दिए हैं उसे उनका हिसाब देना होगा। यहाँ हमें रहने के पैसे नहीं देने हैं। तो उसने मुझसे कहा कि अगर मैं घर पर यह बताऊँ कि हमें प्रतिदिन, एक रूम का एक हज़ार के हिसाब से दो कमरों का भाड़ा देना पड़ा तो वह मुझे घूमने की आज़ादी दे देगा। मैंने डील मान लिया। इसीलिए साहब चुपचाप पीछे जाकर बैठ गए हैं।"

सेमिनार के दौरान जयता कान के पास आकर बेमतलब की बातें करती जा रही थी। लोगों को भी डिस्टर्ब कर रही थी और मुझे भी। मैंने प्यास लगने का बहाना बनाया। जाकर पानी पी आया और आगे की कुर्सी पर बैठ गया।

जब खाने का समय आया तब जयता बड़ी उत्तेजित-सी होकर मेरे पास आई और बोली—

"दामोदर ज़रा मेरे साथ आओ ना!"

"कहाँ?"

"करोल बाग़। कल मैंने जो सैंडल लिए थे वे पैरों को काट रहे हैं। उसने कहा है कि बदल देगा। प्लीज़, जाकर आते हैं न?" मेरे कोट की स्लीव को पकड़कर खींचते हुए जयता ने विनती की।

मैंने उसका हाथ हटा दिया और कठोरता से कहा, "देखो जयता, मैं सेमिनार अटेंड करने आया हूँ। सेमिनार को छोड़कर बाहर घूमने के मैं ख़िलाफ़ हूँ। तुम्हें चाहिए तो तुम जा सकती हो।"

इतना सा मुँह बनाकर जयता चली गई।

उस दिन का आख़िरी सत्र ख़त्म करके हम बाहर आ रहे थे। इतने में जयता ऑटो से नीचे उतर गई। मित्रा का पेपर कितना बढ़िया था इस पर बलराज उत्तेजित होकर बात कर रहा था। तो दूसरी ओर सुश्रुति इस बारे में अपनी राय प्रकट कर रही थी कि पेपर और भी बेहतर कैसे हो सकता था।

"हैलो दामोदर, मैं अकेले ही होकर आई।" जयता ने ऐसे बताया मानो उसने बहुत बड़ा तीर मारा हो। उसका इस तरह बीच में ही बोलना मुझे अच्छा नहीं लगा। औरों को भी यह हरकत पसन्द नहीं आई। अब तक जयता हँसी-मज़ाक़ का विषय बन गई थी।

"क्या लाई हो?" मित्रा ने पूछा।

"सैंडल्स। छह सौ पचास कह रहा था। मैंने पाँच सौ में राज़ी करवाकर दो पेयर्स ख़रीद लिए।" यह कहकर जयता ने सैंडल्स देखा दिए। ज़रा और मोल-भाव करने के बाद ये सैंडल्स डेढ़ सौ तक में मिल जाते हैं यह बात सब जानते थे। पर किसी ने कुछ नहीं कहा।

"आपको अच्छे नहीं लगे?" जयता ने पूछा।

"पहननेवाली तुम हो। तुम्हें पसन्द आने चाहिए।" मैंने कामचलाऊ जवाब दे दिया।

कोच में चढ़ते ही विक्रम के पास ख़ाली जगह देखकर मैं उसके पास जाकर बैठ गया। ऐसी संगोष्ठियों में ज़्यादा से ज़्यादा लेखकों के बीच समय बिताना मुझे अच्छा लगता है। दो-तीन लोगों का गुट बनाकर घूमनेवाले थोड़े लोगों में से मैं नहीं हूँ। विक्रम के साथ बातें चल रही थीं तब जयता कोच में चढ़ गई। मुझे विक्रम के साथ बैठा हुआ देखकर मुँह बिगाड़ते हुए पीछे जाकर बैठ गई। यह देखकर उसे बुरा लगा कि शायद मैं उसे टाल रहा हूँ। लेकिन उसकी एक बात अच्छी थी। वह बहुत जल्दी भूल जाती थी। नीचे उतरते समय जल्दी-जल्दी मेरे पास आ गई।

"दामोदर, क्या आपके पास पानी है?"

"नहीं। अगर प्यास लगी थी तो कॉन्फ्रेंस हॉल में ही लेना चाहिए था ना?"

"याद ही नहीं रहा। आज मैं गोली लेना भूल गई। क्या आप ज़रा मेरे साथ आ सकते हैं? मेस में जाकर ले लेते हैं।"

"चलो, चलते हैं। आज तुम्हारा अंकल कहाँ चला गया? सुबह के बाद दिखाई नहीं दिया?"

"क्या पता! उसके पैसों का इन्तज़ाम हो गया है ना अब, जाकर सो गया होगा कमरे में।" और झट से विषय बदलते हुए जयता उत्तेजित स्वर में कहने लगी, "मैं अकेले करोल बाग़ घूम आई हूँ, आपने इस बारे में कुछ भी नहीं पूछा।"

"सॉरी। लेकिन अकेले कैसे गईं?"

"ऑटो से।"

"अकेले? एक तो तुम्हें हिन्दी नहीं आती है। ऊपर से अकेली, फिर अजनबी रिक्शे में जाने का रिस्क क्यों लिया?" मैंने चिन्ता जताई।

"आपने चलने से मना क्यों किया?" उसने मुँह फुलाया। लेकिन दूसरे ही पल फिर से उत्तेजित होकर कहने लगी—"लेकिन वह ड्राइवर एकदम भला आदमी निकला आँ! जो मैं कहती वह कर देता था। वही गया था मेरे साथ सैंडल्स बदलने के लिए। उसको साथ लेकर ही मैंने परफ़्यूम और दो

ब्रा ख़रीदी। मुझे हिन्दी नहीं आती है। लेकिन उसके साथ होने की वजह से काम आसान हो गया।"

मैं सुनता रह गया। जालप्पा को लेकर भी वह ब्रा ख़रीदने गई होगी। शायद इसीलिए वह इतना नाराज़ था।

"तीन-साढ़े तीन घंटे हम लोग घूमते रहे। जानते हो उसने कितने पैसे माँगे?"

"कितने?"

"साठ माँग रहा था। मैंने उसे डेढ़ सौ दे दिए। सच, बड़ा अच्छा था! कोई एडवांटेज नहीं ली उसने।"

"और अगर ली होती तो?" मैंने ज़रा गुस्सा होते हुए पूछा।

"पता नहीं! आपने चलने से मना किया इसीलिए मुझे अकेले जाना पड़ा।"

मेस में जाकर उसने पानी माँगा। पर्स से एक गोली निकालकर ले ली। वापस आते समय उसी ने पूछा, "पता है कैसी गोली थी?"

"मुझे कैसे पता होगा?" मैंने उलटा उसी से पूछा।

"आपको कुछ पूछने की आदत ही नहीं है। जब कोई—ख़ासकर जब दोस्त लोग—कन्सर्न दिखाते हैं, तब बड़ा अच्छा लगता है मुझे।"

"ठीक है, पूछ लेता हूँ, कैसी गोली है?"

"साइकियाट्रिक ट्रीटमेंट...," यह कहते हुए वह चुप हो गई।

शायद मुझसे प्रश्न की अपेक्षा कर रही थी।

"दो साल पहले मेरी छोटी बहन गुज़र गई। बहुत प्यार करती थी मैं उसे। बड़ी प्यारी थी।"

"क्या हुआ था उसे?"

"निमोनिया। आठ दिन के भीतर ही चली गई। मुझे ज़बरदस्त शॉक लगा। बहुत डिप्रेशन हुआ। अस्पताल में ले जाना पड़ा मुझे...अभी भी दवा ले रही हूँ।"

"माई सिंपथीस टु यू, जयता। लेकिन किसी बात को इस तरह दिल पे नहीं लेना चाहिए। दुनिया में कितने सारे दुःख उठाने पड़ते हैं। इस तरह हिम्मत हार नहीं सकते। तुम्हारी बहन तो वापस नहीं आ सकती! माँ-बाप की ओर

देखते हुए तुम्हें सहन करना चाहिए।" मैंने अपनी तरह से उसे समझाने का प्रयास किया।

"माँ-बाप को देखकर ही तो मैं बौखला गई थी। हमारे यहाँ मृत्यु के एक महीने बाद कुछ विधियाँ सम्पन्न की जाती हैं। रिश्तेदारों, आसपास वालों को बुलाते हैं। पूजा-अर्चना होती है। पकवान परोसे जाते हैं। उसी दिन मुझे दौरा पड़ा था। माँ खाना बनाने में व्यस्त थी। शोक मनाने के लिए किसी के पास समय नहीं था। और अप्पा? अप्पा अपने कमरे में बैठकर अपने पके बालों में डाई लगा रहे थे। मैंने कहा, "अप्पा कम-से-कम आज श्राद्ध के समय तो इस तरह का साज-श्रृंगार छोड़ दीजिए।" इस पर वह कहने लगे—"इतने सारे रिश्तेदार आनेवाले हैं। क्या उनके सामने बूढ़े की तरह जाऊँ? तुम भी जाओ और अच्छे-अच्छे कपड़े पहनो।" मैं बिलकुल बरदाश्त नहीं कर पाई। रिश्तेदार आनेवाले हैं इस ख़याल से ख़ुश अप्पा गाना गुनगुना रहे थे। मैं किचन में चली गई और छुरा लेकर आई। घरवालों ने पकड़ लिया इसलिए छूट गए अप्पा। नहीं तो..."

जयता की साँसें तेज़ हो गई थीं। अनजाने में मैंने उसका हाथ पकड़ लिया। "कम डाउन, जयता। क्या करें, अब होते हैं ऐसे लोग दुनिया में! इस तरह के लोग हमें मिलते हैं इसीलिए तो हम लेखक बन पाते हैं। है ना?"

"यू नो दामोदर, मैंने इसी विषय पर कहानी लिखी। एकदम जैसा हुआ वैसा ही लिखा। और कहानी बहुत मशहूर हो गई। सम्पादक ने ख़ास पत्र लिखकर प्रशंसा की थी।"

"और पिताजी ने उसे पढ़कर कुछ नहीं कहा?"

"मेरा लिखा हुआ घर में कोई नहीं पढ़ता है। सिर्फ़ मेरी बहन पढ़ा करती थी। वही चली गई। अब मेरा कोई दोस्त नहीं रहा।" मैंने महसूस किया, उसकी आवाज़ काँप रही थी।

"जयता, तुम्हारा पति तुम्हारा दोस्त ही तो है।"

"नहीं, वह मेरा दोस्त नहीं है। वह सिर्फ़ पति है।" एकदम उसकी आवाज़ सख़्त हो गई। "हाँ! मेरे पास सब कुछ है। घर है। पति है। बच्चे हैं। बहुत सारे पैसे हैं। जो चाहिए उसे ले सकती हूँ। लेकिन—लेकिन मेरा कोई दोस्त नहीं है।"

मेरा मन जयता के प्रति अनुकम्पा से भर उठा। कल मैंने उसका जो लेखिका का रूप देखा था वह मुझे बहुत पसन्द आया था। अभी तक मैं उस कहानी के प्रभाव से मुक्त नहीं हो पाया था और आज उसके व्यक्तित्व का यह दूसरा पहलू देखकर मैं अचम्भित था। चकरा गया था। क्या कहें इसे? बेवकूफ़? सतही? सर्जक? भावुक? मनोरुग्ण?

हम गेस्ट हाउस के पास पहुँच गए। उसका अंकल अपने कमरे के दरवाज़े के पास खड़ा होकर हमें ही देख रहा था। लेकिन उसने उसकी तरफ़ मुड़कर भी नहीं देखा। मैंने उससे विदा ली। लेकिन वह वहीं खड़ी रही। "दामोदर!" उसकी आवाज़ भारी हो गई थी। "क्या मैं आपको दोस्त मान सकती हूँ?"

उसकी आँखों में अपेक्षा की भावना को मैं महसूस कर रहा था।

"ऑफ़ कोर्स! ज़रूर मानो। बाऽय!" और मैं मुड़ गया। इसके बावजूद उसने जैसे पूरी दुनिया को सम्बोधित करते हुए कह रही हो, इस अन्दाज़ में ज़ोर से कहा, "आई एम सो हैप्पी टुडे! थैंक्यू सो मच!"

मैंने यों ही नर्वस होकर इधर-उधर नज़र डाली। उसका घुन्ना-सा खड़ा अंकल छोड़कर बाहर और कोई नहीं था। मैंने अपने कमरे का लॉक निकाला और अन्दर जाकर दरवाज़ा बन्द कर लिया।

कल सेमिनार का अन्तिम दिन था। मैं सुबह वाले चर्चा-सत्र के पैनल पर था। कल के विषय से सम्बन्धित कुछ तैयारी की। थोड़े नोट्स बनाए और ठीक पौने नौ बजे खाना खाने के लिए उठ गया। दरवाज़ा खोलकर सामने देखा तो जयता अपने कमरे का दरवाज़ा खुला छोड़कर कुर्सी दरवाज़े पर रखकर बैठी हुई थी। मुझे देखते ही तपाक् से उठ गई। कुर्सी अन्दर धकेल दी और दरवाज़ा लॉक करके मेरे साथ चल पड़ी।

"क्यों, अंकल कहाँ गया?"

"वह आया था मुझे बुलाने। तभी विक्रम जा रहे थे। मैंने कहा उनके साथ चले जाइए। मैंने कहा कि मैं आपके साथ आऊँगी।' कॉरिडोर ख़त्म हो गया था। वह वहीं खड़ी रही। मुँह फुलाए कहने लगी, "आप एकदम अरसिक हैं! मैं कैसे दिख रही हूँ, बताइए ना!"

ज़रा पीछे हटते हुए देखा तो जयता ने टाइट लम्बी पैंट पहनी हुई थी। ऊपर बिना आस्तीन का टॉप डाला था। वह भी इतना लो कट था कि छातियों के बीच की दरार नीचे तक दिखाई दे रही थी। देखने में उसका रंग-रूप भी बहुत ही सामान्य था। गाल पिचके हुए और मुँहासों से भरे। गर्दन के नीचे की हड्डियाँ ऊपर उठी हुई थीं। क़द-काठी भी बस ठीक थी। ऊपर से ये कपड़े पहनकर मुझे तो वह और भी भद्दी दिख रही थी।

"कैसी दिखती हूँ?" पूछते हुए वह ख़ुद पर ही निहाल हो गई थी।

"सच कहूँ?" मेरी आवाज़ का रूखापन शायद उस तक पहुँच गया था। मुरझाए हुए चेहरे से उसने कहा, "सच ही बताइए।"

"मुझे मेरी बेटी का इस तरह के कपड़े पहनना अच्छा नहीं लगता।"

"और पत्नी का?"

"मेरी पत्नी पहनेगी ही नहीं।"

"बहुत से लोगों को अपनी पत्नी का इस तरह के कपड़े पहनना पसन्द नहीं होता। लेकिन दूसरे की पत्नी पहने तो कोई दिक़्क़त नहीं होती। उलटे... बड़ा मज़ा आता है।"

"देखो जयता, मुझे बहस नहीं करनी है। बाहर ठंड है। इन कपड़ों में तुम उसे बरदाश्त नहीं कर पाओगी।" जवाब में, 'आपका साथ हो तो...' जैसा कुछ वह कहेगी इसे ताड़ते हुए मैंने झट से आगे कहा, "और तुम्हें अगर मेरे साथ चलना है तो जल्दी से वापस जाओ और ऊपर फुल स्वेटर पहनकर आ जाओ। साथ में शॉल भी लेकर आना।"

जयता चुपचाप चली गई और स्वेटर और शॉल लेकर वापस आ गई। साथ चलते हुए अचानक पास आ गई।

"सच कहूँ दामोदर, आपने मुझ पर अधिकार जताया यह देखकर मुझे बड़ा अच्छा लगा।"

मन ही मन मैंने अपना सिर पीट लिया।

मेस के पास जब पहुँचे तब डकार लेते हुए बाहर आ रहा अंकल दिखाई पड़ा। जयता को देखते ही रुक गया।

"तुम खाना खाकर आ जाओ। तब तक मैं यहीं रुकता हूँ।"

"नहीं-नहीं, आप जाइए। मुझे बाद में फ़ोन भी करना है। ये रहेंगे मेरे साथ।"

तमिल में जो बातें हुईं उन्हें तो मैं नहीं समझ सका लेकिन उनकी बॉडी लैंग्वेज देखकर लगा कि उनके बीच इसी अर्थ वाली बातचीत हुई होगी। आगे की बातें मेरी समझ के परे थीं। जिस तरह एक पटाखा फूट जाने के बाद सब शान्त हो जाता है वैसे ही उनकी 'क्विक फायर' बातचीत ख़त्म हो गई। अंकल हिलते-डोलते चला गया और हम मेस के अन्दर चले गए।

जयता को लेकर मैं वहीं जाकर बैठ गया जहाँ जालप्पा बैठा था। लेकिन केवल सिर हिलाकर अभिवादन करने को छोड़कर बक़ी उसने उसके साथ कोई बात नहीं की।

"आपका पैनल डिस्कशन सुनने के लिए रुका हूँ मैं। लेकिन साढ़े बारह की फ़्लाइट भी पकड़नी है। इसलिए पूरा सुनने को मिलेगा ही इसकी गारंटी नहीं है।"

"गोवा आने पर मिल लेना।" मैंने कहा।

"ज़रूर। लेकिन उससे पहले बंगलुरु में मेरा नया कहानी-संग्रह प्रकाशित होने जा रहा है। आपको निमंत्रण मिलेगा ही। आप आएँगे तो मुझे बड़ी ख़ुशी होगी।"

"सम्भव हुआ तो ज़रूर आऊँगा।" मैंने कहा।

"मुझे नहीं बुलाओगे क्या?" जयता ने मुँह खोल ही दिया।

पलभर के लिए झिझकते हुए जालप्पा ने कहा, "अगर बुलाया तो क्या आप आएँगी? घरवाले आपको कहीं नहीं भेजते हैं, ऐसा आप ही कह रही थीं ना?"

"वह भी सच है।" कहकर मुरझाया चेहरा लिये जयता खाना खाने लगी।

जालप्पा जल्दी ही खाना खाकर उठ गया। जाते हुए कह गया, "सुबह मिलते हैं।"

"पता नहीं ठीक से खाना खाया भी है या नहीं!" मेरे मन में आया था लेकिन बोली जयता। और फिर मुझे देखकर ठहाका मारकर हँस पड़ी।

खाने के बाद हम बाहर आ गए। ठंड और हवा कँपकँपी ला रही थी।

जयता के तो दाँत तक बजने लगे थे। मैंने कहा, "चलो, जल्दी से रूम में जाकर हीटर के पास बैठना चाहता हूँ।"

जयता ने मुँह बिगाड़ते हुए कहा, "फ़ोन करके आते हैं ना?"

ऐसी कड़ाके की ठंड में सच कहें तो कमरे का दरवाज़ा खोलकर बैठने का भी मन नहीं होता था। सड़क पर चलना तो एक तरह की यातना ही थी। लेकिन जयता का मन दुखाना अच्छा नहीं लगा। दूसरी बात यह भी थी कि उसके कथा-जगत के बारे में और जानने की उत्सुकता पैदा हो गई थी। हम टेलीफ़ोन बूथ की दिशा में चलने लगे।

"मेरी कल वाली कहानी क्या आपको गन्दी लगी?"

"बिलकुल नहीं। मुझे बहुत अच्छी लगी।"

"यह कहानी पढ़कर बहुत से लोगों ने मुझसे प्रश्न पूछा था कि तुम्हें यह कैसे सूझी? मैंने सच किसी से भी नहीं कहा। लेकिन..."

"लेकिन क्या?"

"मुझे लगा था, आप मुझसे पूछेंगे—तुम्हारे जीवन में ऐसा कुछ घटा था क्या?"

"ठीक है! अब पूछ रहा हूँ—बताओ।"

"हाँ, मेरी भी एक गुड़िया थी...मेरी ही कहानी है ये।" और उसने बेमतलब मेरा हाथ कसकर पकड़ लिया।

"आज तक कितनी कहानियाँ लिखी हैं तुमने?" मैंने पूछा।

"बहुत! यू नो, स्त्री-पुरुष सम्बन्ध मुझे बहुत आकर्षित करते हैं। फिर मैं जो भी मन में आता है उसे लिख देती हूँ। थोड़े लोग प्रशंसा करते हैं। लेकिन अधिकतर के अनुसार, मैं मर्यादा छोड़कर लिखती हूँ। कहते हैं, औरतों को सेक्स पर लिखते समय मर्यादा का पालन करना चाहिए। क्या आप भी यही सोचते हैं दामोदर?"

"बिलकुल नहीं। लेखक—वह पुरुष हो या स्त्री—जो लिखता है वह कलात्मक होना चाहिए, बस! विषय फिर हिंसाचार का हो या मुक्ताचार का। इरॉटिक सिर्फ़ पुरुषों को ही लिखना चाहिए यह कहाँ का न्याय है?"

"थैंक्यू!" कहते हुए हाथ छोड़कर उसने मेरी कोहनी कसकर पकड़ ली।

"जानते हो दामोदर, मेरे दिमाग़ में एक उपन्यास का कथानक घूम रहा है। यौन हिंसा पर। लेकिन मुझे डर लगता है। यह पुरुष-प्रधान समाज मुझे फाड़कर खा जाएगा। लेकिन—आपकी बातों से मुझे धीरज मिला। मैं लिखूँ ना?"

"बिलकुल लिखो। तुम्हें अगर प्रेरणा मिली है तो तुम्हें कोई भी रोक नहीं सकता है।"

बोलते-बोलते जयता काँपने लगी। दाँत पर दाँत बजने लगे। अचानक वह रुक गई। मुझे खींचा और दोनों हाथों से मुझे कसकर पकड़ लिया।

"बरदाश्त नहीं हो रही है अब यह ठंड। ज़ोर से पकड़िए मुझे।" बजते हुए दाँतों के बीच से जयता बोल उठी।

पलभर के लिए मैं एकदम स्तब्ध हो गया। कोई देख तो नहीं रहा है ना, यह जानने के लिए नज़र घुमाई। फिर मुझे अपने पर ही लज्जा आ गई। ठंड में काँप रही यह जान गरमाहट की ख़ातिर मेरे पास आई है और मैं यह क्या सोच रहा हूँ? मैंने जयता के दोनों हाथों को छुड़ाकर अपने हाथों में ले लिया। उन पर अपने हाथ फेरे, रगड़े और उसके कन्धों पर हाथ रख उसे क़रीब लाते हुए कहा, "अब फ़ोन-वोन रहने दो। जल्दी-जल्दी चलो। अन्दर पहुँचने पर अच्छा लगेगा।"

आज्ञाकारी बच्चे की तरह जयता चलने लगी। बीच-बीच में ठंड के कारण वह थरथरा उठती थी। मैंने चाल तेज़ की। गेस्ट हाउस में पहुँचने तक हमने बात नहीं की। उसके दरवाज़े के पास पहुँचते ही मैंने कहा, "अब कमरे में जाओ और हीटर के पास बैठो।"

"आप साथ आइए ना, मुझे अकेले नहीं रहना है।" जयता एकदम याचनाभरे स्वर में कहने लगी।

"जयता, डोंट बी सिली। तुम जानती हो, मेरा तुम्हारे कमरे में आना और वह भी इस समय, सही नहीं होगा।"

"तो फिर मैं आपके कमरे में आ जाती हूँ। प्लीज़, मुझे अकेला मत छोड़ना!"

"ठीक है। मैं तुम्हारे अंकल को उठाता हूँ। वह तुम्हें साथ दे देंगे।"

"नहीं-नहीं, उससे अच्छा है कि मैं मर जाऊँ," यह कहकर वह दौड़ते हुए अपने कमरे में चली गई और ग़ुस्से में दरवाज़ा भड़ाक से बन्द कर लिया।

उस रात काफ़ी देर तक मुझे नींद नहीं आई। वह नॉर्मल बरताव कर रही है या जानबूझकर ऐसा कर रही है? जालप्पा की चेतावनी के बावजूद मैं उसके साथ रहा यह ग़लती तो नहीं हुई ना मुझसे? मैं उसकी तरफ़ एक रचनात्मक लेखक के रूप में देख रहा हूँ या फिर अपनी आनेवाली कहानी के किसी पात्र के रूप में उसे समझने की कोशिश कर रहा हूँ? या फिर उसकी विकृति का मैं भी साथ दे रहा हूँ?

सुबह मॉर्निंग वॉक से वापस आया तो जयता अपने दरवाज़े पर खड़ी मिली। वह चाय पी रही थी।

"गुड मॉर्निंग, दामोदर," उसने प्रसन्न मुख से अभिवादन किया।

"गुड मॉर्निंग, जयता। लेट राइज़र आज जल्दी कैसे उठ गई?"

"उठी कहाँ? रातभर सोई ही नहीं।" उसने हँसते हुए कहा।

ज़्यादा बात नहीं करनी थी इसलिए मैं अपने कमरे का दरवाज़ा खोलने लगा।

"दामोदर, नाश्ते के लिए जाते समय मुझे बुला लेना आँ!" उसने कहा और मेरे कुछ कहने से पहले ही भीतर चली गई।

मैंने नहा-धोकर अख़बार पर ज़रा नज़र दौड़ाई। अपने नोट्स पढ़ लिए। तैयार होकर दरवाज़े के पास पहुँचा तो देखा मिसेज सकलानी जयता के कमरे का दरवाज़ा बन्द करते हुए, बौखलाई हुई सी कुछ बुदबुदाते हुए बाहर आ रही थी। मुझे देखकर कहने लगी, "दिस वूमन—शी इज़ सोऽ..."

"क्यों, क्या हुआ?"

"क्या कहूँ, मैं आज जा रही हूँ बस यह बताने इसके पास आई थी। देखा दरवाज़ा खुला था और यह...जाने दो। अच्छा। मैं जा रही हूँ अब। सुबह की गाड़ी है। बाऽय मि. दामोदर।"

यह कहकर सकलानी चली गई।

एक नज़र जयता के दरवाज़े पर डालते हुए मैं आगे बढ़ गया। विक्रम और जालप्पा साथ ही नाश्ता ले रहे थे। जब हम उठ रहे थे तभी जयता आ गई।

"प्लीज़, कीप मी कम्पनी नो! मेरा नाश्ता होने तक बैठिए ना!"

हद हो गई इसकी! "सॉरी, जयता। हमारा नाश्ता हो गया। यू कैरी ऑन।" यह कहकर हम बाहर चले आए।

पीछे-पीछे जयता बाहर आ गई। विक्रम ने पूछा, "क्या हुआ जयता? नाश्ता नहीं किया?"

"रहने दीजिए! एक दिन नाश्ता नहीं किया तो मर नहीं जाऊँगी मैं।"

सब असमंजस में पड़ गए। मुझे तो गुस्सा ही आ गया। लेकिन मैं जयता का दिल नहीं तोड़ पाया।

"तो फिर चलो। मैं देता हूँ तुम्हें कम्पनी।" कहकर मैं वापस मेस में चला गया।

"बहुत हो गया जयता। तुम मुझे ब्लैकमेल कर रही हो।"

"जाने दीजिए। प्यार में सब माफ़!"

मैं बैठे-बैठे असहज हो उठा। इतने में जयता का अंकल भीतर आ गया और बग़ल की मेज़ पकड़कर बैठ गया।

"वह बात नहीं कर रहा है तुमसे?"

"करता है ना! अभी बता रहा था—कल और परसों रात मैं आपके साथ घूम रही थी इसका पता है उसे। आप उम्र में बड़े हैं इसलिए कुछ नहीं कह रहा है, नहीं तो वह मुझे कहीं भी जाने नहीं देता।'

इतने में मुझे सकलानी की याद आ गई।

"सुबह मिसेज सकलानी के साथ क्या हुआ था?"

जैसे ही मैंने पूछा, जयता ज़ोर-ज़ोर से हँसने लगी। हँसते-हँसते उसे खाँसी आ गई। वेटर तक देखने लगे। मैंने पानी का गिलास आगे किया।

"मज़ा आ गया। मैं नहाने गई थी। कमरे का दरवाज़ा शायद खुला रह गया था। मैंने बाथरूम का दरवाज़ा भी बन्द नहीं किया था। मैं देह में साबुन लगा रही थी तभी वह भीतर आ पहुँची और मुझे कमरे में नहीं पाकर बाथरूम में झाँकने लगी। और फिर—बस उसका चीख़ना बाक़ी रह गया था।"

कोच की ओर जाते हुए जयता ने पूछा, "आज सेमिनार का आख़िरी दिन है। हम कल क्या करेंगे?"

"हम? आज मैं अपने रिश्तेदारों के पास जा रहा हूँ।"

"यू मीन—कल साइट सीइंग के लिए नहीं आ रहे हैं?"

"नहीं। मैंने देखा है सब।"

काफ़ी समय तक जयता चुप रही। अचानक हाथ पकड़ते हुए बोली, "प्लीज़, कल का दिन हम साथ गुज़ारते हैं ना!"

मैंने हाथ छुड़ा लिया। "देखो, देखो जयता। ठीक से बरताव करो!"

"ठीक से बरताव करूँगी तो आप रुक जाएँगे?"

मुझे हँसी आ गई। "नहीं। मेरा रिश्तेदार शाम को मुझे लेने आ रहा है। मुझे जाना ही पड़ेगा।"

"तो हमारा मिलना कब होगा?"

"तुम गोवा आ जाओ पति और बच्चों के साथ।"

उसने एक ठंडी-सी मुस्कान दे दी। "मैंने सपने देखना छोड़ दिया है।"

"अगर ऐसा है तो मैं कभी मद्रास गया तो आ जाऊँगा तुम्हारे घर।"

"मैं आपको अपने घर पर भी बुला नहीं सकती हूँ। किसी को अच्छा नहीं लगेगा।"

अचानक रुककर उसने पूछा, "आपको मेरी याद आएगी?"

"मैं इतनी आसानी से अपने दोस्तों को नहीं भूलता हूँ," मैंने कहा। "तुम?" मेरे सवाल का जवाब दिए बिना उसने पूछा, "आप चॉकलेट चबाकर खाते हैं या चूसकर?"

"बेशक चूसकर।"

"मैं चबाकर खाती हूँ। जो क्षण आता है उस पर झपट्टा मारकर उसे तत्काल भोगना मुझे बड़ा अच्छा लगता है। आप चूसकर खानेवालों में से हैं। मुझे नहीं लगता आपने कभी पत्थर मारकर तोड़ा हुआ आम खाया होगा। आम पककर नीचे गिरने तक रुकते होंगे आप।"

मेरी असहजता बढ़ गई। इतने में बलराज आ गया। मुझे बहाना मिला और उसके साथ मैं वहाँ से चलता बना।

चार बजे सेमिनार ख़त्म हो गया। एक-दूसरे को अलविदा कहते हुए सब बिखर गए। आयोजकों ने दूसरे दिन दिल्ली-आगरा घुमाने का कार्यक्रम बनाया था।

जो पहली बार दिल्ली आए थे वे रुक गए। उमेश मुझे लेने आ गया। कमरे पर जाकर मैं अपना बैग ले आया। बाहर जा ही रहा था कि देखा जयता रास्ता रोककर खड़ी थी।

"यू आर चीटिंग।" उसने ग़ुस्से में मेरी तरफ़ देखते हुए कहा।

"हाय जयता! से गुड बाय विद अ स्माइल, प्लीज़। और उमेश, दिस इज़ माई राइटर फ्रेंड, जयता।"

"तो आप इनके साथ रहनेवाले हैं! क्या आप अपना फ़ोन नम्बर दे सकते हैं? ज़रूरत पड़ने पर पास होना अच्छा होगा।"

मेरे कुछ कहने से पहले ही उमेश ने नम्बर दे दिया।

रास्ते में मैंने उमेश को जयता की हक़ीक़त बताई।

"ऐसा है तो कल तुम्हें फ़ोन ज़रूर आएगा!"

"कल? आज ही आएगा। देखना!"

लेकिन उस रात फ़ोन नहीं आया। फ़ोन करने, साथ जाने के लिए कोई योग्य साथी नहीं मिला होगा शायद। दूसरे दिन सुबह ही फ़ोन आ गया—"हैलो, दामोदर! आई मिस यू।"

"दो दिन। फिर भूल जाओगी।' मैंने कहा। और उसके आगे कुछ कहने से पहले पूछा, "आज आप लोग साइट सीइंग करनेवाले हैं ना? हैव अ नाइस टाइम।"

"मेरा जाने का मूड नहीं है। लेकिन अंकल घूमने के मूड में हैं।" और फिर मेरे फ़ोन काटने तक बड़बड़ाती रही। दोपहर का खाना खाकर ज़रा लेटा ही था कि फिर से उसका फ़ोन आ गया।

"आई एम लॉस्ट हियर इन वृन्दावन। यहाँ कृष्ण के वृन्दावन में घूमते हुए मैंने ग़लत रास्ता पकड़ लिया। और अब देख रही हूँ कि बस मुझे छोड़कर चली गई है।" जयता की रुआँसी आवाज़ सुनते ही मेरी तो नींद ही उड़ गई। "कम डाउन, जयता। तुम कहीं फ़ॉरेन में नहीं हो। बस तुम्हें वहाँ छोड़कर जा ही नहीं सकती। तुम वहीं रुकना।" मैंने कहा। लेकिन मुझे भी चिन्ता हो गई थी।

"प्लीज़, दामोदर, आप आइए ना मुझे लेकर जाने के लिए...," जयता मिन्नतें करने लगी।

"यह सम्भव नहीं है, जयता। लेकिन तुम डरना मत। घंटेभर के लिए राह देखो। और अगर कोई नहीं मिला तो बस-टैक्सी कुछ भी पकड़कर दिल्ली वापस आ जाओ। कोई दिक़्क़त हुई तो मुझे फ़ोन करो।"

उसका दोबारा फ़ोन नहीं आया। आता तो अच्छा होता। मैं चिन्ता करता रह गया।

सुबह उठते ही फ़ोन आ गया। "मैं जाने के लिए निकल रही हूँ। प्लीज़, मुझे गाड़ी के पास मिलने आइए ना!"

"कल फिर क्या हुआ? कैसे आ गईं?"

"बस मुझे ढूँढ़ते हुए वापस आ गई।"

"तो मुझे फ़ोन करके बताना चाहिए था ना! मैं चिन्ता करता रह गया।"

"आप मेरे लिए चिन्तित थे? आई एम सो हैप्पी!"

'भाड़ में जाए यह' ऐसा सोचकर फ़ोन रखने जा रहा था कि जयता ने दोबारा कहा, "प्लीज़, आइए ना गाड़ी के पास..."

"पागल हो गई हो तुम? मैं भी आज जा रहा हूँ। मुझे दस बजे की फ़्लाइट पकड़नी है।"

"तो फिर जाते-जाते मुझसे मिलने स्टेशन से होकर जाइए ना! प्लीज़।"

मैंने आसान रास्ता ढूँढ़ लिया। "अच्छा, आने की कोशिश करता हूँ।"

अर्थात्, मैं नहीं पहुँचा।

जयता ने मेरे साहित्यिक मन को धक्का दिया था। हिलाकर रख दिया था...चिकोटी काटी थी...दाग दिया था। मैंने निश्चय किया कि मुझे जयता पर एक कहानी लिखनी ही चाहिए।

निश्चय करना और हक़ीक़त में उसे उतारना, इन दोनों में बहुत बड़ा अन्तर होता है। डेढ़ साल गुज़र गया। गोवा के तमिल संघ ने मशहूर लेखक प्रो. जयकृष्णन जी को एक कार्यक्रम में बतौर मुख्य अतिथि निमंत्रित किया था। मुझे उनका फ़ोन आ गया। मैंने उन्हें खाने पर बुला लिया। खाने के बाद बातें करते समय मुझे जयता की याद आई। मेरे पूछने पर उन्होंने कहा, "हाँ, हाँ। अच्छा लिखती है। पढ़ा है मैंने उसे।" मुझे बहुत अच्छा लगा।

मैंने कहा, "मैंने उसकी वह मशहूर गुड़िया वाली कहानी सुनी थी। बहुत बढ़िया थी।"

"कौन-सी?"

मैंने संक्षेप में गुड़िया वाली वह कहानी सुना डाली।

जयकृष्णन ने कहा, "लगता है आपसे कुछ ग़लती हुई है। इसमें दो राय नहीं कि वह अप्रतिम कहानी है। लेकिन वह जयता की नहीं, प्रमिला की मशहूर कहानी है।"

"क्या आपको पक्का पता है?"

"बेशक! मैं उसे विद्यार्थियों को पढ़ाता हूँ।"

"कहीं जयता फ्रॉड तो नहीं है ना?" मैंने पूछा।

"मेरा उससे परिचय तो नहीं है। लेकिन अच्छा लिखती है। हाल ही में उसकी एक नई कहानी पढ़ी मैंने। एक बुज़ुर्ग लेकिन लम्पट लेखक के साथ हुए अनुभव पर..."

मैं हैरान रह गया। "क्या आप संक्षेप में बता सकते हैं, प्लीज़!"

"यह सही है कि यह लेखिका ज़रा इरॉटिक और बोल्ड लिखती है। कहानी फ़र्स्ट पर्सन में है। जब एक सेमिनार में जाती है तब वहाँ एक बुज़ुर्ग लेखक उससे क़रीबियाँ बढ़ाने की कोशिश करता है। जहाँ जाती है वहाँ उसका पीछा नहीं छोड़ता। रात को फ़ोन करने जाते समय यह कहकर उसके साथ लग जाता है कि उसे कम्पनी देने आ रहा है। कड़ाके की ठंड का बहाना बनाकर उसका हाथ पकड़ता है। वह नहाते समय दरवाज़ा खोलकर अन्दर झाँकता है। और आख़िरी दिन कँपकँपी लग रही है कहकर उसे बाँहों में जकड़ लेता है। बरदाश्त करने की हद ख़त्म हो जाने के कारण वह उसे दुत्कार कर धकेल देती है। वह निराश होकर गेस्ट हाउस छोड़कर चला जाता है। आख़िरी दिन निर्लज्ज-सा वह गाड़ी के पास उससे मिलने आता है और वहाँ—ही गेट्स अ पीस ऑफ़ हर माइंड—यह अन्त बहुत ज़बरदस्त किया है उसने।"

मैं भौचक्का-सा सुनता रह गया!

क़सम

आज ज़रा ज़्यादा हो गई थी। शादी के बाद पहली बार ऐसा हुआ था। वैसे शादी से पहले भी वह ज़्यादा पीता नहीं था। लेकिन कभी बैचलर्स पार्टी वग़ैरह हो तो थोड़ी ले लेता। मम्मी को पसन्द नहीं है यह वह जानता था। और उसे भी पीने का उतना शौक़ नहीं था। लेकिन आज फ्रैंकी बहुत ही आग्रह कर रहा था इसलिए ना कहना बड़ा मुश्किल हो गया।

वैसे बहुत रात नहीं हुई थी। नौ बजे थे। बाज़ार अभी-अभी बन्द होने लगा था। बाइक स्टैंड पर खड़ी कर अभी अन्दर पहुँचा ही था—जेनिफर और मम्मी दोनों सिलवेस्टर पर बरस पड़ीं। दरअसल शादी होकर बस चार महीने बीतते ही दोनों के बीच भयंकर तू-तू मैं-मैं शुरू हो गई थी। सिलवेस्टर को घर पहुँचते ही माँ और पत्नी दोनों की बातों को सुनना पड़ता था। लेकिन आज दोनों एक-दूसरे पर नहीं बल्कि सिलवेस्टर पर ग़ुस्सा हो रही थीं।

"कितनी रात हो गई! एक फ़ोन भी नहीं कर सकते थे क्या?"

"तुम्हें किसी की चिन्ता है नहीं—हमें भी नहीं है क्या?"

"कैसे पता चलेगा—एक्सिडेंट हुआ या..."

"मोबाइल पर फ़ोन किया तो उसे भी नहीं उठा रहे थे। अब हम क्या समझें?"

मोज़े निकालते-निकालते सिलवेस्टर ने पूरी बात बताई। फ्रैंकी को प्रमोशन मिलने की ख़ुशी में उसने फ्रेंड सर्कल को पार्टी दी थी। मोबाइल का बजना सुनाई नहीं दिया था। अगली बार बिना चूके सबसे पहले फ़ोन करके बता दूँगा, यह कहते ही मम्मी गरज उठी—

"अगली बार? सायबा! हे भगवान...माफ़ करना! शादी से पहले कभी भी इतनी नहीं पी थी मेरे बेटे ने। अगर पता होता कि यह हाल होगा तो कहती कि शादी ही मत करो।"

ये सब सुनकर जेनिफर अगर चुप बैठती तो वह जेनिफर कैसे कहलाती?

"शादी के बाद अब जाकर पता चला है कि धोखा हुआ है मुझसे। माँ-बाप ने अच्छे से पूछताछ करके पता लगाया था कि शराबी नहीं है इसीलिए तो शादी करवा दी थी इससे। एक तो आज यह पीकर आया है और कल फिर से जाने की बात कर रहा है।"

"ओ सायबिणी, मेरा गुनाह माफ़ कर दो अब। कल को मैं कहीं और शराब पीने जाऊँगा यह नहीं कहा था मैंने। अगली बार अगर ऑफ़िस में देर हुई या फिर बस छूट गई तो फ़ोन करके घर में बता दूँगा—बस इतना ही कहा था मैंने।"

और फिर आग शान्त हो गई। लेकिन चिनगारियाँ अभी तक पूरी तरह बुझी नहीं थीं। रात को जेनिफर क़रीब आने के लिए किसी भी तरह तैयार नहीं हो रही थी। मैंने बहुत फुसलाया, मनाया।

"सुना ना तुमने मम्मी क्या कह रही थी?"

"आज और क्या किया तुमने?"

मैं अब तक इस भुलावे में था कि कम-से-कम आज तो कोई शिकायत नहीं होगी।

"कान फूट गए क्या तुम्हारे? सुना नहीं तुमने? मुझसे शादी करने के बाद अब तुम पीने लगे हो, ऐसा नहीं कहा?"

"अरे नहीं! उसने मुझसे कहा—पीना ही था तो शादी क्यों की? बस, यही कहा। देखो, मैं पियक्कड़ नहीं हूँ। आज फ्रैंकी ने फ़ोर्स किया इसलिए..."

"और कहीं पीने नहीं जाओगे ना?" जेनिफर ने बाँहों में आते हुए समझदारी दिखाई और फिर रात रंगीन हो गई।

सुबह बाइक स्टार्ट करके बाहर निकल ही रहा था कि दरवाज़े के सामने से जॉनी हाथ में रखी एक पाव शराब को जेब में छिपाते हुए झेंपते हुए गुज़र गया। दिन की शुरुआत शराब से करनेवाले शराबियों पर सिलवेस्टर

को बड़ा ग़ुस्सा आता है। इस जॉनी को उसके घरवाले भी कुछ नहीं कहते हैं। इसे अगर मेरी मम्मी की तरह माँ और जेनिफर जैसी पत्नी मिली होती तो सीधा रहता।

बाज़ार में बाइक पार्क करके बस में बैठने तक सिलवेस्टर कल के बारे में ही सोच रहा था। कभी अगर कहीं पार्टी या वेडिंग में गया तो बियर लेना और दूसरे दिन अगर इतवार हो तो व्हिस्की के दो पेग चढ़ाना इसमें कोई नई बात तो थी नहीं। लेकिन शादी के बाद बार में बैठकर पीने का ये पहला मौक़ा था। मम्मी को पहले से ही बार में बैठना ज़रा भी बरदाश्त नहीं होता था। उसके पीछे एक कारण था। सिलवेस्टर का पिता शराब की लत की वजह से ही जल्दी ख़त्म हो गया था। तब से माँ ऐसी हो गई थी। सिलवेस्टर जब भी किसी पार्टी में जाता तो दस बार उसे आगाह करती—"ज़्यादा मत पीना। मुझे पसन्द नहीं है।" इसका मतलब जेनिफर को भी पसन्द नहीं है! अच्छा हुआ। सिलवेस्टर को भी शराब का ख़ास आकर्षण नहीं था। आज समय पर घर पहुँच जाते हैं। लेकिन घर पहुँचने पर भी क्या चैन मिलेगा? पिछले सात-आठ महीनों में सास-बहू के बीच तू-तू मैं-मैं न हुई हो ऐसा एक भी दिन नहीं गुज़रा था। इस वजह से घर जल्दी वापस आने का मन नहीं होता था।

ऑफ़िस छूटते ही बस मिल गई। इसका मतलब आज घर ज़रा जल्दी ही पहुँच जाऊँगा! लेकिन—जल्दी पहुँचने का मतलब है मम्मी और जेनिफर की शिकायतों को और ज़्यादा समय तक झेलना। चलो अच्छा हुआ! बाज़ार तक पहुँचने से पहले ही बस का टायर पंक्चर हो गया। बीस मिनट ही सही, कुछ तो देर हो जाएगी।

"बैड लक! मैं जा रहा हूँ। आओगे?" सुकुमार ने पूछा।

"कहाँ?"

"लेफ़्ट-राइट।"

आठ-दस मिनट तक पैदल चलते हुए सिलवेस्टर बाइक तक पहुँच गया। घर पहुँचा तो देखा मम्मी और जेनिफर गैलरी में रखी हुई कुर्सियों पर बैठकर बातें कर रही थीं। सिलवेस्टर को देखते ही दोनों के चेहरे खिल उठे। क्या आज वह बिना पिए घर पहुँचा इसलिए? जो भी हो। घर में ऐसे ही

शान्ति बनी रहे यह कामना करते हुए सिलवेस्टर घर के भीतर चला गया।

लेकिन उसकी आशा अल्पजीवी साबित हुई। दूसरे दिन जब वह घर पहुँचा तो माहौल बड़ा गर्म था।

"देखो सिलू, मम्मी से तुम्हें कहना पड़ेगा। लोगों से यों मेरी चुगली न किया करें।"

"मैंने चुगली की है? अरे जब वह लुर्दिन आई थी तब मैं चावल पका रही थी। रोज़ पकाती हूँ बस इतना कहा तो क्या ग़लत कहा?"

"वह लुर्दिन पूछ रही थी—क्या बहू घर में नहीं है? तब क्यों चुप रहकर सुनती रहीं?"

"और क्या करती? मैंने तुमसे कुछ कहा है?"

"क्या तुम बता नहीं सकती थीं कि फिश साफ़ करना, फिश करी बनाने का काम बहू करती है। एक चावल पकाकर ऐसे पूरा खाना बनाने का क्रेडिट कैसे ले सकती हो? उससे अच्छा है कि सारा खाना तुम ही बनाओ और लो जी भरकर क्रेडिट!"

"मुझे नहीं चाहिए कोई क्रेडिट-व्रेडिट। सिलू तुम कह दो उसे, अगर खाना नहीं बनाना है तो बता दे। मैं बना लूँगी।"

जब बरदाश्त के बाहर हो गया तब सिलवेस्टर अन्दर चला गया और ज़ोर से टी.वी. लगाकर बैठ गया।

दूसरे दिन घर वापस आया तो अलग ही कांड मचा था।

"जानते हो सिलू, कल लुर्दिन अपने नाती के आज होनेवाले बपतिस्मा का बुलावा देने आई थी। इस तरह वहाँ न जाना ठीक लगेगा क्या?"

"मैंने कब रोका है? जाने के लिए कहा ना तुम्से?" जेनिफर ने उलटा जवाब दिया।

"मैं अकेले नहीं जा सकती हूँ इसलिए दोनों साथ चलते हैं बस इतना कहा मैंने।"

"अगर दोनों गए होते तो घर बन्द करके जाना पड़ता। आज गैस सिलिंडर आनेवाला था। इसीलिए मैंने कहा, या तो तुम जाओ या मैं जाती हूँ।"

"मुझे अकेले रहने के लिए कह रही हो? और वह गैस सिलिंडर लेकर

आनेवाले किस तरह के लोग होंगे क्या पता? उन्होंने मेरे साथ कुछ कर दिया..."

"बस करो।" ग़ुस्से में चीख़ते हुए सिलवेस्टर उठा और सीधे अलेक्स के घर जाकर बैठ गया। दिमाग़ ठंडा होने तक! रात को आठ बजे जब वापस घर आया तब दोनों एकदम चुप बैठी हुई थीं। आग अभी तक सुलग रही थी ये देखते हुए सिलवेस्टर बिना कुछ कहे अन्दर चला गया। वॉश बेसिन पर जाकर चेहरे पर पानी मारा तो मम्मी टॉवेल लेकर बग़ल में खड़ी हो गई। बेडरूम में जाकर जब कपड़े बदल रहा था तब देखा कि जेनिफर पास ही खड़ी थी। थोड़ी देर बाद उसने धीरे से पूछा, "सिलू, बार में तो नहीं गए थे ना?"

"बस! अब खाना खाने दो।"

खाना खाते समय जेनिफर ने इशारों से मम्मी को 'नहीं' कहा यह सिलवेस्टर की नज़रों से नहीं बच सका।

अगला दिन इतवार का था। सुबह मास* सुनने के बाद सिलवेस्टर चर्च की एक समिति की मीटिंग की वजह से पीछे रुक गया और खाना खाने के समय पर चला आया। शाम को उठकर फिर से अलेक्स के घर गया। अलेक्स ने जो बियर दी थी उसे ना नहीं कहा। काफ़ी समय तक बातें करने के बाद, देर से ही घर पहुँच गया। खाना खाने के बाद सीधा सोने चला गया। जेनिफर का इन्तज़ार तक नहीं किया।

सोमवार की शाम को बस से उतरने के बाद बाज़ार में ही ज़रा टाइमपास किया। कोई साथ देनेवाला ढूँढ़ते-ढूँढ़ते उसे अलेक्स मिल गया।

"अरे अलेक्स, कल तूने बियर पिलाई थी ना! आओ, आज मैं तुम्हें पिलाता हूँ।"

दोनों बियर पीते हुए काफ़ी समय तक बातें करते रहे। रात को घर पहुँचने पर देखा कि मम्मी और जेनिफर चिन्ता में ड्रॉइंग रूम में बैठी हुई थीं। सिलवेस्टर के अन्दर आते ही दोनों ने तोपें दागनी शुरू कीं।

"आज फिर से तुम पीकर आए हो? इन करतूतों से घर का नाम मिट्टी में मिलाओगे!" मम्मी गरज उठी।

---

* ईसाई प्रार्थना/धार्मिक सभा।

"मैंने सोचा तक नहीं था कि तुम कभी पीने लगोगे।" जेनिफर बिफर उठी।

"मैं पिऊँगा अपने लिए। तुम्हारा इससे कोई मतलब नहीं। खाना परोसो अब।" कहते हुए सिलवेस्टर कमरे में चला गया। उसने देखा कि पीछे मम्मी और जेनिफर में कानाफूसी चल रही थी। लेकिन ऐसे दिखाया जैसे उसे कुछ पता ही नहीं है और फिर जाकर खाने की मेज़ पर बैठ गया।

मंगलवार को जब बस से उतरा तब किसी साथी को ढूँढ़ने नहीं गया। पहले ज़रा यहाँ-वहाँ घूमा और बाद में बार में जाकर बैठ गया। फ़ोन बजने लगा था लेकिन उसने नहीं उठाया। उसने सुना था कि मुँह से निकलनेवाली बियर की बास व्हिस्की से ज़्यादा तेज़ होती है। एक बियर लिए काफ़ी देर तक बैठा रहा। बियर की आख़िरी घूँट को उसने अपने रूमाल पर छितराया। और दरवाज़े के पास पहुँचते ही उस रूमाल से चेहरा पोंछकर अन्दर आ गया। आज भी मम्मी और जेनिफर ड्रॉइंग रूम में बैठकर राह देख रही थीं।

"देखो मम्मी, आज भी सिलू पीकर आया है। सत्यानाश कर देगा अपनी सेहत का भी और हमारी फ़ैमिली का भी।" जेनिफर ने बोलते-बोलते रोना शुरू किया। मम्मी ने पास जाकर उसे अपने गले से लगा लिया। "अरे सिलू, अपनी पत्नी का ज़रा तो ख़याल करो। और उसके लिए न सही लेकिन बच्चे के लिए तो पीना छोड़ दो।"

"किसके लिए?" लड़खड़ाते हुए अन्दर आया हुआ सिलू एकदम सीधा तनकर खड़ा हो गया।

"अपने आनेवाले बच्चे के लिए। जेनिफर माँ बननेवाली है। कम-से-कम अब तो..."

"और मुझे नहीं पता?"

"तुम्हें कैसे पता चलेगा? चार दिनों से तुम पीकर आ रहे हो। कब बताएगी तुम्हें वह?"

सिलवेस्टर नाटक भूल गया। जेनिफर को अपने पास खींचकर उसने पूछा, "सच जेनिफर, तुम माँ बननेवाली हो?"

"हाँ। और तुम पापा।" जेनिफर ने आँखें पोंछते हुए कहा, "लेकिन सिलू, प्लीज़, इसके आगे शराब..."

"छोड़ दो मेरे बच्चे!" मम्मी ने वाक्य पूरा किया।

"मम्मी, जेनी ने इतनी अच्छी ख़बर दी है। आज के बाद मैं कभी भी बार में बैठनेवाला नहीं हूँ।"

जेनिफर ने झट से सिलवेस्टर का हाथ पकड़ा और उसकी हथेली अपने पेट पर रख दी। "अपने बच्चे की क़सम खाकर कहो।"

"बाल-बच्चों से घर-परिवार फलना-फूलना चाहिए। सिलू खाओ क़सम।" मम्मी ने आग्रह किया।

सिलवेस्टर सतर्क हो गया। यही मौक़ा था। "मैं क़सम खाता हूँ। लेकिन तुम दोनों को भी क़सम लेनी होगी।"

"हमें? हम शराब को छूते तक नहीं!"

"मैं शराब छोड़ दूँगा। तुम लोग लड़ाई-झगड़ा छोड़ो।"

मम्मी ने जेनिफर की तरफ़ देखा। जेनिफर ने मम्मी की तरफ़ देखा। दोनों हँसने लगीं। और तीनों एक-दूसरे के गले लग गए।

करामात

उष्णता से इस रेतीले परिसर को दिनभर दग्ध करने के बाद सूरज अब क्षितिज के पार चला गया है।

रात तपिश को छोड़ ठंडी होना चाहती है।
सम्पूर्ण सृष्टि शान्त सो रही है—
धरती के भरोसे।
लेकिन धरती तितर-बितर हो रही है।
बहुत दिनों से, पेट में हलचल मची है।
त्रह शरीर को थरथरा रही है।
श्रान्त होकर सुस्ताने के बदले
धरती भय से काँपने लगी है।
किसी भी क्षण—
पेट से उबाल बाहर आ सकता है।
शायद—उबकाई...

सारी धमनियाँ बौखला उठी हैं।

रक्त उसका मानो नशे में चूर-सा...बहता जा रहा है—दिशाहीन।

लातूर, भुज प्रदेश के उपरान्त हवा के झोंकों में विलीन हो चुकी चीख़ कहीं यहाँ ईरान में आकर तो नहीं छिपी है ना?

आकुल-व्याकुल धरती।

इस संकट का निवारण कैसे करे?
इस संकट का समाधान हो कैसे?
या परवरदिग़ार, बचाओ इस जहान को।
कैसे निश्चिन्त सोए हुए हैं लोग, देखो—मुझ पर भरोसा रख।

पेट के पत्थर और शिलाएँ आकाश देखने को उत्सुक हुए हैं।
ज़रा धीरज रखो रे तुम...
ज़रा पौ तो फटने दो।
कोई सुनने की मन:स्थिति में क्यों नहीं है?
धरती का मन तितर-बितर
और काया नीचे-ऊपर
और दिल दहला देनेवाला कम्प—

हाजी गली के उस लकड़ियों के तख़्तों से बने घर में वे सब सुस्त सोए हुए हैं।
बाप खटिया पर।
माँ बेटी को पास लिए नीचे रज़ाई पर
वे सुबह की गहरी नींद के मीठे सपनों में जब थे
पास की बच्ची हिलने लगी
बच्ची के 'उवाँ' करने के पहले ही
नींद-भरी आँखों से देखते हुए उसे क़रीब खींचा।
स्तन से लगाया।
स्तनाग्र चूसते समय की एक अद्वितीय सुख-संवेदना।
एक असीम आनन्द की लहर
कितनी देर हुई होगी?
पेट भर गया होगा बेटी का।
उसे हटाने जा रही थी तो फिर से स्तनाग्र खींचने लगी।
पिछले सात महीनों से यही चल रहा है।
बेटी स्तन छोड़ने को तैयार नहीं होती।

बेटी स्तन छोड़े ये माँ नहीं चाहती।
बाप ने बीच में सिर उठाकर देखा।
बेटी की आँखें तृप्त-सन्तुष्ट।
फिर भी होंठ प्यासे।
माँ की आँखें उनींदी
और मुख पर हल्की-सी मीठी हँसी।

अचानक—
क्या कहीं विपत्तियों का वृक्ष उखड़ रहा है?
कैसी कान फोड़ देनेवाली भयंकर आवाज़ है ये?
शायद...
पेड़ इस घर पर ही...?
अनजाने में माँ के दोनों हाथ
स्तनाग्र चूसनेवाली बेटी के आसपास कस गए।

ऊपर की बस्ती में नए बनवाए
उस ईंटों के मकान में
तड़के वह भीतर घुस गया।
तब हुसैन की अम्मा, रसोईघर में काम कर रही थी।
तड़के वापस आनेवाले पति के लिए गावा बना रही थी।
वह आज कुछ ज़्यादा ही ख़ुश था।
बाक़ियों के लिए बीती रात कैसी भी गुज़री हो
पर उसके लिए बहुत अच्छी गुज़री थी।
जाँच नाके की ड्यूटी थी ही ऐसी।
कड़ी जाँच ज़ारी रखोगे तो—
भरपूर कमाई।
उस रात गाड़ियाँ पहले से ज़्यादा गुज़री थीं।
कमाई दुगुनी हुई थी।

बाबू लोगों को पहुँचाने के बाद भी बटुआ अभी तक भारी था।
ख़ुशी के मारे वह रोज़ के मुक़ाबले कुछ जल्दी ही
पौ फटने के पहले ही लौटा था—
हुसैन अब मदरसे जाएगा।
उसके भविष्य की तैयारी करने लगा हूँ मैं,
घरवाली को सबूत के साथ दिखाना था।
जेबों को खनखनाते हुए वह सीढ़ियाँ चढ़ा।
भीतर पहुँचा ही था—
उसका सन्तुलन खो गया।
जैसे किसी ने पैरों के नीचे से चटाई खींच ली हो वैसे वह गिरा।
तब तक विनाश शुरू हो चुका था
ऊपर रखा सामान गिरने लगा
खिड़कियाँ गड़गड़ाने लगीं।
वह बाहर दौड़ पड़ा।
बरामदे का खम्भा गिर गया था।
घरवाली अन्दर रसोईघर में थी।
देखा, वह अन्दर भाग रही है
सोए हुए हुसैन को जगाने।
देखते-देखते खड़ी अलमारी उसके सामने ही लुढ़क गई।
बावजूद इसके वह अन्दर जाना चाहती है यह देख
उसने देर नहीं की।
उसे अन्दाज़ा हो गया था—
"या अल्लाऽह!"
पकड़ा उसके हाथ को
और ज़ोर से खींच ले आया बाहर।
"मेरा हुसैन..." वह चीख़ रही थी।
"यहीं ठहरो।" वह सख़्ती से बोला।
अन्दर दौड़ने के लिए क़दम उठाए।

लेकिन बहुत देर हो चुकी थी।
वह वहीं बुत-सा खड़ा हो गया।
पूरी दीवार उसके बबुआ पर ढह गई थी।

"कोई तो मदद करो, बचाओ मेरे हुसैन को!"
कौन किसकी मदद करता?
हादसे में पीछे बचे हुए
सब दौड़ रहे थे—कोई यहाँ, कोई वहाँ।
कुछ आँखें मिचमिचाते हुए सामने जो हो रहा था देख रहे थे।
"मेरी मदद करो,"
हमेशा ज़रूरतमन्द रहनेवाले पड़ोसी से उसने मिन्नत की,
"जो माँगोगे दे दूँगा।"
जेब के सारे नोट दिखाकर कहा।
लेकिन ज़रूरतमन्द का दुःख उससे भी बड़ा था।
सभी चीख़ रहे थे।
कोई उसकी पुकार सुननेवाला कैसे मिल पाता?
बस कुछ पल—
कुछ पलों में ही सारा माहौल एकदम उलट गया था
जो कभी था वह अब नहीं रहा था।

उस जगह के बचे हुए भूकम्पग्रस्त लोग
जल्दी-जल्दी इकट्ठा हो गए।
इतने में कोने का आबू-जाफर दौड़ता आ गया।
"मेरी बीवी अन्दर फँस गई है। ज़रा मदद कीजिए।"
चार लोग दौड़ पड़े।
पूरी तरह खिसक चुकी खिड़की
ज़ोर लगाते ही चौखटे के साथ बाहर आ गई।
अन्दर पलंग के नीचे छिपी हुई थी बेटी

उसके पुकारने पर दौड़कर बाहर आ गई।
लेकिन उसकी बीवी और बेटा दबकर ख़त्म हो गए थे।
"और भी अटके-दबे-फँसे लोग होंगे।"
लोगों ने आँसू पोंछ डाले।
कमर कसकर ढूँढ़ने के काम में लग गए।
हुसैन के माँ-बाप आँसू बहा रहे थे।
पृथ्वी की थरथराहट थम चुकी थी।
लेकिन हुसैन पर गिरी हुई दीवार पर चलने से
बबुआ के और दब जाने का डर था।
बग़ल में खड़े रहकर वे क़ुदरत को कोसने लग गए।

बिना किसी के दिशा-निर्देश के लोगों ने दल बना लिए।
"मियाँ, पूरी ज़िन्दगी पड़ी है—मरे हुए लोगों का ग़म मनाने को,
आओ, कोई बचा है तो देखते हैं।"
जाँच-नाके पर कमाए हुए पैसों से
बेटे को नहीं बचा पाया था।
या अल्लाह! कैसी तबाही है ये!
कितने लोग? कितने बच्चे?
बेचारा हुसैन!
और उसने आँसू पोंछ दिए।
पहले अम्मा ने दुपट्टा ओढ़ लिया।
उसने भी फैरन की बाँहों को ऊपर किया।
बाक़ी लोगों के साथ वे भी जुड़ गए...

जो था वह कुछ भी नहीं रह गया था यह सही था
लेकिन अल्लाह ने मदद का हाथ भी जल्दी ही बढ़ा दिया था।
जगह-जगह से राहतकर्मी आ गए।
डॉक्टरों के दलों ने तम्बू खड़े किए।

खाने-पीने का सामान आने लगा।
अख़बारों के प्रतिनिधि और टी.वी. चैनल।
हवा पर तैरनेवाली ख़बरें...कितनी सच? कितनी झूठ?
चालीस हज़ार से ऊपर लोगों की मृत्यु
संसारभर दुःख का साया
अन्तरराष्ट्रीय कार्य युद्ध-स्तर पर
लाशों को ठिकाने लगाना—बड़ी समस्या।
अट्ठाईस हज़ार लाशें धरती के पेट में समा गईं।
और भी आती जा रही हैं।

वाद-विवाद ज़ोरों पर थे।
वैज्ञानिक ने कहा,
"मनुष्य पर्यावरण के साथ ज़्यादती कर रहा है,
उसी का यह परिणाम है।"
ऊपर वाले पर भरोसा रखनेवाले मौलवी ने कहा,
"धरती पर पापों का बोझ बढ़ गया है,
अल्लाह ने यह सज़ा दी है।"
कुर्सी पर विराजमान नेता ने कहा,
"इस बार हम सतर्क नहीं थे,
अगली बार ऐसा विनाश होने नहीं देंगे।"

मलबे के ढेरों तले बीच-बीच में ज़िन्दा लोग मिल जाते।
यह काम अल्लाह के दरबार में दर्ज हो जाएगा
यह सोच हुसैन के माँ-बाप भी डटकर बचाव के काम में लग गए।
पत्थर के नीचे, मिट्टी के नीचे, ढेरों के नीचे...
फँसे हुए लोगों को बाहर निकालते हुए अपना ग़म भूल गए।
लाशों को वह खींच लाता।
अम्मा चुन-चुनकर बच्चों को बाहर निकालती—

कुछ मरे हुए, कुछ ज़िन्दा।
दर्द से बिलखता कोई ज़ख़्मी बच्चा मिलते ही—
दौड़ पड़ती उसे लेकर डॉक्टरों के पास—
जैसे अपना हुसैन ही हो।

दिन बीता, रात बीती।
दूसरा दिन भी ख़त्म होने चला था।
अब बस लाशें ही मिल रही थीं।
"अभी तक यहाँ के कितने घर बाक़ी हैं?"
दोनों एकदम थक चुके थे।
"तुम बैठो अब," उसने कहा।
"इस गली का यह आख़िरी घर है। फिर रुकते हैं।"
सँभल-सँभल कर क़दम रखते समय 'वह' दिखाई दी।
शहतीर के नीचे दबी हुई।
वह दो और लोगों को साथ लेकर शहतीर हटाने लगा।
वह मरी हुई थी।
ऊपर उठी हुई आँखों को देखकर ही पता चल रहा था।
मरे हुए की और कोई क्या मदद कर सकता है?
यह सोचते हुए वहाँ से वह उठ रही थी।
इतने में
उसकी बारीक़ नज़र
उस नन्ही जान पर पड़ गई।
स्तन को चूसकर सोई बच्ची शान्त दिख रही थी।
होंठों पर दूध की दो बूँदें सूख गई थीं।
हुसैन की याद ताज़ा हो गई, उसे ज़ोर से रोना आ गया
उसने एक हाथ बच्ची पर रख दिया।
आँ? ऐसा कैसे हो सकता है?
गरमी? हाथ को महसूस हो रही थी।

साँस? नाक के पास रखी उँगलियों ने बता दिया था।

वह सतर्क हो गई।

डॉक्टरों की टीम पास ही थी।

दौड़ती हुई चली गई।

छह महीने की बच्ची दो दिनों तक ज़िन्दा रही!

क़ुदरत का करिश्मा!

माँ के दूध की करामात!

करिश्मा!

ऐसा भी हो सकता है!

उसने शौहर की ओर देखा।

क़ुदरत से मदद की गुहार लगाते हुए, प्रार्थना करते हुए दोनों अपने घर की तरफ़ भागे।

पूरी ताक़त लगाकर वह दीवार हटाने के लिए।

शायद—हुसैन...

दुनियादारी

दोना पावला के टीले के ऊपर आग्नेलिया रेलिंग को पकड़े हुए खड़ी थी। नीचे फैला हुआ समन्दर हौले-हौले हिलोरें ले रहा था। पीछे की ओर टूरिस्टों का शोर जारी था। मुरगाँव से आनेवाली लांच दिखने लगी थी। लांच किनारे लगने तक अगर वह नहीं आया तो और यहाँ नहीं रुकूँगी ऐसा मन में निश्चय करके आग्नेलिया रेलिंग पर अपना बोझ डाले किनारे पर फैली हुई चट्टानों को देखने लग गई।

पिछले सत्रह मिनट से वह विनोद जिवानी का इन्तज़ार कर रही थी। बेकार ही तय समय पर पहुँच गई ऐसा सोच ख़ुद को कोस रही थी। बाहर से शान्त दिख रही थी लेकिन मन ही मन उबल रही थी। बड़े लोगों का ऐसा ही होता है। उन्हें दूसरों की परवाह नहीं होती। जिन्हें ज़रूरत है वे बरदाश्त करेंगे, ज़रूरत है वे इन्तज़ार करेंगे, बस यही उनका हिसाब होता है।

तो फिर...क्या इसका मतलब यह हो गया कि आग्नेलिया को विनोद की ज़रूरत है?

बात सही थी। ज़रूरत आग्नेलिया को ही थी। लेकिन विनोद को इसका पता नहीं चलना चाहिए। उसे इसकी भनक तक लगने नहीं दी थी इसी वजह से तो आग्नेलिया विनोद के दिल में अपने लिए जगह बना सकी थी।

वैसे विनोद पर अपनी जान क़ुर्बान करने की ख़ातिर कितनी ही लड़कियाँ तैयार रहती होंगी। लेकिन आसानी से मिलनेवाली चीज़ों के लिए ज़िन्दगीभर दुनिया के सामने शान जताते रहने में अमीरों को मज़ा नहीं आता। आग्नेलिया

इस दुनियादारी को अच्छी तरह समझती थी इसीलिए उसने विनोद को जितना चाहिए उतना ही पास आने दिया था और जितना चाहिए उतना दूर रखा था। अब विनोद को आग्नेलिया की ज़रूरत महसूस होने लगी थी। आग्नेलिया की ख़ातिर वह दीवाना हो गया था। उसके लिए वह कुछ भी करने को तैयार था। बावजूद इसके पौने छह बज चुके थे फिर भी विनोद नहीं आया था। जबकि उसे साढ़े पाँच बजे पहुँचना था।

"हाय स्वीटी," एक टूरिस्ट ने आग्नेलिया को अकेला देख अपना पत्ता फेंककर नसीब आज़माने की कोशिश की। किसी अमीर का पिल्ला होगा। घूमने आते हैं और फिर इस अन्दाज़ में बरताव करते है मानो यहाँ की हर चीज़ और इनसान इनके लिए ही रख छोड़े हैं। आग्नेलिया के एक तीखी नज़र उस पर डालते ही वह वहाँ से खिसक गया।

मुरगाँव की लांच जेटी पर लग चुकी थी और उसमें से लोग उतर गए थे, यह देखकर आग्नेलिया खीज उठी...अब यहाँ और नहीं रुकूँगी यह सोचकर वह मुड़ गई। इतने में दूर मोड़ पर विनोद की मर्सिडीज मुड़ते हुए उसने देखी।

आग्नेलिया तेज़ी से नीचे उतर आई और सिटी बस के पास जाकर खड़ी हुई।

"हाय, नेलिया," विनोद ने दूर से ही उसे आवाज़ दी।

आग्नेलिया ने ऐसे किया मानो उसने उसे देखा ही नहीं। विनोद टूरिस्टों के बीच से रास्ता निकालता हुआ उसके पास पहुँच गया।

"नेलिया!" पास आते ही उसने पुकारा।

"अरे! आ गए तुम?" चकित होने का नाटक करने के बाद आग्नेलिया ने अपनी भड़ास निकाली। "ओह विनोद, आई एम बोर्ड! कितनी देर कर दी तुमने? आई एम टायर्ड ऑफ़ वेटिंग। मैं अब घर लौटनेवाली थी।"

"सॉरी, नेलिया! भैया की वजह से देर हुई मुझे। आधे घंटे में आता हूँ कहकर निकला हुआ भैया डेढ़ घंटे बाद पहुँचा। मैं बाहर निकल ही नहीं पाया।"

फिर झूठ-मूठ का ग़ुस्सा छोड़कर आग्नेलिया ने विनोद के हाथ में हाथ

दे दिया। विनोद बातें करते-करते उसे लेकर टीले के ऊपर चढ़ गया। सूरज अभी-अभी पानी में डूब गया था। दूर लंगर डाले तैरते हुए जहाज़ दिख रहे थे। पीछे की ओर टूरिस्टों की भीड़ उमड़ी हुई थी। जेटी की तरफ़ स्पीड बोट्स की आवाजाही चल रही थी। मुरगाँव जानेवाली लांच अभी छूट रही थी।

दोनों रेलिंग के सहारे खड़े हो गए। सामने प्रकृति का अद्‌भुत नज़ारा फैला हुआ था। लहरें किनारे से टकराकर बिखर रही थीं।

बोलते-बोलते विनोद एकदम रुक गया। नीचे फैले किनारे को एकटक देख रही आग्नेलिया से उसने पूछा, "क्या देख रही हो? पत्थर गिन रही हो?"

"नहीं। लहरें गिन रही हूँ।" आग्नेलिया ने कहा।

विनोद ठहाका मारकर हँसने लगा। "अगर लहरों को गिना जाना सम्भव होता तो जिवानी एंड कम्पनी उन्हें बैंक में भरकर नहीं रखती?"

विनोद ने वही कहा था जो सत्य था। उसका दादा मदनभाई जिवानी बग़ल में झोला लटकाए गोवा आया था और पत्थरों का कारोबार करके खदान का मालिक बन गया था। आगे चलकर खनन का कारोबार मन्दा पड़ने लगा। तब विनोद के पिता बाबूभाई ने गोवा के तट पर फाइव स्टार होटल खड़े किए थे और सचमुच अगर लहरें गिनी जा सकतीं तो विराट और विनोद उन लहरों का भी धन्धा शुरू करने से पीछे नहीं हटते।

"एक्सक्यूज़ मी!" किसी पर्यटक ने उन्हें पुकारा। समन्दर का फ़ोटो लेने के लिए वह उनसे ज़रा परे हटने के लिए कह रहा था। एकदम रंग में भंग-सा हो गया।

इतने में एक और टूरिस्ट ऊपर आ गया। विनोद उकता गया। आग्नेलिया का हाथ खींचकर उसने कहा, "हम कहीं और चलते हैं। इन टूरिस्टों की मचमच बरदाश्त नहीं होती।"

"कहाँ चलें?" गाड़ी स्टार्ट करते हुए विनोद ने पूछा। उसकी ये हमेशा की आदत है।

"ऐज यू प्लीज़," आग्नेलिया का रोज़ का जवाब।

दरअसल कहाँ जाना है यह महत्त्वपूर्ण नहीं होता था। साथ जाना महत्त्वपूर्ण था।

"बीच नहीं तो होटल—तीसरा कुछ सूझता ही नहीं है" विनोद ने कहा।

आग्नेलिया को याद आया। अमेरिकन बीट ग्रुप गोवा के टूर पर था। उनका एक प्रोग्राम आज मड़गाँव में होने जा रहा था। उसने घड़ी देखी।

"इफ़ ओनली यू वेयर टु कम इन टाइम! कितना अच्छा बीट शो देखने जा सकते थे। लेकिन अब बहुत देर हो गई।"

"सिर्फ़ इस भैया की वजह से," विराट पर नाराज़गी ज़ाहिर करते हुए विनोद बोला।

"लेकिन टाइम होने पर तुम बाहर निकल सकते थे। जब तुम नहीं होते हो तब क्या वह बाहर नहीं जाता है?" आग्नेलिया ने मन का गुबार निकाला।

"ऑफ़ कोर्स, ही इज़ दि बॉस! वह कुछ भी कर सकता है। उसने मुझसे कहा था कि मैं उसके आने तक रुक जाऊँ और इसके बावजूद अगर मैं चला जाता तो क्या वह नाराज़ नहीं होता?"

"हाँ बाबा! तुम्हें तो बस उसी की पड़ी है। मेरे बारे में तुम क्यों सोचोगे?" आग्नेलिया का ताना विनोद को आहत कर गया।

"प्लीज़, ट्राई टु अंडरस्टैंड मी, नेलिया। उसने मुझे बेकार ही बिठाकर नहीं रखा था। उसे किसी काम से बाहर जाना था, और मुम्बई से एक अर्जेंट मेसेज आनेवाला था। किसी भी समय फ़ोन आ सकता था इसीलिए मुझे रुकने को कहा।" विनोद ने सफ़ाई दी और ऊपर से झुँझलाते हुए बोला, "एक बात सही है, हर बार मेरे रास्ते में विराट आड़े आ जाता है।"

आग्नेलिया को पिछले महीने गुज़र चुके अपने बर्थ डे की याद आ गई। मना करने के बावजूद विनोद ने पार्टी दी थी। वहाँ आग्नेलिया के फ्रेंड्स से ज़्यादा विनोद के ही दोस्त थे। उस दिन के विनोद के बरताव से उनके रिश्ते और भविष्य की योजनाओं का अन्दाज़ा दोस्तों को हो गया था। आग्नेलिया ने अपने लिए जो राह चुनी थी, उस पर आगे बढ़ानेवाला ये एक और क़दम होने की वजह से वह बहुत ख़ुश थी। उसकी ख़ुशी में तब चार चाँद लग गए जब विनोद ने सोने की लड़ी में बँधा एक मोतियों का नेकलेस आग्नेलिया को भेंटस्वरूप दे दिया। आग्नेलिया को वह नेकलेस बहुत पसन्द आया था। क़ीमती था, पन्द्रह हज़ार से कम का तो बिलकुल नहीं होगा।

"ओह विनोद, हाउ ब्यूटीफुल!" आग्नेलिया ने दिल से कहा था।

"पर सच कहूँ? आई एम सैड। मेरे मन में जो था वह मैं तुम्हें नहीं दे सका!" और फिर विनोद आग्नेलिया को एक तरफ़ ले गया और बात स्पष्ट की थी। "मैंने पिछले दिनों जो मारुति कार बुक की थी वह परसों ही हमारे पास पहुँच गई। उसी को मैं तुम्हें प्रेज़ेंट के रूप में देना चाहता था। लेकिन विराट ने मेरे रास्ते में रोड़ा खड़ा कर दिया। कहने लगा—पहले इनसान का मूल्य तय करना सीखो, फिर भेंटें देते रहना!"

बड़े लोगों की बातें और बड़े लोगों की करतूतों को जब आम आदमी की नज़र से देखो तो बड़ा ग़ुस्सा आता है। पर आग्नेलिया इन बातों को बड़े लोगों के नज़रिए से देखना सीख चुकी थी। इसलिए विराट ने जो कहा उसे उसने अपने दिल पर नहीं लिया। उलटा उसे लगा कि उसने विनोद को रोककर अच्छा ही किया।

सच, अगर विनोद उसे मारुति भेंट दे देता तो पेट्रोल और मेंटेनेंस का इन्तज़ाम क्या वह कर पाती?

विनोद से जब उसने यह कहा तो वह ज़ोर-ज़ोर से हँस पड़ा था। "अरे पागल, इस विनोद जिवानी के रहते हुए तुम पेट्रोल की चिन्ता कर रही हो? तुम्हें पता है जिवानी एंड कम्पनी की कितनी गाड़ियाँ हैं? मुझे भी ठीक से पता नहीं है। इतनी गाड़ियों के बीच में तुम्हारी एक।"

मतलब, विनोद के नाम पर पेट्रोल डाला जा सकता था। लेकिन ऐसा कितने दिनों तक चलता?

कितने दिनों तक? आग्नेलिया को चिन्ता हो रही थी। बड़े लोगों के बारे में कुछ कहा नहीं जा सकता। ऊपर से इंटर-रिलिजियस! आज विनोद सीरियस है। रोज़-रोज़ मिलकर कल नेलिया से ऊबने लग गया तो? बाद में वह बहाने ढूँढ़ने लग जाएगा।

धर्म का बहाना वह नहीं बनाएगा। उसने पहले ही साफ़ कह दिया था—"जिवानीज़ नो नो रिलिजन! पैसा ही हमारा भगवान है।"

"अगर ऐसा है तो तुम लोगों को पैसेवालों की ही लड़की चाहिए होगी,"

आग्नेलिया ने असली बात जानने की कोशिश में कहा।

"जब तुम मेरी पत्नी बनोगी तब मेरे जितनी ही अमीर हो जाओगी कि नहीं?" विनोद हँसी के मूड में था।

"मैं तुम्हारे बारे में नहीं जानना चाहती। आई मीन, तुम्हारे घरवालों को..."

"घर में कौन है? मेरी माँ बचपन में ही गुज़र गई पिता की मौत को चार साल हो गए हैं। मेरे भाई के लिए कारोबार ही सब कुछ है। वह सिर्फ़ एक ही धर्म को मानता है—पैसा! वह मुझे ना नहीं कहेगा। बाक़ी बचीं बहनें। तुम जानती हो? बड़ी मेनका का ब्याह एक सरदार जी के साथ हुआ है। और छोटी डिम्पी एक अमेरिकन के साथ शादी करके अमेरिका में बस गई है। धर्म के नाम पर हमारे सामने कोई रुकावट आ ही नहीं सकती है। अब, तुम्हारे घरवाले..."

"फॉरगेट इट! तुम्हें पता है, मेरा कोई नहीं है।" आग्नेलिया ने निश्चिन्त होकर कहा।

लेकिन दिन बीतते जा रहे थे। सच में अगर विनोद के जीवन में कल कोई दूसरी आ गई तो? पुरुष ज़ात है, बदल जाने में देर नहीं लगेगी।

अमीर के घर में बहू बनकर जाने का आग्नेलिया का सपना सच होने जा रहा था। वह बीच में नहीं टूटना चाहिए। जल्दी कुछ करना पड़ेगा। पीछे लगना ही पड़ेगा।

ताज में खाना खाकर लौटते समय आग्नेलिया सोच में पड़ गई थी।

"डार्लिंग, तुम चुप क्यों हो?" बड़बड़ करते जा रहे विनोद ने पूछा।

ज़रा-सा हिचकिचाते हुए आग्नेलिया ने मुँह खोला, "विनोद, हाउ लॉन्ग विल दिस गो ऑन? मुझे तुम्हारी ज़रूरत है...और कितने दिनों तक मैं अकेली रहूँ?"

आग्नेलिया के साथ हँसी-मज़ाक़ करने के इरादे से विनोद कुछ कहने जा रहा था। लेकिन उसके चेहरे के गम्भीर भावों को देखकर उसने तेवर बदल दिया। "नेलिया मुझे भी तुम्हारी ज़रूरत है। आई एम ओनली वेटिंग फॉर ऐन ऑपरचुनिटी।"

"लेकिन कब तक, विनोद? क्या सचमुच तुमने इस बारे में सीरियसली सोचा है?"

"दिन-रात उसी के बारे में सोचता हूँ मैं। लेकिन..."

"लेकिन क्या?"

"तुम जानती हो, विराट मेरा बड़ा भाई है। उसकी अभी तक शादी नहीं हुई है। इसलिए अपनी शादी की बात निकालना मेरे लिए मुश्किल हो रहा है।"

लम्बी साँस छोड़ते हुए आग्नेलिया चुप हो गई। उस साँस की आवाज़ विनोद ने भी सुनी। वह बड़ा बेचैन हुआ।

आग्नेलिया को उतारते समय विनोद ने उसका हाथ दबाते हुए कहा, "नेलिया डार्लिंग, प्लीज़, थोड़े दिन रुक जाओ, इसमें से रास्ता निकाल लेंगे। एंड इट वुड नॉट बी लॉन्ग! अब, अ स्माइल, प्लीज़!"

आग्नेलिया मुस्कुराई। 'गुडनाइट' कहकर उतर गई। गाड़ी दूर जाने तक वहीं खड़ी रहकर उसे 'बाय बाय' करती रही। अपने फ़्लैट में आ गई और निढाल होकर सोफ़े पर पसर गई।

विनोद ने कहा था—इट वुड नॉट बी लॉन्ग। मतलब थोड़े ही दिनों की बात है। और फिर वह एक अमीरज़ादे की बीवी बनकर बँगले में रहने जाएगी। पॉश जीवन जिएगी। बेफ़िक्र होकर पैसे ख़र्च करेगी। नई ज़िन्दगी—जहाँ कल की चिन्ता नहीं सताएगी।

गुज़रे हुए कल के मुक़ाबले आनेवाला कल हसीन लगने लगा था।

वो बचपन...।

किसी को बताने पर भी यक़ीन नहीं होगा...।

आग्नेलिया को पिता की ठीक-ठीक याद नहीं है। जब फिलिप कुवैत गया था तब वह ग्यारह साल की थी। कुछ धुँधली-सी याद अगर किसी चीज़ की थी तो जाते समय पिता ने माँ के साथ जो झगड़ा किया था उसी की थी। उसने माँ को बताए बिना उसके सोने के दो कंगन बेचकर जाने के ख़र्चे का इन्तज़ाम किया था। माँ ने फिर बड़ा हंगामा किया था। फिलिप ने पहले समझा-बुझाकर

कहा कि 'जाने के लिए पैसों की ज़रूरत थी इसीलिए कंगन बेच दिए। वापस आते समय दो की बजाय चार कंगन ले आऊँगा...'

लेकिन माँ सुनने की मन:स्थिति में नहीं थी। आख़िर फिलिप ने गुस्से में आकर उसके गाल पर एक झन्नाटेदार थप्पड़ रसीद कर दिया था। उसकी याद आग्नेलिया के दिलो-दिमाग़ में मज़बूती से चिपककर बैठ गई थी।

पिता के कुवैत जाने के बाद घर की स्थिति में जो बदलाव आया उसे आग्नेलिया नहीं भूल सकती थी। कुवैत से आनेवाले पैसों का माँ ने छह महीनों तक इन्तज़ार किया। लेकिन एक फूटी कौड़ी तक नहीं पहुँची। उधारी बढ़ने लगी थी। क़र्ज़ें लिए और जब लेनदार तक़ाज़ा करने लगे तब गहने बेचकर क़र्ज़े उतारने पड़े।

माँ आसपास के घरों में काम करने जाने लगी और एक दिन आग्नेलिया को भी पड़ोसन के घर मदद करने भेज दिया। रसोई में सामान की कमी सताने लगी। ज़िन्दगी की बदहाली शुरू हो गई थी। लेकिन बाप की कोई ख़बर नहीं मिल पाई। कहाँ है, क्या काम कर रहा है कुछ भी पता नहीं था। एक ही आस थी, फिलिप एक दिन आएगा—ढेर सारा पैसा लेकर आएगा।

हाँ, पैसों की सख़्त ज़रूरत थी। नए कपड़ों की ज़रूरत थी। आग्नेलिया को ड्रेस छोटे पड़ने लगे थे। बढ़ती उम्र होने के कारण अब उसका बदन गठा एवं गदराया हुआ था। पर बदन ढकने के लिए कपड़े तक नहीं थे।

इन दिनों पास में पैसे न होने के कारण राशन कार्ड भी बेकार हो गया था। बढ़ती उम्र के कारण भूख भी ज़बरदस्त लगती थी। पेटभर खाने-पीने के लिए पैसों की सख़्त ज़रूरत थी।

लेकिन चार साल बीत गए फिर भी न बाप आया, न ही पैसे आए।

एक दिन आग्नेलिया स्कूल से घर वापस आई तो देखा कि माँ ने थाली में चावल और करी परोस रखी थी। उसने जाकर हँडिया में देखा। चावल बहुत कम बचे थे। पेट में आग भभक उठी थी। गुस्से से आँखों में पानी आने लगा। आग्नेलिया ने ज़ोर से किताबें पटक डाली और पहले एक गिलास पानी गटागट पी लिया। थाली पास सरकाई। आधी कलछी फिश करी उस थालीभर परोसे हुए चावल के लिए काफ़ी नहीं थी। लेकिन घर की बदहाली का ख़याल

करके उसने आँसू पीकर खाना शुरू किया। अभी पहला निवाला मुँह में रखा ही था कि लापीट पूँछ हिलाते हुए अन्दर आ गया।

वह निवाला आग्नेलिया के गले में ही अटक गया। दो दिनों से लापीट को खाना नहीं दिया था। पिछले छह महीनों से एकदम दुबला होता जा रहा था। जब फिलिप उसे लेकर आया था तब वह नवजात पिल्ला था। लापीट नाम भी उसी ने रखा था। दो सालों के भीतर बाघ-सा बढ़ गया था। दरवाज़े पर किसी को खड़े रहने नहीं देता। घरवालों पर जान छिड़कता था। लेकिन पिछले एक साल से उसे पेटभर खाना नसीब नहीं हो रहा था। नासपीटा किसी पड़ोसी के घर भी नहीं फटकता था।

कूँ-कूँ कर पूँछ हिलाते हुए लापीट आग्नेलिया की बग़ल में आ गया। कमर हिलाते हुए उसके पैर सूँघने लगा। एक पल के लिए उसे एक निवाला देने का विचार आग्नेलिया के मन में आ गया। लेकिन पेट में आग तांडव कर रही थी। आग्नेलिया ने उसे धकेल दिया। बाहर निकालकर दरवाज़ा बन्द किया। आँसू रोकने की कोशिश करते हुए खाना निगलने लगी। आख़िरी दो कौर बाक़ी रखे और बाहर जाकर कुत्ते के सामने डाल दिए। पलक झपकते ही लापीट ने झटपट खाकर साफ़ किए, चाट-चाटकर दाना तक नहीं छोड़ा।

अगर ये सब ऐसे ही चलता रहा तो फ़ाक़े की नौबत आ जाएगी, इस बात को आग्नेलिया समझ गई। अगर कल के लिए पेटभर खाने का इन्तज़ाम करना है तो फिर कलेजे पर पत्थर रखना ही होगा।

आग्नेलिया ने लापीट के गले में रस्सी बाँधी। और उसे लेकर वह चलने लगी। चलती रही। घंटा, सवा घंटा चलती रही। कोई आसपास नहीं है यह देखकर उसने एक पेड़ से वह रस्सी बाँध दी। लापीट की कूँ-कूँ उससे बरदाश्त नहीं हो रही थी। उससे मुँह मोड़कर जाते हुए दूसरे रास्ते से वह घर पहुँच गई थी।

इतना चलने के बाद वह थक गई थी। ज़बरदस्त भूख लगी थी। गट-गट पानी पी गई। लेकिन पेट का गड्ढा बढ़ता जा रहा था। बेचैनी को भगाने के लिए आग्नेलिया ने किताबें उठाई। सुबह पढ़ाया गया 'लेसन' खोला और वह पढ़ने लग गई। लेकिन भूख उसकी अँतड़ियों को कोंचने लगी थी। उसने

ज़ोर-ज़ोर से पढ़ना शुरू किया। ज़ोर से पढ़े जा रहे शब्द कानों में पड़ने लगे थे। उनकी एक लय तैयार हो गई। आग्नेलिया अनजाने में डोलने लगी। डोलते-डोलते गोल घूमने लगी।

"अब बस करो। ये लो और सो जाओ। रात हो गई।"

माँ ने जो माँड़ पीने को दिया था उसे गटककर आग्नेलिया वहीं लेट गई। इतना थक गई थी कि उसे गहरी नींद आ गई।

दूसरे दिन टीचर ने उसे उतनी शाबाशी दी जितनी पहले कभी नहीं दी थी। सभी सवालों के जवाब उसने फटाक से दे दिए थे। पूरा पाठ उसे ज़बानी याद हो गया था।

फिर ये रोज़ का क़िस्सा हो गया। पेट की भूख भूलने के लिए आग्नेलिया ज़ोर-ज़ोर से पाठ याद करने लगी। और टीचर कहती, कुछ सीखो आग्नेलिया से, कितना अच्छा 'बाईहार्ट' करती है...

माँ मेहनत कर रही थी। किसी तरह घर चला रही थी। लेकिन दो समय का खाना छोड़कर तीसरी चीज़ घर में नहीं आ पाती थी। फिलिप का कोई भाई नहीं था। लेकिन बहन थी जो पास की बस्ती में ही ब्याही गई थी। लेकिन संकट की घड़ी में कोई किसी की मदद करने नहीं आता था। किसी भी रिश्तेदार ने आकर अपनेपन से उनकी ख़बर तक नहीं ली थी, लेकिन माँ ने हिम्मत नहीं हारी थी। जी-तोड़ मेहनत करती जा रही थी।

आग्नेलिया की बढ़ती उम्र अब आँखों में गड़ने लगी थी। शरीर के कपड़े बढ़ते अंगों को ढकने में कम पड़ रहे थे। वह महसूस करती थी कि किसी अजनबी की नज़र धीरे से उसके शरीर से होकर गुज़रती है और यह समझते ही वह शर्म से पानी-पानी हो जाती थी। 'नए कपड़े सिलवा दो' माँ से यह कहने के लिए ज़बान नहीं खुलती थी।

पड़ोस की जुजेफिना की शादी पास आ रही थी। शादी में जाने के लिए उसके पास कपड़े नहीं थे। रोज़ी का भाई जॉन आग्नेलिया का क़रीबी था। एक दिन लाज-शर्म पीछे रखकर आग्नेलिया ने उससे कहा, "जॉन, शादी में जाने के लिए मेरे पास कपड़े नहीं हैं। मुझे दो मीटर कपड़ा लाकर दोगे? मैं पड़ोसन से सिलवा लूँगी।"

"मैं तुम्हें ला दूँगा। लेकिन तुम मुझे क्या दोगी?" उसने पूछा।

"पापा के आते ही तुम्हारे पैसे पहुँचा दूँगी। प्लीज़।"

जॉन हँसने लगा। "पैसे नहीं चाहिए। मेरे साथ डांस करना पड़ेगा आँ!"

आग्नेलिया शरमा गई। "मुझे डांस नहीं आता।"

"मैं सिखाता हूँ तुम्हें।" जॉन ने कहा और यह देखकर कि कोई नहीं देख रहा है उसने आग्नेलिया के शरीर पर उस जगह पर चिकोटी काट ली जहाँ उसे हाथ नहीं लगाना चाहिए था।

आग्नेलिया घबरा गई। शरीर काँपने लगा। एक अनाम डर से वह पूरी तरह ठंडी पड़ गई। और फिर जॉन की नज़र से नज़र मिलाए बिना पीछे घूमकर वह दौड़ पड़ी और सीधे घर जाकर माँ की गोद में मुँह छिपा लिया।

"क्या हुआ बेटी?" माँ ने चिन्तित होकर पूछा।

आग्नेलिया चुप रही। क्या बताती? लेकिन घुटन बढ़ रही थी। उसने हिचकते हुए टूटी-फूटी बात बता दी। "रोझी का भाई जॉन...मुझे कपड़े चाहिए कहा...तो...वह...वह..."

बिन बताए माँ समझ गई।

"देखो बाई, ये लोग ऐसे ही हैं। एक हाथ से देते हैं। दूसरे हाथ से लेते हैं। इन जैसों से दूर रहना सीखो।" माँ ने समझाया।

"माँ," आग्नेलिया ने शान्त होकर कहा, "मैंने उससे सिर्फ़ दो मीटर कपड़ा माँगा था। और पापा के आने के बाद पैसे दे देने की बात कही थी।"

इतने में बाहर शोर सुनाई दिया। देखा तो टेलिग्राम लेकर पोस्टमैन आ गया था।

"कहीं पापा के आने की ख़बर तो नहीं लाया है...," यह सोचते हुए आग्नेलिया के पीछे-पीछे माँ भी बाहर आ गई। पापा आया तो नए कपड़े आ जाएँगे, पैसे आएँगे, लाचारी ख़त्म होगी इस तरह के उत्साह भरे ख़यालों के साथ आग्नेलिया ने टेलिग्राम ले लिया।

"सॉरी, बाई, ख़बर अच्छी नहीं है," पोस्टमैन ने काग़ज़ पर उसके दस्तख़त लेकर कहा।

"फिलिप ब्रागांझा एक्स्पायर्ड बॉडी सेंट बाई एयर।"

दूसरे दिन फिलिप की लाश पहुँच गई। कितना बड़ा सदमा था! इंतेर (अन्तिम संस्कार) कराने तक के लिए माँ के पास पैसे नहीं थे। उस समय शराबख़ाने वाला सान्तान फ़रिश्ते की तरह मदद के लिए पहुँच गया। उसके दिए हुए पैसों से अन्तिम क्रिया हो गई थी।

और फिर सान्तान रोज़ आने लगा। पहले-पहले आग्नेलिया के स्कूल जाने के बाद और बाद में किसी भी समय।

शुरू में आग्नेलिया को सान्तान पर बड़ा ग़ुस्सा आता था। लेकिन जब से उसने आना शुरू किया था तब से उनकी बदहाल ज़िन्दगी में आ रहा बदलाव नज़रअन्दाज़ नहीं किया जा सकता था।

माँ ने सच ही कहा था। "ये लोग ऐसे ही हैं। एक हाथ से देते हैं और दूसरे हाथ से लेते हैं।" पर जो भी हो, एक समय का भरपेट खाना कम-से-कम मिलने लग गया था।

स्कूल की पिकनिक बोंडला, मयें जानेवाली थी। पिछले तीन सालों से आग्नेलिया पिकनिक पर नहीं गई थी और इस साल भी जाने के आसार नज़र नहीं आ रहे थे। उस दिन स्कूल छूटते ही फ्रैडी ने उसे रोकते हुए पूछा, "आग्नेलिया, तुमने पिकनिक के लिए नाम नहीं दिया है?"

"नहीं।"

"क्यों? अरे आओ ना! अगले साल एस.एससी. है। फिर कहाँ जाने का मौक़ा मिलेगा?"

पलभर के लिए झिझकने के बाद आग्नेलिया ने जो सच था वह कह दिया, "मैं पन्द्रह रुपये नहीं भर सकती हूँ क्योंकि मेरे पास उतने पैसे नहीं हैं।" और सिर नीचे किए वह चली गई।

फ्रैडी क्लास मॉनिटर था। दूसरे दिन उसने पिकनिक पर जानेवाले बच्चों की लिस्ट आग्नेलिया को दिखाई। उसमें आग्नेलिया का नाम लिखा देखकर वह हैरान हो गई। इस बारे में वह कुछ पूछे इससे पहले ही फ्रैडी ने साफ़ कह दिया।

"नो क्वैश्चंस। पैसे मैंने भर दिए हैं। तुम्हें आना ही पड़ेगा।"

दरअसल आग्नेलिया को तो पिकनिक पर जाना ही था। फ्रैडी द्वारा पैसे भर दिए जाने की वजह से वह ख़ुश हुई थी।

"थैंक्यू फ्रैडी," उसने दिल से कहा। माँ की दो नई साड़ियाँ थीं। जब से विधवा हुई थीं तब से उन रंगीन साड़ियों को नहीं पहनती थीं। आग्नेलिया ने उन दो साड़ियों को काटकर उनके दो ड्रेस सिल लिये थे। उनमें से एक ड्रेस को पहनकर वह पिकनिक पर गई थी। बहुत मस्ती की थी। टीचरों के साथ किया हुआ हँसी-मज़ाक़, लड़कों के साथ की हुई थोड़ी दिल्लगी और साथी लड़कियों के साथ की हुई मीठी-सी राज़ वाली बातें...। आग्नेलिया बहुत ख़ुश थी।

पिकनिक से वापस पहुँचने में बड़ी देर हो गई। साढ़े सात बजे जब बस स्कूल के पास पहुँची तब कई बच्चों के घरवाले उन्हें लेने आए थे। जिनके नहीं आ पाए थे उन्हें घर छोड़ने के लिए उनके साथ कई टीचर और ज़िम्मेदार विद्यार्थी चले गए। फ्रैडी ने कहा कि आग्नेलिया को वह घर छोड़ देगा।

"पिकनिक अच्छी हुई ना?" फ्रैडी ने रास्ते में पूछा।

"हाँ। आई एंज्वायड इट। और थैंक्यू, तुम्हारी वजह से ही मैं जा पाई।"

"रुको, हम शॉर्टकट ले लेते हैं।" फ्रैडी ने कहा और आग्नेलिया का हाथ पकड़कर वह उसे एक कच्चे रास्ते की ओर ले गया।

वहाँ पर नज़र दौड़ाते हुए आग्नेलिया ने पूछा, "ये शॉर्टकट है?"

आग्नेलिया का हाथ दबाते हुए फ्रैडी ने कहा, "हाँ, हमें क़रीब लाने वाला।"

और फिर अपने आप दोनों के क़दम धीमे हो गए। फ्रैडी का हाथ उसके कन्धे पर पहुँच गया। और कन्धे से उतरकर नीचे आया।

आग्नेलिया को पलभर के लिए लगा कि उसे रोक दे। लेकिन इसी फ्रैडी की वजह से तो वह पिकनिक पर जा पाई थी। उसके एहसान को कैसे भूल सकती थी?

जब फ्रैडी ने उसे दरवाज़े तक छोड़ा तब तक आठ बज चुके थे। माँ को पता चला तो हंगामा खड़ा कर देगी इस ख़याल से आग्नेलिया ज़रा डर गई।

अन्दर जाकर देखा तो माँ की कोई हलचल सुनाई नहीं दी।

पलभर के लिए आग्नेलिया घबरा गई। माँ उसे ढूँढ़ने स्कूल तो नहीं गई? इतने में उसकी नज़र पलंग पर अस्त-व्यस्त गिरी हुई माँ पर पड़ी। क्या हुआ उसे, यह सोचते हुए डरी हुई आग्नेलिया माँ के पास गई तो अचानक शराब की बदबू नाक में घुस गई। माँ शराब के नशे में धुत्त होकर पड़ी हुई थी।

सान्तान बारवाला जब से माँ के क़रीब आया था तब से वह थोड़ा-थोड़ा पीना सीख गई थी। एक दिन इस बारे में जब आग्नेलिया ने पूछा था तब उसने कहा था, "हाँ, मैंने शराब पी है। बरदाश्त करना जब मुश्किल हो जाता है तब पीनी पड़ती है। तुम नहीं समझोगी इसे।"

माँ को कुछ बता सके उतनी बड़ी उम्र उसकी नहीं हुई थी। सान्तान का आना आग्नेलिया को अच्छा नहीं लगता था। लेकिन उसके बग़ैर चूल्हा नहीं जल पाएगा इस बात को भी वह जानती थी। इसके बावजूद उसे बताए तो कैसे बताए यह उसकी समझ में नहीं आ रहा था।

पिता सही होता तो ये हालात नहीं होते यह उसकी समझ में आ रहा था। लेकिन अब कोई उपाय नहीं था। उसने कुवैत में क्या किया? कितना कमाया? कैसे मरा? कुछ भी ठीक से पता नहीं चल पाया। एक हादसे में मर गया बस इतनी ही ख़बर आई थी। लेकिन कैसा हादसा? काम करते हुए हुआ? या बाहर घूमते हुए? कुछ भी पता नहीं चल पाया था। और अब जानकर क्या होगा यह सोचकर किसी ने कोई ख़बर भी नहीं दी थी।

एस.एससी. में जाने तक फ्रैडी उससे मिलता रहा। बहाने बनाकर उसे तोहफ़े देता रहा। मौक़ा देखकर उससे सटता, दबाता। पर जितना लेता था उससे कई गुना ज़्यादा देता था। उसका पिता दुबई से जो सेंट की बोतलें लेकर आया था उनको उसने आग्नेलिया को दे दिया था। बर्थ डे का बहाना बनाकर ड्रेस के लिए कपड़ा दिया था। मई महीने में कोलवा जाते समय उसे जूते ख़रीदकर दिए थे और एक बार आग्नेलिया को फ़िल्म दिखाने ले गया था। एक बार डांस के लिए लेकर गया था। अप्रैल-मई में चार-पाँच बार कोलवा बीच घुमा

लाया था। औरं बीच-बीच में मौक़ा देखकर शाम की सैर के बहाने शॉर्टकट वाली जगह पर ले गया था।

फ्रैडी अमीर बाप का बेटा था। शायद उसके साथ शादी भी कर सकता है ऐसा आग्नेलिया को लगता था। स्कूल के बच्चे उसे फ्रैडी के नाम से चिढ़ाने लगे थे। पड़ोस के लोग तक शक से देखने लगे थे। फ्रैडी भी 'माई गर्लफ्रेंड' कहकर अपने दोस्तों से उसका परिचय कराता था। लेकिन एक दिन...

मई महीने का आख़िरी इतवार। फ्रैडी ने उसे साढ़े पाँच बजे कोलवा बीच पर बुलाया था। पिछले सात-आठ दिनों से वह नहीं मिला था इसलिए उससे मिलने के लिए उत्सुक होकर आग्नेलिया कोलवा गई थी। पुल के पास पहुँचकर जब वह फ्रैडी को ढूँढ़ने लगी तब अचानक माइकल सामने आ गया।

"हाय आग्नेलिया, फ्रैडी ने कहा है कि वह नहीं आ पाएगा। इसलिए मैं आ गया हूँ।"

आग्नेलिया को फ्रैडी पर बहुत ग़ुस्सा आया।

"कम ऑन आग्नेलिया, ज़रा एक चक्कर लगाते हैं। आई वांट टु टॉक टु यू।"

दरअसल आग्नेलिया को माइकल के साथ नहीं जाना था। माइकल फ्रैडी का अच्छा दोस्त भले रहा हो लेकिन आग्नेलिया को वह पसन्द नहीं था। लेकिन ख़ास फ्रैडी से मिलने कोलवा आने के बाद भी उसके न मिलने के कारण एक ख़ालीपन-सा महसूस हो रहा था। उलझा हुआ सा मन लेकर वह माइकल के साथ समन्दर किनारे चली गई।

"देखो आग्नेलिया, इसके आगे फ्रैडी तुमसे नहीं मिल पाएगा। फ्रैंकली कहूँ तो, उसने दूसरी गर्लफ्रेंड बनाई है। लेकिन तुम नाराज़ मत होना। मैं तुम्हारा फ्रेंड बनता हूँ।"

आग्नेलिया सुनती रह गई। उसके क़दम रुक गए। माइकल एकदम उत्साहित होकर कहने लगा, "फ्रैडी ने मुझे सब बताया है। और अगर तुमने मेरे साथ फ्रेंडशिप बनाई तो उसे ग़ुस्सा नहीं आएगा, उसी ने मुझसे कहा है, और..."

आग्नेलिया के बरदाश्त के बाहर हो गया। "बस। मैं जा रही हूँ।" यह कहकर वह मुड़ गई।

"ठहरो आग्नेलिया। देखो, मैं तुम्हारे लिए प्रेज़ेंट लेकर आया हूँ।" और उसने अपने हाथों में पकड़ा हुआ एक महँगा पर्स उसे देने के लिए आगे बढ़ाया।

आग्नेलिया की आँखें आग बरसाने लगीं।

"तुम समझते क्या हो मुझे? मैं क्या इतनी गई-गुज़री हूँ?" आग्नेलिया ने पर्स को फेंकते हुए कहा।

माइकल भड़क गया। "तुम क्या हो ये फ्रैंडी ने सबको बता दिया है। तुम अगर मेरी फ्रेंड बनती हो तो मैं भी जो माँगोगी तुम्हें दे दूँगा..."

आग्नेलिया के मुँह से जवाब नहीं निकल पाया। वह मुड़ गई और पैर पटकती हुई चली गई।

"ये लोग ऐसे ही हैं। एक हाथ से देते हैं, दूसरे हाथ से लेते हैं।"

आग्नेलिया का दिमाग़ ठिकाने पर आ गया। वह समझ गई कि उसने जितना लिया उससे ज़्यादा गँवा दिया था। लम्पट नौजवानों की नज़रें पहचानना वह सीख गई थी। उनसे चार हाथ दूर रहने का उसने निश्चय किया।

एस.एससी. का साल होने की वजह से पढ़ाई पर ध्यान केन्द्रित करना आसान हो गया। शुरू में कुछ लड़के-लड़कियाँ उसका मज़ाक़ उड़ाते थे। लेकिन फ्रैडी से रिश्ता तोड़ने के बाद पिछले छह-सात महीनों से आग्नेलिया का नया रूप देखकर उनके मुँह भी धीरे-धीरे बन्द हो गए थे।

माँ का पीना दिन-ब-दिन बढ़ने लगा था। एक दिन जब वह मर जाएगी तब मैं अनाथ हो जाऊँगी, इस ख़याल ने उसे सचेत किया। देह को बेचकर पेट भरने की नौबत नहीं आनी चाहिए। इसलिए जितना हो सके उतना पढ़ना ज़रूरी था। अच्छे मार्क्स की मदद से स्कॉलरशिप या फ्रीशिप मिल सकती है। यह सोचकर आग्नेलिया पढ़ाई में जुट गई। उसकी स्मरणशक्ति मूलत: अच्छी थी। उसे मेहनत का साथ मिल गया। आग्नेलिया को स्कूल में स्कॉलर के रूप में जाना जाने लगा।

परीक्षा का फ़ॉर्म भरने के लिए पैसों की ज़रूरत थी। माँ के पास कुछ भी नहीं था।

"माँ, क्या मैं सान्तान अंकल से पैसे माँगूँ?"

दूसरा उपाय नहीं सूझ रहा था। दोपहर का डेढ़ बज चुका था। शराबख़ाना बन्द करने का समय हो गया था। आग्नेलिया सीधे सान्तान के शराबख़ाने पर चली गई। देखा, खिड़की के पास दो लोग शराब पी रहे थे। वह पीछे की तरफ़ चली गई। दरवाज़ा बन्द था। दरवाज़ा धकेलते हुए उसने सान्तान को पुकारा।

"अरे, आग्नेल बेटी, आओ। क्या हुआ?"

"अंकल, मुझे एस.एससी. का फ़ॉर्म भरने के लिए पैसे चाहिए।"

सान्तान आग्नेलिया को देखता रह गया। इतने में बाहर से किसी ने पुकारा।

"ठहरो हँ! ग्राहक को देखकर आता हूँ। यहाँ बैठो।"

आख़िरी ग्राहक को विदा करके सामने का दरवाज़ा बन्द कर उसने पूछा, "कितने?"

"पचास रुपये।"

"आओ, पहले तुम्हारी ज़रूरत को देखते हैं।" ऐसा कहते हुए वह आग्नेलिया को अन्दर लेकर चला गया। जाते-जाते उसने आग्नेलिया को पास खींचा और धीरे से शरीर पर हाथ फेरा।

आग्नेलिया उस स्पर्श को पहचान गई। उसने झट से उसे धकेल दिया। ग़ुस्से और डर के मारे काँपते हुए वह पीछे मुड़ गई। और पिछला दरवाज़ा खोलकर भागते हुए घर पहुँच गई।

आते ही पलंग पर लुढ़क गई और ज़ोर-ज़ोर से रोने लगी।

माँ दौड़ी-दौड़ी पास आई, "क्या हुआ? क्या उसने देने से मना किया?"

इतने में सान्तान ही अन्दर आ गया। "अरे, मैं तो बस उससे ज़रा मज़ाक़ कर रहा था। बेवजह नाराज़ हो गई। रहने दो। उससे और कुछ मत पूछो। ये लो पचास रुपये। उसका एग्ज़ाम अच्छे से जाना चाहिए।"

यह कहते हुए पचास रुपये माँ के हाथ में थमाकर सान्तान चला गया।

इस घटना से आग्नेलिया एक बात सीख गई थी। पैसों के बिना इनसान का कोई मूल्य नहीं है। ये अभावभरी ज़िन्दगी, अधीनता, सिर्फ़ ग़रीबी की वजह से है। आनेवाली ज़िन्दगी को अगर ख़ुशनुमा बनाना है तो फिर बड़े घर में जाने के सपने देखने होंगे। और अगर बड़े घर में जाना है तो अभी से सँभलकर रहना पड़ेगा। उस हिसाब से रहन-सहन रखना पड़ेगा। आँखें खुली रखकर बरताव करना पड़ेगा।

एस.एससी. में स्कूल में ही नहीं बल्कि पूरे गाँव में उसने पहला नम्बर पाया था। पंचायत ने उसे स्कॉलरशिप दी। पड़ोसन ने कुछ पैसे उधार दे दिए और कॉलेज का एडमिशन हो गया।

शिक्षा पटरी पर आ गई। लेकिन घर की परिस्थिति बिगड़ती जा रही थी। सान्तान का माँ से जी भर जाने के कारण उसका आना बन्द हो गया था। माँ को शराब की लत लगने की वजह से अब उससे काम नहीं हो रहा था। और काम करने के बाद जो दो-चार पैसे मिलते थे वे शराब में बह जाते थे। आग्नेलिया सूखने लगी। और अचानक...

वह कॉलेज के लिए तैयार हो रही थी। माँ चूल्हे पर चावल के लिए पानी रखकर बाहर काम पर गई थी। कल की बची हुई करी बाहर निकालकर आग्नेलिया ने गरम की। चावल बनाया। थोड़ी-सी करी अपनी तश्तरी में ली। आज अगर करी ख़त्म की तो कल केवल मांड़ मिल पाएगा। उसके बजाय तो...

आग्नेलिया ने माँ के लिए भी प्लेट निकाली। चावल परोसा। ऊपर करी डाली। बची हुई करी में थोड़ा पानी मिला दिया और बढ़ा दी। फिर से चूल्हे पर रखकर दुबारा उबाल दी और इस तरह ढककर रख दिया कि माँ की नज़र नहीं पड़े। निवाला मुँह में रखने जा ही रही थी कि बाहर से पोस्टमैन ने पुकारा। जूठा हाथ लिये ही आग्नेलिया बाहर निकल आई। फिलिप के मरने की ख़बर के बाद अभी तक उनके दरवाज़े पर पोस्टमैन का आना नहीं हुआ था। चकित होकर आग्नेलिया ने पूछा, "चिट्ठी है?"

"हाँ। लेकिन रजिस्टर्ड। माँ से कह देना कि पोस्टमास्टर ने बुलाया है।"

"क्या मैं नहीं आ सकती हूँ?"

"नहीं। उसके नाम पर है। उसी को आना पड़ेगा।" इतना कहकर पोस्टमैन चला गया।

आग्नेलिया को यों ही लगने लगा कि कुछ ग़लत होनेवाला है। कैसी चिट्ठी होगी? वह भी रजिस्टर्ड! कहीं सरकारी नोटिस तो नहीं है? या पंचायत की? ज़मींदार की?

आग्नेलिया ने जल्दी-जल्दी खाना ख़त्म किया और पड़ोसन के घर जाने के लिए जूते पहने। इतने में माँ आ गई। कुछ ज़्यादा बताए बिना वह माँ को साथ लिये पोस्ट ऑफ़िस में चली गई।

माँ ने दस्तख़त कर दिए और पोस्ट मास्टर से चिट्ठी ले ली। आग्नेलिया मुँह बन्द किए हुए थी। सारी उत्सुकता को दिल में दबाकर रखा था। लेकिन माँ से रहा न गया। उसने पोस्ट मास्टर से पूछा, "भैया, कहाँ से आई है ये चिट्ठी?"

"कुवैत से आई है।"

"कैसी ख़बर है?"

"पता नहीं। पढ़कर देखना।"

आग्नेलिया ने माँ का हाथ खींचा। और चिट्ठी लेकर सीधे घर आ पहुँची।

लिफ़ाफ़ा खोल दिया। अन्दर एक ड्राफ़्ट था। अस्सी हज़ार का। आग्नेलिया के दिल की धड़कनें रुक गईं। उसने फटाफट साथ आई चिट्ठी को खोल दिया। फिलिप के साथ हुए हादसे का केस वहाँ के कोर्ट में चल रहा था। और वहाँ के कोर्ट ने कम्पनी को नुक़सान की भरपाई करने का फ़रमान दे दिया था। उसी के अनुसार यह अस्सी हज़ार का ड्राफ़्ट आ गया था।

अचानक हाथ लगे पैसों से आग्नेलिया पागल नहीं हुई। उसने नए से ज़िन्दगी की योजना बनाई। माँ के साथ जॉइंट अकाउंट खोला। ड्राफ़्ट भर दिया। दरअसल अकाउंट खोलने के लिए ज़रूरी दस रुपये तक उनके पास नहीं थे। लेकिन आग्नेलिया ने ख़ास चुनकर अमीर घर की जो सहेलियाँ बनाई थीं वे इस वक़्त काम आ गईं।

घर के ख़राब हालात सुधरने के बाद माँ की शराब की लत छूट जाएगी

ऐसा आग्नेलिया को लगा था लेकिन ऐसा नहीं हुआ। उलटे, अब शराब ज़्यादा लगने लगी। और अगर शराब न पीती तो माँ से कोई भी काम न हो पाता।

ऊपर से पैसों के बारे में पता चलते ही रिश्तेदार खोज-ख़बर लेने आने लगे। फिलिप की बहन आकर पूछताछ करने लगी। लेकिन आग्नेलिया ने किसी को भी कोई जवाब नहीं दिया। माँ के लिए उसने एक नियम बनाया था। रोज़ चार रुपये उसे शराब के लिए मिल जाएँगे। लेकिन उसके ऊपर एक पैसा भी नहीं मिलेगा। किसी से उधार नहीं लेगी ना ही किसी को पैसे देगी। सारा हिसाब अपने हाथों में रखते हुए उसने आगे की योजना तय की थी।

यह गाँव—जिस गाँव ने उन्हें तड़पाया था; जिस गाँव के सान्तान बारवाले ने धेलाभर देकर मनभर लूटा था जिस गाँव में बासी करी को ख़त्म होने के डर से उबाल-उबालकर चार-चार दिनों तक खाया था; जिस कुत्ते को लाड़-प्यार से बड़ा किया उसे खाना न दे पाने के कारण मजबूरी में दूर ले जाकर छोड़ आना पड़ा था; छिछोरे, स्वार्थी जवान लड़कों की गन्दी हरकतों को सिर्फ़ ग़रीबी की वजह से बरदाश्त करना पड़ा था, उस गाँव की सभी कड़वी यादों को पोंछकर मिटा देने की ख़ातिर आग्नेलिया ने हमेशा के लिए गाँव छोड़कर चले जाने की तैयारी शुरू की।

माँ घर बेचने के लिए हाँ-ना कर रही थी। लेकिन एक दिन शराब का पैसा देना बन्द करने पर वह तैयार हो गई। कॉलेज की एक सहेली के पिता के मार्फ़त पणजी में सस्ते में एक वन बेडरूम फ़्लैट ख़रीदा और पणजी के कॉलेज में दाख़िला लिया।

एक होशियार और स्मार्ट लड़की के रूप में उसने पणजी में नाम कमा लिया। उसने सिर्फ़ चुनी हुई रईसज़ादी लड़कियों से ही दोस्ती की। पास आनेवाले लड़कों के साथ वह आसानी से घुल-मिल जाती। लेकिन किसी को नज़दीक आने नहीं देती। इनमें से एक भी उसका जीवनसाथी बनने में रुचि नहीं रखता है, इस सच्चाई को वह अच्छी तरह जानती थी। उसके इस व्यवहार का बड़ा अच्छा परिणाम हुआ। आग्नेलिया इनैक्सेसेबल के रूप में लड़कों के बीच मशहूर हो गई। अब ज़्यादा से ज़्यादा लड़के उसके साथ दोस्ती करने के लिए उत्सुक रहने लगे।

बी.ए. का रिज़ल्ट आ गया। उसी दिन आग्नेलिया की माँ का देहान्त हो गया। दो अच्छी घटनाएँ एक ही दिन हो गईं, इस बात से आग्नेलिया ख़ुश थी। दरअसल माँ का होना या न होना एक जैसा था। दिनभर शराब के नशे में धुत्त पड़ी रहती और जब नहीं पीती थी तब उसका दिमाग़ ठिकाने नहीं होता था। इंतेर के लिए पड़ोसी आ गए थे। अब आग्नेलिया अकेली हो गई, इस बात को लेकर कुछ लोगों ने चिन्ता जताई। लेकिन आग्नेलिया ने चैन की साँस ली थी।

आग्नेलिया को अब नौकरी की ज़रूरत थी। फ़्लैट लेने में और बाक़ी ख़र्चों में पैसे ख़त्म हो गए थे। आग्नेलिया ने अर्जियाँ भेजनी शुरू की और पहली कोशिश में ही नौकरी हाथ लग गई। एक राष्ट्रीय कम्पनी में जिसके अन्तर्गत कई फ़ाइव स्टार होटल आते थे, उसे पब्लिक रिलेशन ऑफ़िसर के रूप में चुना गया और एक महीने की ट्रेनिंग के लिए मुम्बई भेजा गया। मुम्बई की यह ट्रिप उसके जीवन को एक नए मोड़ पर लाकर रख देगी, इस बात की ज़रा भी भनक उसे नहीं थी।

आने-जाने के लिए कम्पनी ने हवाई जहाज़ के टिकट दिए थे। आते समय उसने विंडो सीट माँगकर ली थी। ऊपर बैगेज कम्पार्टमेंट में बैग रखकर वह बैठ गई। बग़ल की सीट ख़ाली थी। दरवाज़ा बन्द होने के समय पर एक नौजवान जल्दी-जल्दी ऊपर आ गया। सीट ढूँढ़ते-ढूँढ़ते आग्नेलिया के पास पहुँचा और नम्बर देखकर उसने आग्नेलिया को 'हैलो' कहा।

आग्नेलिया ने नज़र दूसरी तरफ़ घुमाई। उसने बैगेज कम्पार्टमेंट में हाथ डाला ही था कि आग्नेलिया का बैग फिसलते हुए उसके सिर पर आ गिरा। वह एकदम कराह उठा।

'सॉरी' कहते हुए आग्नेलिया ने बैग उठाया। वह एकदम झेंप गई। उसे अपराधबोध अनुभव हुआ।

"इट इज़ ऑल राइट," यह कहते हुए उसी ने आग्नेलिया से बैग ले लिया और ऊपर रखा और अपना सामान बग़ल वाले कम्पार्टमेंट में भर दिया।

"इट वाज़ क्वाइट हैवी।" माथा सहलाते हुए उसने हँसकर कहा।

"आइ एम सॉरी!" फिर एक बार आग्नेलिया ने माफ़ी माँगी।

"फ़ॉरगेट इट, आई एम विनोद जिवानी गोवा से हूँ। क्या तुम गोवा जा रही हो?"

"मैं भी गोवा से ही हूँ। आग्नेलिया। आग्नेलिया ब्रागांझा।" आग्नेलिया ने झिझकते हुए अपना परिचय दिया।

वह बहुत बोलता था। पर आग्नेलिया ने ज़्यादा ध्यान नहीं दिया। उतरते समय उसने कार्ड थमा दिया।

"अब गोवा में मिलते हैं। तुम्हारा फ़ोन?"

"आई एम सॉरी। घर में फ़ोन नहीं है। और मुझे अभी-अभी नौकरी मिली है। हमारा ऑफ़िस सिल्वर व्हेव्स होटल में है। पर मुझे फ़ोन नम्बर याद नहीं," आग्नेलिया ने कहा। इतनी नज़दीकी दिखाने की उसकी आदत आग्नेलिया को पसन्द नहीं आई।

"हाउ अबाउट अ लिफ़्ट?"

विनोद उसे लिफ़्ट देना चाहता था। लेकिन आग्नेलिया ने उसे मना कर दिया।

"नो, थैंक्स! मेरी फ्रेंड्स आनेवाली हैं।" और वह कोच में बैठकर पणजी आ गई।

'विनोद जिवानी।' पार्टनर—जिवानी एंड कम्पनी। उद्योगपति। कार्ड देखकर अन्दाज़ा हो गया था। कम्पनी बड़ी मशहूर थी। फिर भी उसने मन में सोचा कल जेस्सी से पूछ लूँगी। लेकिन दूसरे दिन वह पूछना भूल गई।

शाम चार बजे फ़ोन आया। ऑपरेटर ने कहा, "मि. जिवानी वांट्स टु टॉक टु यू।" ऑपरेटर की आवाज़ उत्तेजित हो उठी थी।

आग्नेलिया सचेत हो गई। अमीर बाप का बेटा है। सँभलकर रहना होगा।

"उससे कहो, मैं बिज़ी हूँ। कहना कि बाद में मैं ही फ़ोन कर लूँगी।"

ऑपरेटर ने उसी तरह बताकर फ़ोन रख दिया और उत्तेजित स्वर में कहा, "यू नो, मि. जिवानी इज़ अ फ़ेमस बिज़नेस मैन। तुम्हें उनके साथ बात करनी चाहिए थी।"

आग्नेलिया को ऑपरेटर पर गुस्सा आ रहा था। पर वह चुप रही। उसने वापस विनोद को फ़ोन भी नहीं किया।

दूसरे दिन सुबह फिर से फ़ोन आ गया।

"आज शाम को फ्री हो क्या?"

"सॉरी।" कहकर उसने उससे पीछा छुड़ाया। बाद में जेस्सी से उसके बारे में जानने की कोशिश की। जेस्सी से कुछ भी पूछा जा सकता है। पूरा जवाब मिल जाता। विनोद जिवानी की पूरी जानकारी देते हुए जेस्सी ने कहा, "आग्नेलिया, इट लुक्स लाइक युअर आर इंटरेस्टेड इन हिम!"

"इट्'स अदरवाइज़।" आग्नेलिया ने कहा।

"ऐसा है तो उसे रोकना मत।" जेस्सी ने सलाह दी।

और फिर जब दूसरे दिन फ़ोन आया तब आग्नेलिया ने उससे मिलने के लिए हाँ कहा।

सपनों का राजकुमार आग्नेलिया को मिल गया था!

पहचान को प्यार में बदलने में देर नहीं लगी। दिन-ब-दिन वे पास आते गए। "तुम जानती हो आग्नेलिया, व्हाई आई लाइक यू? जो चीज़ मुझे कहीं और नहीं मिल पाती है वह तुम्हारे पास है।"

"मेरे पास जो है और नहीं है, वह सब तुम्हारे पास है। तुम्हें देने लायक क्या है मेरे पास?" आग्नेलिया ने पूछा।

"जो पैसों से नहीं ख़रीदा जा सकता—दिल से किया गया प्यार!" आग्नेलिया को विनोद की यह बात बचकानी लगी। मूर्खतापूर्ण। लेकिन वह गम्भीरता से बोल रहा था। शायद सच भी हो सकता था।

आग्नेलिया के हिसाब से उसकी इच्छा पूरी होने के रास्ते पर थी। अब आगे पैसों की बरसात, रहने के लिए बँगला, घूमने के लिए कारें, पहनने के लिए आए दिन नए कपड़े...

एक ही चिन्ता सता रही थी, विनोद मैरेज को आगे बढ़ाता जा रहा था।

आज विनोद मुझमें इंटरेस्ट ले रहा है। कल कोई और मिल जाने पर... फ्रैडी को वह भूल चुकी थी। लेकिन फ्रैडी ने जो ज़ख़्म दिया था उसका निशान

अभी मिटा नहीं था...सचेत तो रहना ही पड़ेगा। नहीं तो कल को विनोद, माइकल जैसे किसी आदमी को भेजकर यह कहने से पीछे नहीं हटेगा कि अब इससे प्यार करो।

वैसे विनोद भी शादी के लिए बड़ा बेचैन था। लेकिन विराट की शादी अभी तक नहीं हुई थी, इसलिए वह बात को आगे नहीं बढ़ाता था। इसका कुछ हल निकालना होगा। कुछ तो करना पड़ेगा।

सुबह ऑफ़िस पहुँचने में ज़रा देर हो गई। अन्दर पहुँचते ही ऑपरेटर ने कहा, "सुबह से आपके लिए दो बार फ़ोन आ चुका है मि. जिवानी का!"

रात को ही तो पहुँचाकर गया था। सुबह-सुबह ऐसी क्या जल्दी हो गई? कहीं शाम का प्रोग्राम तय करने के लिए तो नहीं? आग्नेलिया यह सब सोच ही रही थी कि जिवानी का फ़ोन आ गया।

"नेलिया, एक ज़रूरी काम के लिए आज मैं बॉम्बे जा रहा हूँ। फ़्लाइट शाम चार बजे है। मैं दो टिकट निकालता हूँ। तुम चलो मेरे साथ।"

विनोद यह मानकर चल रहा था कि वह हाँ कह देगी। आग्नेलिया सचेत हो गई। विनोद बढ़ती नज़दीकियों की वजह से 'पजेसिव' होता जा रहा था। और मुम्बई में जब दोनों अकेले होंगे तब शायद आग्नेलिया को 'सबमिट' होना पड़ जाता...

"सॉरी, विनोद, मेरे पास लीव नहीं बची है।"

"सिर्फ़ दो दिनों की ख़ातिर, नेलिया।"

"नहीं विनोद, मैं बार-बार लीव लेती हूँ इसलिए मैनेजर मुझसे पहले ही नाराज़ है।"

सच, इन दिनों आग्नेलिया काम पर भी ठीक से ध्यान नहीं दे पा रही थी और वह अपने काम को अच्छी तरह समय भी नहीं दे रही थी। इन दिनों चार्टर फ़्लाइट्स के आने की वजह से काम भी बढ़ा हुआ था। लेकिन विनोद सुनने के मूड में नहीं था। उसने फ़ोन नीचे रखा और सीधे जनरल मैनेजर को फ़ोन लगाया।

मैनेजर ने ठंडी आवाज़ में उससे कहा, "विद ड्यू रेस्पेक्ट फॉर यू, मि.

जिवानी, आप कह रहे हैं इसलिए मैं उसे लीव कैसे दे सकता हूँ? शी हैज नो लीव इन बैलेंस।"

विनोद भड़क उठा, "शी केयर्स अ फिग फॉर युअर जॉब!"

और फ़ोन काटकर विनोद सीधे जब होटल के ऑफ़िस में पहुँचा तब जनरल मैनेजर आग्नेलिया को काम और अनुशासन का महत्त्व कड़े शब्दों में समझा रहा था। विनोद के पहुँचने पर आग्नेलिया की हालत चोर-सी हो गई। जनरल मैनेजर भी ज़रा सकपका गया। विनोद बरस पड़ा। "टु हेल विद यू!" ऐसा कहते हुए उसने एक काग़ज़ खींच लिया। फटाफट चार शब्द लिख दिए और पेन और काग़ज़ आग्नेलिया के सामने रख दिया।

रेज़िग्नेशन! आग्नेलिया पलभर के लिए हिचक गई। लेकिन सिर्फ़ पलभर। इस पल विनोद को आग्नेलिया का पूरा सहयोग चाहिए था। आग्नेलिया ने फटाक से हस्ताक्षर किए। काग़ज़ मैनेजर को दे दिया और विनोद के हाथों में हाथ डालकर बाहर चली आई।

आग्नेलिया को लेकर विनोद सीधे जिवानी हाउस गया। आग्नेलिया पहली बार वहाँ आई थी। वह चार मालों वाली इमारत बाहर से जितना सुन्दर दिखती थी उससे कहीं ज़्यादा अन्दर से ख़ूबसूरत दिखती थी। तीसरे माले पर विनोद का केबिन था।

गर्दन नीचे झुकाए उसे ताकनेवाली नज़रों को पीछे छोड़ते हुए आग्नेलिया विनोद के पीछे-पीछे उसके केबिन में आ गई।

"अब यह केबिन तुम्हारा है। आज से तुम मेरी प्राइवेट सेक्रेटरी हो। तुम्हारे लिए यहाँ मेज़ का इन्तज़ाम करता हूँ।"

विनोद के पैर अभी तक ज़मीन पर नहीं आए थे। वह अभी भी उत्तेजित था। आग्नेलिया ने हल्के से मुस्कुराते हुए उसे पास खींचा। "भाई से नहीं पूछोगे?" उसे यह न लगे कि वह ताना दे रही है इसका ध्यान रखते हुए आग्नेलिया ने जानबूझकर प्रयासपूर्वक पूछा।

"यू आर राइट!" यह कहकर उसने इंटरकॉम का बटन दबाया।

"भैया, इफ़ यू आर नॉट बिजी, मुझे कुछ बात करनी है। इट्'स अर्जेंट। आऊँ?"

पूरा चौथा माला एयर कंडिशंड था और विराट के ऑफ़िस की सजावट आँखों में भरने लायक सुन्दर और स्तरीय थी। विनोद आग्नेलिया को लेकर जब केबिन के अन्दर पहुँचा तब विराट अपनी ओवल मेज़ के पीछे आराम से बैठकर आँखें बन्द किए सामने बैठी स्टेनो को चिट्ठी डिक्टेट कर रहा था। विनोद के अन्दर आते ही उसने इशारा किया। उसके साथ वह स्टेनोग्राफ़र काग़ज़ इकट्ठा करके बाहर चली गई।

विराट उठ गया और बग़ल के सोफ़े के पास आ गया। "मिस आग्नेलिया ब्रागांझा। विराट, मेरा भाई।" विनोद ने परिचय कराया।

विराट ने शिष्टाचार के नाम पर हाथ आगे बढ़ाया। विनोद को बैठने के लिए कह दिया और फिर ख़ुद बैठ गया।

विनोद ज़रा नर्वस-सा दिख रहा था। इसलिए आग्नेलिया का दिल भी ज़ोर से धड़कने लगा।

"अं...तुम...तुम्हें मैंने पहले ही बताया है। उसके उस मैनेजर ने...वह तंग करता है इसलिए उसने आज ही नौकरी छोड़ दी...मैंने ही कहा उसे..."

विनोद से तीन-चार साल तो बड़ा होगा विराट। क़द-काठी में विनोद जैसा ही। लेकिन चेहरा तेजस्वी और गम्भीर। नज़रें स्थिर, आत्मविश्वास से भरी हुईं।

विराट की नज़रों से नज़र मिलाने में विनोद को कष्ट हो रहा था। बीच में ही वह रुक गया।

"गो अहेड!" विराट ने कहा। आग्नेलिया को लगा, वह दबी-दबी मुस्कुराहट लिये विनोद पर हँस रहा था। उस पर तरस खाते हुए। तब तक साहस दिखाते हुए विनोद ने कह डाला, "आज से मैं इसे अपनी प्राइवेट सेक्रेटरी नियुक्त करता हूँ। ठीक है ना?"

पहली बार विराट ने आग्नेलिया को ध्यान से देखा। जैसे परख रहा हो और फिर अपनी स्वीकृति देते हुए सिर हिलाया।

"और कुछ?" विराट ने मुस्कुराते हुए पूछा।

"और कुछ नहीं। थैंक्यू!" कहकर विनोद झट से उठ गया। उसके पीछे आग्नेलिया भी बाहर निकल आई।

"युअर ब्रदर लुक्स सो यंग! वह इतने बड़े बिजनेस को सँभालता है इस

पर विश्वास नहीं हो रहा।" आग्नेलिया का जी हल्का हो गया था।

"डोंट गो बाई हिज लुक्स! ही इज़ अ वेरी प्रैक्टिकल मैन। वैसे वह बहुत सीधा है। लेकिन पैसों के आगे इनसान को नहीं पहचानता है।" विनोद ने भैया के बारे में अपनी राय प्रकट की। "और अब चलो। बॉम्बे जाने की तैयारी करो...अरे! भैया को बताना ही रह गया! जस्ट अ मिनट। बताकर आता हूँ।"

और आग्नेलिया की बात सुनने से पहले ही विनोद बाहर चला गया। आग्नेलिया मुम्बई जाना नहीं चाहती थी। अकेले साथ होने पर कुछ भी हो सकता था। और एक बार विनोद को जो वह चाहता था वह मिल जाता फिर उसके बाद आग्नेलिया के प्रति उसका आकर्षण कम होने की पूरी सम्भावना थी। इसका कोई हल ढूँढ़ना ही होगा...इतने में इंटरकॉम पर आवाज़ आई।

"मिस ब्रागांझा, आर यू देयर?" विराट बोल रहा था।

आग्नेलिया अकेली ही थी। पलभर के लिए उलझ गई।

"यस सर!"

"नाउ लिसन!" विनोद आज बॉम्बे जा रहा है। तुम्हें साथ ले जाना चाहता है। मैंने उसे एडवाइस दिया है कि मत लेकर जाना। यू डोंट एनकरेज हिम। उसे कारोबार की समझ नहीं है। काम बहुत ख़ास है। मैं जानता हूँ, तुम अगर साथ होगी तो वह काम के बारे में सोचना भूल जाएगा। डू यू अंडरस्टैंड?"

"यश...सर!" आग्नेलिया ने कहा।

"ऑल राइट। वह नीचे गया है। अब पहुँच जाएगा। याद रखना।" और आवाज़ बन्द हो गई।

आग्नेलिया को लगा जैसे उसके सिर से भारी बोझ हट गया हो। इतने में विनोद आ गया। "देम दैट विराट! अकेले जाने के लिए कह रहा है। कह रहा है कि काम बहुत ख़ास है...अनडिवाइडेड अटेंशन की ज़रूरत होगी।" विनोद झुँझलाता रह गया।

"विनोद, इस तरह नाराज़ मत होना।" और विनोद के कन्धे पर हाथ रखकर आग्नेलिया ने कहा, "इन अ वे, ही इज़ राइट! अगर मैं तुम्हारे साथ रहूँगी तो फिर—आई विल डिमांड अनडिवाइडेड अटेंशन।"

विनोद शान्त हो गया। "ठीक है... आई विल मिस यू! मीनवाइल, यहाँ तुम्हारे लिए मेज़ मँगवाई है और मेरे आने तक तुम ज़रा विराट के केबिन में बैठ जाना। उसी ने कहा है कि वह तुम्हें ब्रीफ़ करेगा। ऊपर से उसकी स्टेनो भी तुम्हारी हेल्प करेगी।"

साँप-सीढ़ी के खेल में आग्नेलिया को यह एक वरदान-सा मिला था जिसके कारण वह सीढ़ी से सीधे ऊपर पहुँच गई थी—अन्तिम घर—मंज़िल के पास। जिवानी एंड कम्पनी की अमीरी का स्पर्श अब उसे होने लगा था। नया ऑफ़िस, नए लोग...दो दिन तेज़ी से गुज़र गए।

बीच में विनोद का फ़ोन आया था। लेकिन विराट के सामने ही रिसीव करना पड़ा था इसलिए ज़्यादा कुछ बात नहीं हो पाई थी। वहाँ विनोद की कितनी बुरी हालत हुई होगी इसका आग्नेलिया को भलीभाँति अहसास था। और ठीक जिस दिन उसे वापस लौटना था उस दिन का प्लेन लेट हो गया था। विनोद के पणजी पहुँचने तक ऑफ़िस बन्द हो चुका था। इसलिए वह सीधे आग्नेलिया से मिलने फ़्लैट पर आ गया।

आग्नेलिया उसी का इन्तज़ार कर रही थी।

"ओह नेलिया, आई मिस्ड यू सो मच!"

"मी टू!" उसकी बाँहों में घुसते हुए आग्नेलिया ने कहा।

"काम ठीक से हो गया?"

"हाँ, उतना बुरा भी नहीं हुआ। भैया और दो दिन रुकने के लिए कह रहा था। लेकिन...आई कुड नॉट!" विनोद सेंटिमेंटल हो गया। "नेलिया, आई लव यू सो मच...तुम्हारे बग़ैर जीना अब मुश्किल है!"

विनोद का सेंटिमेंटलिज़्म आग्नेलिया को पसन्द नहीं था। अपनी संवेदनाओं, भावनाओं का आग्नेलिया ने बहुत कम उम्र में ही गला घोंट दिया था। अब सिर्फ़ दुनियादारी उसकी समझ में आती थी। विनोद का सेंटिमेंटलिज़्म बरदाश्त करने में व्यावहारिकता होने के कारण ही वह चुप रही।

"हम मिरामार चलें क्या?" आग्नेलिया ने पूछा।

"ओह यस! और ये देखो नेलिया, मैं तुम्हारे लिए कुछ लेकर आया

हूँ...” और विनोद ने पर्स में समा सकनेवाला एक पोर्टेबल टी.वी. आग्नेलिया के हाथ में रख दिया।

“थैंक्यू डार्लिंग!” लेकिन ये दिल से निकले हुए शब्द नहीं थे। थोड़े ही दिनों में वह मिसेज़ जिवानी बनने जा रही थी सो ऐसी चीज़ों का अब उसके लिए महत्त्व नहीं रह गया था।

रास्ते में रोज़ की तरह विनोद की बातें जारी थीं।

“बट फॉर माई ब्रदर, मैं तुम्हें मुम्बई लेकर जानेवाला था। बहुत मज़ा आ जाता।”

आग्नेलिया ने कुछ नहीं कहा।

“लेकिन मैं जानता हूँ, अगर तुम्हें साथ लेकर गया होता और काम बाक़ी है कहकर और एक दिन रुकना पड़ता तो फिर वह मुझे वापस बुला लेता। अब तुम साथ नहीं और काम बाक़ी रह गया था तो मुझे और दो दिन रुकने को कह रहा था भैया—जहाँ जाता हूँ मेरे रास्ते में आ जाता है।”

“लेकिन इसका क्या उपाय है? वह बड़ा भाई है। सारी अथॉरिटी उसके हाथ में है...” आग्नेलिया ने विनोद को वस्तुस्थिति से अवगत कराया।

“सच, डैडी ने सारे अधिकार विराट के हाथ में सौंपे हैं। बड़ा भाई होने के कारण...इफ़ ओनली आई वाज एल्डर!”

“ऑर द ओनली सन टु युअर फ़ादर!” आग्नेलिया ने सहजता से कहा।

विनोद एकदम सकते में आ गया। पलभर के लिए दुविधा में पड़ गया। आग्नेलिया को देखकर उसने मुँह खोला। फिर बन्द किया। फिर एक साँस छोड़ी और कहा, “अगर ऐसा हुआ होता तो मेरे जैसा सुखी और कोई नहीं होता।”

“अभी भी वैसे हो सकता है, तुम चाहो तो!” आग्नेलिया ने विनोद की ओर एकटक देखते हुए कहा। “आई मीन, कल अगर कोई एक्सिडेंट हुआ या फिर कुछ भी भला-बुरा...”

“पर...पर...दैट इज़ अ रिमोट पॉसिबिलिटी।” विनोद ने कन्धे उचकाते हुए कहा।

“ओह! विनोद। सब कुछ नसीब पर मत छोड़ो। मर्द आदमी के पास

गट्स होने चाहिए।" आग्नेलिया ने उसकी जाँघ पर हाथ रखकर उसे थपकाते हुए कहा।

"ऑफ़ कोर्स, मेरे पास गट्स है। लेकिन मेरे हाथ में क्या है?"

"है। लेकिन अगर मैंने तुम्हें पॉसिबिलिटीज़ बताईं तो तुम मुझसे नाराज़ हो सकते हो। यू मे इवेन हेट मी!" आग्नेलिया ने चतुराई से क़दम आगे बढ़ाया।

"सर्टेनली नॉट! यू आर अ जीनियस। तुम बताओ तो सही!" विनोद उत्तेजित हो उठा।

"विनोद, डोंट मिसअंडरस्टैंड मी! तुम्हारे बग़ैर जीना मुश्किल हो गया है इसलिए कह रही हूँ। अभी जब तुम बात कर रहे थे तभी सूझ गया मुझे। यू मे कॉल इट अ कॉन्सपिरेसी।"

"अरे बाबा, मैं कुछ नहीं कहूँगा। तुम बताओ। प्लीज़ गो अहेड। मैं कुछ भी करने के लिए तैयार हूँ..."

गाड़ी मिरामार पहुँच गई। लेकिन वे नहीं उतरे। गाड़ी में बैठे-बैठे ही आग्नेलिया ने उसे पहले झिझकते हुए, बाद में आत्मविश्वास के साथ अपनी योजना बताई।

जब तक विराट है तब तक विनोद को फ्री हैंड मिलना कठिन था...और कोई भी चीज़ दो लोगों के बीच बाँटने से अच्छा है कि किसी एक को ही वह भोगने के लिए मिल जाए...

विनोद को बात जँच गई।

"परसों मैं विराट के साथ जिवानी हाउस के टैरेस पर गई थी...किनारे पर पहुँचकर रेलिंग के सहारे खड़े होकर मैंने नीचे देखा था...ओह माई! अ फाल कैन बी फैटल!...तभी मेरे मन में आया था, विनोद...सिर्फ़ एक पुश!...और तुम अपने पिता के अकेले, इकलौते बेटे बन सकते हो..."

"हाउ इजी!" विनोद ने मचलकर कहा, "मैं ये आसानी से कर सकता हूँ! आई कैन डू इट! लेकिन...फिर..."

"इट कैन बी एन एक्सीडेंट! नहीं तो सुसाइड..."

दूसरे दिन शाम सात बजे शादी से सम्बन्धित थोड़ी प्राइवेट बातें करने की ख़ातिर टैरेस पर मिलने के लिए विराट राज़ी हो गया और विनोद की चिन्ता दूर हुई। अगला काम आसान था। ओनली अ पुश! बाद में थोड़ा हंगामा होगा। पुलिस आएगी, पूछताछ होगी। आत्महत्या के हज़ार कारण दिए जा सकते हैं। और गवाही देने के लिए आग्नेलिया तो साथ रहेगी ही। और जब हाथ में पैसा हो तो कितने भी गुनाह दबाए जा सकते हैं...विनोद की बेचैनी चरम सीमा पर पहुँच गई थी।

आग्नेलिया को चिन्ता हो रही थी। कहीं यह ऐन मौक़े पर पीछे तो नहीं हटेगा...अगर विराट टैरेस पर आया ही नहीं तो? बीच-बीच में उसका उत्साह बढ़ाने के लिए आग्नेलिया उसके साथ बनी रही।

सात बजकर दस मिनट हो गए थे। अचानक एक चीख़ उस शान्त वातावरण को चीर गई। जिवानी हाउस के टैरेस से चिल्लाहट सुनाई देने लगी। हंगामा मच गया। नीचे भारी भीड़ इकट्ठा हो गई। सायरन बजाते हुए पुलिस पहुँच गई।

एम्बुलेंस...

पंचनामा...

पूछताछ...

आग्नेलिया चक्कर खाकर गिर गई थी। उसे जो शॉक लगा था, उसका प्रभाव कम करने की ख़ातिर डॉक्टर ने उसे इंजेक्शन दे दिया था। ऑफ़िस के सोफ़े पर वह निश्चल पड़ी हुई थी। कोई उसे हवा दे रहा था।

ख़ुद डी.वाई.एस.पी. ऊपर आए थे।

"कैसी तबीयत है? बोल सकती हैं ना?" उन्होंने डॉक्टर से पूछा।

"शॉक लगा है। पर शी इज़ ऑल राइट!" पुलिस ने सबको बाहर निकाल दिया।

"यू टु मिसेज़ जिवानी।"

और दरवाज़ा बन्द कर उन्होंने आग्नेलिया का स्टेटमेंट ले लिया।

"दरअसल मेरी वजह से ही दोनों के बीच बहस शुरू हुई थी...मैं इनके साथ शादी करने जा रही हूँ, इस बात का पता चलते ही वह पागल-सा हो गया।

कहने लगा, जान दे दूँगा...हमें—हमें सच नहीं लगा। और, इन हिज इमोशनल आउटब्रस्ट उसने, हम रोकें उससे पहले ही उसने..." और आग्नेलिया ज़ोर-ज़ोर से रोने लगी।

"सॉरी, मिस ब्रागांझा, आप अब रेस्ट कीजिए।" डी.वाइ.एस.पी. उठ गए और 'ए क्लीयर केस ऑफ़ सुसाइड' कहते हुए बाहर चले गए।

पुलिस को लिफ़्ट तक पहुँचाकर वह वापस आ गया। दरवाज़ा अन्दर से बन्द कर दिया। और आग्नेलिया के पास आकर उसका हाथ अपने हाथों में लेकर उसने कहा, "थैंक्यू नेलिया, यू आर अ जीनियस! मैंने तुमसे कहा ही था, मेरा प्लान फेल नहीं होगा। तुमने अपना काम बख़ूबी निभाया।"

"लेकिन मुझे..."

"तुम बिलकुल चिन्ता मत करना। अगले महीने हो हम सिविल मैरेज कर लेंगे। अब हमें कोई एक-दूसरे से अलग नहीं कर सकता।"

"ओह! थैंक्यू विनोद! आई एम सो हैप्पी!" कहते हुए आग्नेलिया जिवानी साम्राज्य के इकलौते वारिस, विनोद की बाँहों में चली गई।

स्वप्न प्रेमी

अठारह साल की उम्र में जब गोवा आया था तब से वह सुबह साढ़े सात बजने से पहले, वह भी डाँट पड़े बग़ैर, उठ गया हो ऐसा कभी नहीं हुआ था। यतीन दा को सुबह उठते ही चाय की तलब होती थी। रात को बाज़ार से दूध की थैली लेकर आने का काम यतीन दा ने उसको सौंपा था। वह भी पिछले पाँच सालों से बिना चूके रोज़ लाता था। दिया हुआ काम पूरा करना उसके स्वभाव में ही था। लेकिन कल वह भूल गया था।

"ओट्ठ। तारातारी!" यतीन दा बांग्ला में उस पर चिल्ला उठा। "येखोण जाव। पहले दूध की थैली लेकर आओ..." यतीन दा ने आज सिर्फ़ डाँट ही नहीं लगाई थी, पीठ पर मुक्का मारकर उसे जगाया भी था।

वैसे यतीन मिस्त्री के पास लकड़ी का काम करनेवाले और दो मिस्त्री थे। लेकिन लकड़ी की नक़्क़ाशी का काम करने में उसका हाथ पकड़नेवाला दूसरा कारीगर न होने के कारण यतीन दा उसकी ग़लतियों को नज़रअन्दाज़ कर देता था। पर सुबह की चाय की तलब यतीन दा रोक नहीं सकता था।

वह झुँझलाते हुए उठ गया। कितना अच्छा सपना चल रहा था। वह सुन्दर परी उसके साथ गुलू-गुलू बातें कर रही थी। ब्रश करते-करते उस परी का रूप आँखों के सामने लाने का उसने प्रयास किया। लेकिन कोशिश करने पर भी कामयाबी नहीं मिली।

"जल्दी जाओ। पानी गरम करने को रख रहा हूँ। वह खौलने से पहले आ जाना।" यतीन दा फिर से बरस पड़ा।

उसने साइकिल निकाली। कांसावली बाज़ार में पहुँचा। यतीन दा गया भाड़ में; पहले एक चाय लगाते हैं यह सोचते हुए चाय की तलब मिटाने के लिए वह होटल के सामने रुका ही था कि सामने से जल्दी-जल्दी जा रही वह लड़की दिखाई पड़ी। यही तो है वह! तीन साल पहले यूनिफ़ॉर्म पहनकर साथी लड़कियों के साथ स्कूल में जाती हुई दीख पड़ती थी। तब उसे देखते ही उसके दिल में कुछ-कुछ होने लग जाता। इन दिनों कभी भी शाम के समय या इतवार को जब वह दिखाई पड़ जाती, तब लगता मानो दिल पर बिजली गिर गई हो। ऐसी बात नहीं थी कि उससे एकदम जान-पहचान ही नहीं थी। कुछ दिन पहले जब वह एक लड़के के साथ साइकिल पर जा रही थी तब साइकिल की चेन गिर गई थी और फिर अपने हाथों में लगनेवाली ग्रीस की परवाह किए बिना, उसी ने वह चेन डालकर दी थी। तब से रास्ते पर जब कभी एक-दो बार मिलना हुआ था तब वह पहचान दिखाते हुए मुस्कुराई थी और उसके मन में चाँदनी बिखर गई थी।

"शूत्-शूत्," वह पुकार रही थी या फिर वैसा उसे आभास हो रहा था, इसे वह समझ नहीं पाया। वह वैसे ही खड़ा रहा। इतने में वह लड़की पास आ गई।

"प्लीज़, क्या मुझे ज़रा वेर्णा पहुँचा सकते हो? मेरी बस छूट गई—टाइम पर नहीं पहुँच पाई तो बॉस डाँटेगा। प्लीज़।"

वह देखता रह गया। पहले जब वह उसे देखकर मुस्कुराई थी तब अच्छी ही लगी थी। लेकिन आज प्लीज़ कहकर, विनती करते हुए और भी ज़्यादा ख़ूबसूरत लगी। तड़के सपने में आनेवाली परी का चेहरा मिल जाने के कारण भी उसका मन ख़ुशी से झूम उठा था।

उसका जवाब हाँ में ही होगा, यह मानकर चलते हुए लड़की साइकिल के डंडे पर बैठने लगी। वैसे उसे डबल सीट ले जाने की आदत थी। लेकिन दूसरों को वह हमेशा पीछे कैरियर पर बिठाता था। सामने के डंडे पर बैठनेवाली वह पहली थी। पलभर के लिए मन में आया कि उसे बता दें कि अगर पीछे बैठोगी तो जल्दी जा पाएँगे। लेकिन उसकी ज़बान पर जैसे ताला लग गया था।

यतीन दा और दूध की थैली को भूलकर वह उस लड़की को लेकर वेर्णा की तरफ़ बढ़ गया।

"आज मुझे उठने में देर हो गई...टाइटन वाले बाक़ी सब चले गए... मैं पीछे रह गई...अब वेर्णा में बस जल्दी मिले तो ठीक...हमारा बॉस बड़ा खड़ूस है...फ़िज़ूल में डाँटता रहता है..." वह लड़की बड़बड़ करती जा रही थी। उसे लगा था, उसका नाम पूछे, वह उससे उसका नाम पूछे, परी की तरह गुलू-गुलू बातें करे। फिर मैं उससे कहूँगा...

"मेरा नाम मुकुट है। और गाँव कालीहार। कांसावली और कालीहार दोनों गाँवों के नाम में चार अक्षर। दोनों की शुरुआत 'का' से होती है। फिर भी बहुत फ़र्क़ है।"

"तुम्हें अपने गाँव की बहुत याद आती है?"

"हाँ। मुझसे जी लगानेवाले सब लोग हैं वहाँ।"

"यहाँ तुम्हारा कौन है?"

"कल तक कोई नहीं था। लेकिन अब..."

"ज़रा जल्दी पैडल मारो ना," लड़की ने कहा। वह सोच में पड़ गया। वह पीछे के कैरियर पर बैठी हुई होती तो फ़ास्ट जाया जा सकता था। लेकिन... फिर भी उसने ज़ोर से पैडल मारना शुरू किया। ग़लती से पैर पैडल से फिसल गया और दोनों गिर गए तो बाद में वह कभी भी लिफ़्ट नहीं माँगेगी इस बात का डर था।

बीच-बीच में बातें करते हुए वह लड़की गर्दन घुमाकर उसकी तरफ़ देख रही थी। कितने क़रीब से! अगर वह अपनी गर्दन ज़रा सी आगे बढ़ा देता तो मुँह से मुँह लग जाता।

चलो अच्छा है, यतीन दा पीछे पड़ गया था फिर भी ब्रश करके ही बाहर निकला था। नहीं तो मुँह की गन्दी बास से उसे उबकाई आ सकती थी... कल ही टी.वी. पर जो विज्ञापन देखा था वह उसके सामने आ गया। वह नया टूथपेस्ट इस्तेमाल करनेवाला जवान लड़का...उसके मुँह खोलकर 'हाऽ' करते ही सब लड़कियाँ उसकी तरफ़ खिंची चली आती हैं...टूथपेस्ट अच्छा ख़ुशबूदार रहा होगा।

हवा के साथ उड़नेवाले लड़की के बाल उसे गुदगुदा रहे थे। वह सोच रहा था कि यह सफ़र कभी ख़त्म ही न हो लेकिन तभी वेर्णा हाइवे आ गया।

"थैंक्यू, थैंक्यू, थैंक्यू..." दस बार तो कहा ही होगा उसने। लेकिन एक बार भी नाम नहीं पूछा।

"कल भी मिलता हूँ, उसी जगह..." कहने का मन हुआ। लेकिन उससे पहले ही लड़की ने कहा—

"आज हुई सो हुई। भगवान करे फिर कभी इस तरह देर ना हो।"

"होती है तो होने दो ना! मैं हूँ ना!..." फिर एक बार जबान ने दगा दे दिया।

दूध की थैली लेकर जब घर पहुँचा तब यतीन दा पानी से भी ज़्यादा खौल रहा था।

"साइकिल की चेन गिर गई थी इसलिए देर हो गई।" उसने बताया और बस बात वहीं दब गई।

उस रात भी वह दूध की थैली लाना भूल गया। लेकिन टी.वी. के विज्ञापन वाला वह नया टूथपेस्ट लाना नहीं भूला।

"सुबह तुम्हारे उठने से पहले ला दूँगा।" ऐसा जब उसने कहा तब न ही यतीन दा ने और न ही रोबी और महबूब ने उस पर विश्वास किया। लेकिन सचमुच किसी के उठाने से पहले ही वह उठ गया। यतीन दा उसी समय उठ रहा था। देखता रह गया। नए टूथपेस्ट से दाँत ब्रश करके, अच्छी सी टी-शर्ट पहनकर उसने साइकिल बाहर निकाली। बूथ पर जाकर दूध ले आया और थैली यतीन दा के हाथ में पकड़ाकर सीधे साइकिल लेकर बाज़ार गया।

कल जिस जगह लड़की मिली थी वहाँ के रास्ते पर आँखें जमाए हुए साइकिल स्टैंड पर रखकर, कैरियर पर कूल्हे टिकाए खड़ा रहा। 'फिर कभी इस तरह देर ना हो...,' कल लड़की ने कहा था। 'रोज़ देर होती रहे...' उसने सोचा था। कल की तरह आज भी वह जल्दी-जल्दी यहाँ पहुँचेगी और मुझे यहाँ रास्ते पर खड़ा देखते ही उसकी जान में जान आ जाएगी...

"मैं जानती थी कि तुम मुझे मिलोगे।" लड़की ने आह भरते हुए कहा।

"चलें? डंडे पर बैठ जाओ।"

टूथपेस्ट के भरोसे उसने दृढ़ता से कहा।

"कितनी अच्छी ख़ुशबू है तुम्हारी!"

"तुमने जो पाउडर लगाया है उसकी ख़ुशबू भी बहुत अच्छी है। और तुम्हारी भी...

"तुम्हारी टी-शर्ट बहुत अच्छी दिख रही है।"

"मैंने कोलकाता में ली थी।"

कृष्णनगर में ली थी यह क्यों बताऊँ? कोलकाता कहने पर वज़न पड़ता है।

"कोलकाता बड़ा शहर है ना?"

कालीहाट से तीन-साढ़े तीन घंटे का रास्ता होने के बावजूद वह कभी कोलकाता नहीं पहुँचा था। सारे काम कृष्णनगर में ही हो जाते थे। अगली बार जब घर जाऊँगा तब एक बार कोलकाता होकर आना चाहिए।

हवा के साथ लहरानेवाले बालों की ख़ुशबू नथुनों में समाए वह वेर्णा पहुँच गया। उतरते ही थैंक्यू कहकर जब वह जाने लगी तब उससे रहा न गया और उसने कहा—

"शाम को मैं तुम्हें घर पहुँचा दूँगा। यहीं मिलते हैं। मैं इन्तज़ार करूँगा।"

"ऐऽ किसके लिए इन्तज़ार करोगे?" यतीन दा की तीखी आवाज़ से उसका मीठा सपना भंग हो गया।

"चेन गिर गई?" कुछ नाराज़गी भरे और कुछ हँसी उड़ाते हुए स्वर में यतीन दा ने पूछा।

उसने कुछ नहीं कहा। चुपचाप साइकिल पर बैठ गया और वापस घर आ गया।

दिनभर मन लगाकर काम किया और साढ़े पाँच बजने से पहले वह साइकिल दौड़ाता हुआ वेर्णा हाइवे के नाके पर जाकर खड़ा हो गया। लड़की कितने बजे पहुँचनेवाली है यह वह नहीं जानता था। अनुमान से गया था और ज़रूरत पड़ने पर कितनी भी देर तक इन्तज़ार करने की तैयारी करके गया था।

पेड़ के पास साइकिल पर एक पैर डाले हुए वह आने-जानेवाली बसों को ताकने लगा। आज लड़की से एक-दो बातें पूछनी ही चाहिए।

"ऐऽ, तुम्हारा नाम क्या है?"

"तुम्हें क्यों चाहिए?"

"जब तुम मेरे सपने में आती हो तब तुम्हें पुकारने के लिए मुझे तुम्हारा नाम ही पता नहीं होता।"

वह हँस पड़ी। मानो चिढ़ा रही हो।

"बताओ ना!"

क्या बताएगी वह?

"कैटरीना।"

वाह, कितना सुन्दर नाम! टी.वी. पर आनेवाली उस एक्ट्रेस की तरह।

इतने में सामने रुकी हुई बस से लड़कियों का एक समूह नीचे उतर गया। उसमें कैटरीना भी थी। बस जाते ही दोनों ओर देखते हुए वह रास्ता पार करके इस ओर आ गई। कैटरीना उसे देख सके इसलिए वह ज़रा आगे बढ़ गया। तब तक वह दूसरे कोने पर जाकर खड़ी हो गई। घंटी बजाने का ख़याल उसके मन में आया। लेकिन साथ में और भी लड़कियाँ थीं, इस वजह से यह सोचकर चुप रहा कि शायद कैटरीना को अच्छा नहीं लगेगा। एक कोने में बाक़ी लड़कियों के साथ कैटरीना खड़ी थी। दूसरे कोने में साइकिल लेकर वह खड़ा था—बीच में सिर्फ़ कांसावली जाने का रास्ता। उसका ध्यान खींचने के लिए वह साइकिल घुमाने लगा। पैडल मारकर आगे बढ़ ही रहा था कि एक स्कूटर आकर रुक गया। शायद वह कैटरीना को देखकर रुका था। बाक़ी चारों को बाय-बाय करते हुए कैटरीना स्कूटर पर बैठ गई और फर्राटे से स्कूटर चला गया।

जाने दो! बोलने का मौक़ा नहीं मिला न सही, कम-से-कम देखने का मौक़ा तो मिल गया ना! और उससे भी ज़्यादा ज़रूरी बात थी उसके नाम का पता लग जाना। ख़ुश होकर वह घर लौट आया।

उस रात सपने में आई परी के पास सूरत भी थी और नाम भी।

सुबह फिर से वह रास्ते पर खड़ा था। एक पैर साइकिल पर डाले और एक पैर नीचे रखकर। कल अगर मेरे पास बाइक होती तो पक्का वह मेरे साथ चल देती...अब घर पैसे भेजते रहना थोड़ा कम करना चाहिए। सुना था कि पिछले साल यतीन दा ने सेकंड हैंड बाइक छह हज़ार में ख़रीदी थी। थोड़ी और पुरानी हो तो चार-पाँच हज़ार में मिल सकती है। ख़र्चा थोड़ा कम कर

दे तो दो महीनों के भीतर ले सकता है। फिर कैटरीना के लिए बाइक साथ लेकर ही आएँगे।

"पीऽक्..."

"अरे तुम? अच्छा हुआ। देखो आज भी मुझे देर हो गई। ज़रा छोड़ दोगे मुझे?"

"इसीलिए तो रुका हुआ हूँ। आओ, बैठो।"

"बाइक कब ली?"

"कल ही। तुम्हारे लिए।"

वह पीछे सटकर बैठी हुई थी। एक हाथ से उसके पेट को कसकर पकड़ लिया था।

"ज़रा फ़ास्ट चलते हैं। मुझे जल्दी पहुँचना है।"

बाइक की गति बढ़ गई। कैटरीना पीछे सटकर बैठी है इस अहसास से ही शरीर पर मुट्ठीभर मांस बढ़ गया था। आधा रास्ता झट से ख़त्म हो गया। अरे रे! उसने स्पीड कम की।

"क्या हुआ? स्लो क्यों की?"

"फ़ास्ट जाएँगे तो जल्दी पहुँच जाएँगे। चाहता हूँ कि तुम कुछ और समय तक बाइक पर बैठी रहो इसलिए..."

"अगर ऐसा है तो सीधे टाइटन में क्यों नहीं पहुँचा देते?"

वाह! नेकी और पूछ-पूछ!

"आज ही क्यों? रोज़ छोड़ दूँगा।"

उसे पता ही नहीं चला कब उसने पैडल मारना शुरू किया। और आश्चर्य! सामने से सचमुच की हाड़-मांस की कैटरीना चल रही थी। साथ में एक औरत थी। शायद माँ होगी। उस पर नज़र पड़ते ही वह मुस्कुराई। और हरसिंगार के फूल झर गए...

ओह, आज इतवार है! इसीलिए इतना सज-धजकर निकली है। वह उनके पीछे-पीछे चलने लगा। चर्च आ गया। वे अन्दर चले गए। साइकिल दूर रखकर, उसे लॉक करके वह भी चर्च के पास चला गया। दरवाज़े के पास खड़ा होकर अन्दर झाँकने लगा। चर्च भरा हुआ था। कैटरीना और माँ अन्दर

जाकर बैठ गए थे। वह वहीं अन्दर दरवाज़े के पास खड़ा रहा। क्वॉयर का संगीत उसे रवीन्द्र संगीत जितना ही मधुर लगा। पादरी की धीर-गम्भीर आवाज़ से चर्च का पवित्र वातावरण और भी सात्त्विक हो उठा था। उसने आँखें मूँद ली। बन्द आँखों के सामने सफ़ेद दुपट्टा माथे पर डाले हुए कैटरीना खड़ी हो गई। उसे देखकर मन्द-मन्द मुस्कुराने लगी—चर्च की मैरी सायबिण की तरह!

मास ख़त्म हो गया। वह बाहर जाकर खड़ा हुआ। कैटरीना बाहर आई। माँ से बातें करते हुए वह रास्ते पर पहुँची और घर की दिशा में चलने लगी। हाथ में साइकिल पकड़े वह भी उनके पीछे चलता रहा...आगे से वह जितनी ख़ूबसूरत दिखती थी पीछे से उतनी ही मस्त दिखती थी। उसे लगा, उसके पीछे यों ही चलता रहूँ, रास्ता कभी ख़त्म ही न हो।

कैटरीना का घर कहाँ है यह उसने देख लिया और कमरे पर वापस लौट आया। यतीन दा उसी की राह देख रहा था। किसी ने उसे बता दिया था कि वह चर्च में मास सुन रहा था। यतीन दा को ग़ुस्सा आया हुआ था। अगर भगवान की याद आ रही है तो मन्दिर में जाओ, चर्च में क्यों? उस पर बहुत चीख़ा-चिल्लाया। लेकिन जब यतीन दा ने विश्वकर्मा की शपथ लेने के लिए कहा तब वह तिलमिला उठा। इसी बात का बहाना बनाकर उसने यतीन दा का कमरा छोड़ने का निर्णय लिया।

कैटरीना के घर के बग़ल में रहनेवाले बस्त्यांव के घर के पास ही एक झोंपड़ानुमा कमरा था। मिट्टी की दीवारें और ऊपर नारियल के पत्तों की छत। तीन सौ रुपये भाड़ा थोड़ा ज़्यादा ही था। फिर भी उसने वह कमरा ले लिया। यह ऐसा क्यों कर रहा है इसे यतीन दा नहीं समझ पा रहा था और इसलिए उससे बड़ा नाराज़ था। कोई और होता तो उसे काम से निकाल देता। लेकिन उसके काम को लेकर कोई शिकायत नहीं थी और उस जैसी नक़्क़ाशी करनेवाला दूसरा कारीगर मिलना मुश्किल था, इसलिए चुप रहा।

नए कमरे से कैटरीना का घर क़रीब था। इस कारण वह रोज़ दिखाई देने लगी थी। उसके लिए इतना काफ़ी था। कभी रस्ते पर दिख पड़ती और उसकी नज़र से नज़र मिल जाती तो मुस्कुरा देती और हरसिंगार के फूल बरस जाते...

जब से वास्को से हावड़ा एक्सप्रेस शुरू हुई थी तब से गोवा में रहनेवाले

बंगालियों के लिए सुविधा हो गई थी। एक दिन यतीन दा ने उससे कहा, "चलो, हम ज़रा गाँव जाकर आते हैं।" उसने सीधे 'ना' कह दिया। वह जान गया था कि कैटरीना को देखे बग़ैर उसका दिन नहीं गुज़र सकता है। टिकट कटाने से पहले फिर एक बार यतीन दा ने उससे पूछा। लेकिन उसका जवाब वही था। आख़िर यतीन दा रोबी को लेकर चला गया। गाँव पहुँचकर घरवालों को यतीन दा कुछ भी बताए इससे पहले ही गाँव में अपने घरवालों को, पड़ोसियों के यहाँ फ़ोन करके उसने सन्देश दे दिया कि वह अगले साल आ जाएगा।

एक दिन बस्त्यांव के बेटे ने कहा, "अरे, आज रात काज़ार है। वहाँ के केटरर ने मुझे हेल्प करने बुलाया है। तुम आओगे? रात के दो सौ रुपये मिलेंगे।"

दो सौ रुपयों के लिए जागना? उसने 'ना' कह दिया। लेकिन फिर बस्त्यांव ने ही बताया, "दुल्हन जेनिफर की मौसी की बेटी है।"

"कौन जेनिफर?"

"अरे वोऽरे! मार्सेला की बेटी।"

पता चला कि माँ-बाप ने नाम रखा था, जेनिफर। लेकिन उसने जो नाम दिया था, कैटरीना, वही उसे ज़्यादा पसन्द था। इस कारण उसने उस नाम को नहीं छोड़ा।

मतलब कैटरीना काज़ार में होगी। बुलावा न होते हुए भी अगर हेल्पर बनकर जाने का मौक़ा मिल रहा है तो क्यों छोड़े? उसने वहीं के वहीं बस्त्यांव के बेटे को 'हाँ' कह दिया।

काम की हड़बड़ी के कारण वेडिंग मार्च शुरू होने तक वह कैटरीना को देख नहीं सका। जब देखा तब उसकी आँखें चुँधिया गईं। साँवला रंग, सुन्दर रूप। साँवले शरीर पर पीले रंग की ड्रेस बड़ी फब रही थी। वह देखता रह गया।

टोस्ट ख़त्म होते ही डांस शुरू हो गया। उसने टी.वी. पर और फ़िल्मों में इस तरह के डांस देखे थे। लेकिन इस तरह लोगों को ठीक सामने नाचते हुए पहली बार देख रहा था। इतने में किसी ने कैटरीना को नाचने के लिए आमंत्रित किया। वह अपना काम भूलकर देखता रहा। सपनों की परी हवा पर तैरते हुए, मटकाते, लहराते हुए हरसिंगार के फूलों की बौछार करते हुए नाच

रही थी। उसे लगा कि वह उसी तरह नाचती रहे और वह उसे देखता रहे।

उस रात से रोज़ रात को वह उसका डांस देखने लगा। कैटरीना डोलती थी, मटकती थी, हवा में ड्रेस लहराती थी, बाल उड़ती थी। आरी के लम्बे लचीले हिस्से की भाँति उसका शरीर लचकता था। ऊँची एड़ी के सैंडल पहने उसके पैर आगे-पीछे थिरकते रहते...

यतीन दा आ गया और आते ही उसने बम फोड़ दिया।

"तुम्हें घर बुलाया है। जल्दी टिकट कटाओ।"

इसने ज़रूर घर पर कुछ चुगली की होगी, उसे लगा।

"बहन का ब्याह है। पन्द्रह दिन भी नहीं बचे हैं। तुम्हें जल्दी आने के लिए कहा है।"

"तुम यों ही कह रहे हो। शादी-ब्याह क्या ऐसे अचानक तय हो जाता है?"

"अरे, सोने जैसा रिश्ता आया है। दूल्हा कोलकाता में बैंक में प्यून है। अच्छी पगार है। एक महीने की छुट्टी पर जब आएगा तभी ब्याह करके चला जाएगा। नसीब अच्छा है तुम्हारी बहन का..."

तो यतीन दा झूठ नहीं बोल रहा था! फिर भी उस रात गाँव में फ़ोन करके उसने सच्चाई पता कर ली।

हावड़ा एक्सप्रेस का टिकट लेने के लिए जब वह वास्को की बस पर चढ़ा तब उसे सुखद आश्चर्य का अनुभव हुआ। बीच की एक सीट पर कैटरीना बैठी हुई थी। नज़रों से नज़र मिलते ही हाथ उठाकर मुस्कुराई। हरसिंगार के पेड़ को मानो किसी ने हिला दिया था और फूल झरने लगे थे। कैटरीना की ओर आगे बढ़ ही रहा था कि कंडक्टर ने उसे आगे की ख़ाली सीट दिखाकर बैठने को कहा। बीच में एक-दो बार उसने पीछे मुड़कर देखा ज़रूर। लेकिन बीच की गली में लोग खड़े होने की वजह से वह दिखाई तो दी लेकिन आँखों से आँखें नहीं मिल पाईं। नसीब भी क्या खेल खेल रहा था! कैटरीना को छोड़कर गाँव जाना पड़ रहा था, इसलिए बड़ा ख़राब लग रहा था और तभी उसका अचानक इस तरह सामने आ जाना! कहाँ जा रही होगी? उतरते ही पूछना चाहिए।

"हाय, तुम इधर कहाँ?"

कैटरीना ने ही पहले पूछा।

"वास्को स्टेशन पर। घर जाने का टिकट लेने जा रहा हूँ। और तुम कहाँ जा रही हो?"

"मैं? पिक्चर देखने जा रही हूँ। कहते हैं बड़ी अच्छी पिक्चर है! तुम आओगे? मुझे भी कम्पनी चाहिए।"

"लेकिन मुझे स्टेशन पर..."

"पिक्चर स्टार्ट होने में अभी समय है। पहले तुम्हारा टिकट लेंगे बाद में पिक्चर देखेंगे।"

कैटरीना के साथ चलने का मज़ा ही कुछ और है। उसके शरीर की ख़ुशबू पागल कर देती है!

स्टेशन पर फॉर्म लेकर भरने गया तो पता चला पेन नहीं है। कैटरीना ने अपने पर्स से पेन निकाला।

"तुम्हीं लिखो।"

मुर्ग़े के टाँग की तरह दिखनेवाली अपनी लिखावट की शर्म आने के कारण उसने कहा।

"गाड़ी कौन-सी है?"

"हावड़ा एक्सप्रेस।"

"कहाँ से कहाँ तक ये बताओ।"

"वास्को से कृष्णनगर।"

"नाम?"

"आज पहली बार कैटरीना ने नाम पूछा था।"

"मुकुट—मुकुट सूत्रधार।"

"अच्छा नाम है रे! उम्र?"

"तेईस।"

"ट्वेंटी थ्री? सेम है ना रे! मैं भी तेईस साल की हूँ।"

परसों ही पड़ोस के छोटे बच्चे ने उसे एक नई बात सिखाई थी, उसकी याद आई। उसने कैटरीना को धीरे से चिकोटी काटी।

"ओह माँ! क्या है रे?"

"सेम पिंच! दोनों तेईस साल के हैं—इसलिए।"

"बस, बस।"

इतराते हुए कैटरीना ने फिर से फ़ॉर्म उठाया।

"अकेले जा रहे हो?"

"तुम आओगी?"

पलभर सोचने के बाद कैटरीना ने कहा—

"घरवाले मना करेंगे। रहने दो।"

टिकट लेने के बाद कैटरीना ने पूछा—

"वापस कब आ रहे हो?"

"बिये, मतलब काज़ार, ख़त्म होते ही।"

"मेरी याद आएगी?"

"तुम जानती हो कैटरीना, एक दिन के लिए भी अगर तुम दिखाई नहीं देती हो तो मुझे चैन नहीं आता है। छोटी बहन की शादी है इसलिए जाना ज़रूरी है। लेकिन ब्याह होते ही भागते हुए वापस आ जाऊँगा।"

"प्रॉमिस?"

"प्रॉमिस!"

"तो फिर चलो, पिक्चर चलते हैं।"

चिखली के बाद अगले जंक्शन पर बस रुक गई और आँखों के सामने से ही जब कैटरीना नीचे उतरकर चली गई तब जाकर वह होश में आया।

बहन की शादी में सिर्फ़ ग्यारह दिन बचे थे जब वह घर पहुँचा। ब्याह घर में ही था। पर पूरे गाँव में धूमधाम थी। घर में इतनी भीड़ थी—रात को सोने के लिए जो भी जगह मिलती उसको पकड़कर रखना पड़ता था। एक बात अच्छी थी! वह कहीं भी सो जाए—गाड़ी, प्लेटफ़ॉर्म, घर या चौक पर—कैटरीना सपने में आने से नहीं चूकती। वह उससे बातें करता और कैटरीना सिर्फ़ हँस देती। लेकिन जब वह बरामदे में सोया था और वह सपने में आई थी तब उसने बहुत बातें की थीं। सुबह जब उठा था तब उसे बड़ा तरोताज़ा होना महसूस हुआ था। कल से यहीं सोएँगे—लम्बी जगह है ये! लेकिन सपने

में उसने जो बातें की थीं वे अब याद ही नहीं आ रही थीं। बातें तो की थीं उसने। लेकिन क्या? अब ऐसा करते हैं, कल जब सपना आएगा तब जागते रह जाएँगे—फिर हर शब्द याद रह जाएगा! सोचकर ख़ुद अपने आप पर उसे हँसी आ गई।

"देखो, मुकुट कैसे अन्दर ही अन्दर मुस्कुरा रहा है! क्यों, बिये (ब्याह) करने का इरादा है क्या? बाबा से कह दूँ क्या, तुम्हारे लिए भी एक दुल्हन ढूँढ़ने के लिए?" मौसी ने आँगन में पानी छिड़कते हुए उस पर भी थोड़ा-सा पानी डालते हुए कहा।

"नहीं, नहीं मौसी!" उसने फटाक से कहा। बाबा ने सचमुच गम्भीरता से लिया तो?

"तो फिर ऐसा करो। अब ब्याह के मंडप में बहुत सी शादी लायक लड़कियाँ आनेवाली हैं। उन्हीं में से एक को चुन लेना..."

उठकर भीतर गया तो माँ ने कहा, "अरे मुकुट, ज़रा पंडाल वाले को बता दो। कहना—कल सुबह जल्दी आना मंडप डालने।"

"बस इतना बताने के लिए मैं कृष्णनगर जाऊँ?"

"जाने की क्या ज़रूरत है? तुम्हारे मामा के पास मोबाइल है। फ़ोन करके बता देना।"

गोवा में बहुत लोगों के पास मोबाइल है। यतीन दा के पास भी है। मुझे भी लेना चाहिए था। यहाँ से गोवा में कैटरीना से बात कर सकता था।

"हैलो, कैटरीना, हाँ, मैं पहुँच गया। अब शुक्रवार को ब्याह होगा। शनिवार को विदाई होगी। और तीसरे दिन, मतलब इतवार को, दूल्हे के घर बहू-प्रीतिभोज होगा। उसके बाद मुझसे यहाँ किसी भी क़ीमत पर रहा नहीं जाएगा..."

सत्रह दिन घर रहा ज़रूर, लेकिन मन से वह गोवा में ही था। बाद का ढाई दिन का सफ़र भी उसे मानो पन्द्रह दिन का हो ऐसा लगा। दोपहर तीन बजे जब हावड़ा एक्सप्रेस वास्को स्टेशन पर पहुँची तब कहीं कैटरीना तो नहीं दिख रही है वहाँ, ये देखने के लिए, सबसे पहले उसकी नज़रों ने स्टेशन को छान

मारा। एक बैग कन्धे पर और दूसरा थैला हाथ में लटकाए, हाँफते-हाँफते उसने बस पकड़ ली। कांसावली पहुँचने तक उसके दिल की धड़कन उसे ख़ुद ही सुनाई पड़ने लगी थी। तेज़ डग भरता हुआ वह कमरे पर पहुँच गया। वहीं से उसने देखा कि कैटरीना का घर पेंट करके और पताका, मालाएँ वग़ैरह लगाकर सजाया गया था। बाहर बैठे हुए बस्त्यांव से उसने पूछा, "उनके घर में क्या है?"

"क्या है नहीं, हो गया।"

"क्या?"

"काज़ार।"

"किसका?"

"जेनिफर का।"

मतलब? अब कैटरीना मुझे दिखाई नहीं देगी? उसे लगा जैसे किसी ने उसके दिल पर आरी चला दी हो।

"अब कहाँ है वह?"

"और कहाँ? अपने पति के घर। बाणावली।"

थोड़ी देर के लिए उसे सदमा ज़रूर लगा था। लेकिन उसने धीरज नहीं खोया। पता लगाते-लगाते तीसरे दिन इतवार को तड़के वह बाणावली चला गया और चर्च के बाहर खड़ा होकर इन्तज़ार करने लगा। सात बजे मास ख़त्म हुआ। जो लोग बाहर आ रहे थे उनमें कैटरीना नहीं थी। आगे के मास की राह देखते हुए वह वहीं खड़ा रहा। मास शुरू हुआ। कैटरीना कहीं भी दिखाई नहीं दी। पैर दुखने लगे इसलिए कूल्हे टिकाने के लिए जगह ढूँढ़ रहा था, इतने में एक स्कूटर आकर रुका। उस पर कैटरीना और उसका पति सवार थे। उन्हें आने में देर हुई थी इसलिए आकर जल्दी-जल्दी चर्च में चले गए। अपने तेज़ धड़कते हुए दिल को थामे वह भी चर्च के दरवाज़े पर हाथ जोड़कर खड़ा हो गया।

मास ख़त्म हुआ। वह बाहर दरवाज़े के पास ही खड़ा था। जब पास पहुँची तब कैटरीना की नज़र उस पर पड़ गई।

"अरे, तुम यहाँ कैसे?" पूछा ज़रूर, लेकिन बिना रुके चलती रही।

"अब यहाँ रहने आया हूँ।" कैटरीना ने सुना हो या नहीं इसकी परवाह किए बिना वह बोल गया।

बोला ज़रूर। लेकिन उसे सच करना भी है!

बाणावली में लकड़ी का काम करनेवाले मिस्त्रियों के बारे में पूछताछ करते-करते वह बिलास दा के कारपेंट्री वर्कशॉप पर पहुँच गया। उससे कहा कि अगर रहने का इन्तज़ाम कर दोगे तो कल से ही काम पर आ जाऊँगा। बिलास दा को भी ज़रूरत थी। होटलों के कई ऑर्डर थे। काम करनेवाले हाथ कम थे। ऊपर से यह ठहरा नक़्क़ाशी करने में माहिर कारीगर।

दूसरे ही दिन यतीन दा का काम और बस्त्यांव का कमरा छोड़कर वह बिलास दा के कमरे और कारपेंट्री के काम पर हाज़िर हो गया।

उस रात सपने से जागते ही उसने दिल का दर्द कैटरीना के सामने खोल दिया था।

"अब मैं बाणावली ही रहनेवाला हूँ। मैं हर दिन तुम्हारे घर के सामने से चक्कर लगाऊँगा। हर इतवार को तुम जिस मास को सुनने जाओगी उसमें जाऊँगा।"

उसे चिन्ता थी कि कहीं वह पूछ न बैठे, क्योंकि उसके पास जवाब नहीं था। लेकिन कैटरीना ने नहीं पूछा—

"ऐसा क्यों?"

֍

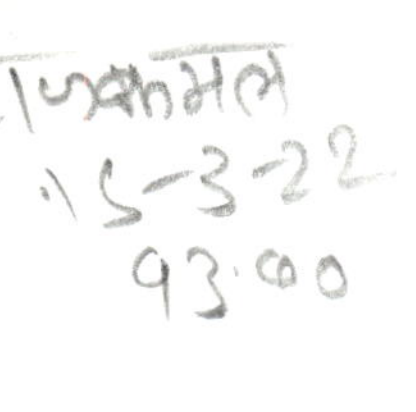